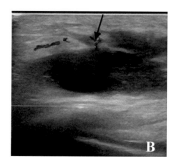

图 4.2.2　乳腺炎

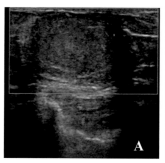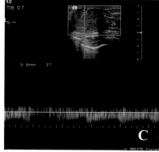

图 4.2.5　乳腺纤维瘤

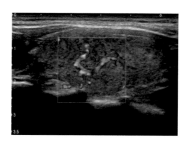

图 4.2.9　弥漫性甲状腺肿

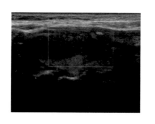

图 4.2.11　亚急性甲状腺炎

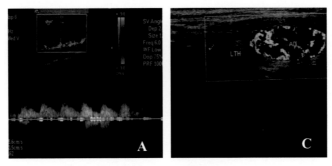

图 4.2.12　甲状腺腺瘤

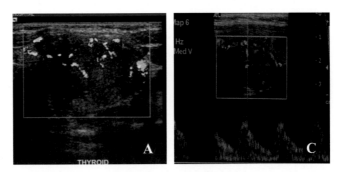

图 4.2.13　甲状腺癌

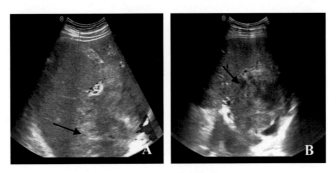

图 4.2.16　肝脏图像

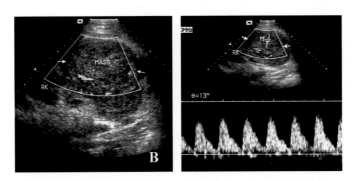

图 4.2.29　肾癌

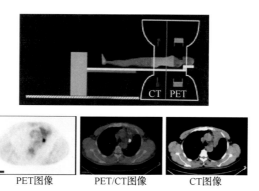

PET图像　　　　PET/CT图像　　　　CT图像

图 5-3　PET/CT 采集示意图

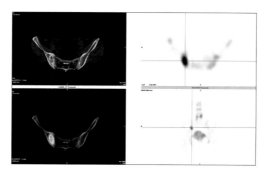

图 5-5　骨断层融合显像

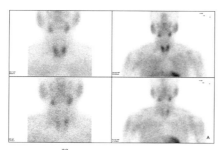

（a）^{99m}Tc-MIBI 双时相平面显像

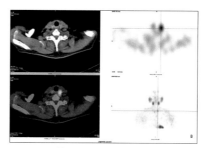

（b）^{99m}Tc-MIBI 断层融合显像

图 5-7　左上甲状旁腺功能亢进

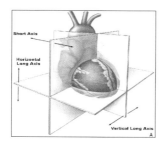

（a）心脏断层示意图

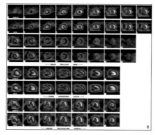

（b）心脏短轴、垂直长轴和水平长轴图像

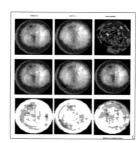

（c）靶心图

图 5-8　核素心肌灌注显像示意图

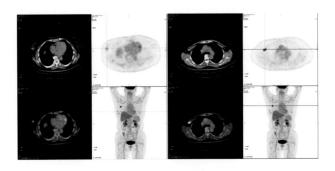

图 5-10　右侧乳腺癌，右腋窝淋巴结转移 ¹⁸F-FDG PET/CT 影像

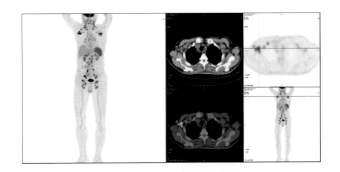

图 5-11　淋巴瘤 ¹⁸F-FDG PET/CT 影像

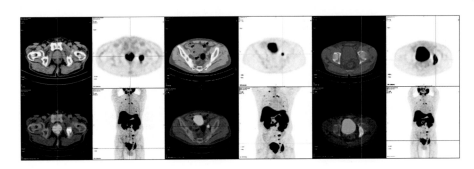

图 5-12　前列腺癌淋巴结转移、骨转移 PSMA PET/CT 影像

教育部生物医学工程类专业教学指导委员会"十三五"规划教材

医学图像处理

刘　惠　郭冬梅　邱天爽　田爱娟
李焕杰　周　杨　王洪凯　李雪莹　编著
谭　丽　李　响　孔子璇　李　硕

电子工业出版社

Publishing House of Electronics Industry

北京·BEIJING

内 容 简 介

本书是医学影像学和医学图像处理相结合的教材。医学影像学部分涵盖 X 线、CT、MRI、超声、核素显像五类医学影像，着重分析各类影像的成像原理和临床应用。医学图像处理部分包括医学图像处理的基本概念、图像增强、图像分割、图像配准、图像可视化几个主要部分。

本书使用了大量临床医学影像数据，并由经验丰富的临床医师解读，尽可能全面涵盖目前医学图像处理和计算机辅助诊断领域所涉及的医学影像学内容，加强医学图像特有问题的研究与介绍，力图为仅具有工科背景的读者快速掌握影像知识提供捷径。

本书适合作为高等院校生物医学工程类专业及电子信息类专业本科生和研究生"医学图像处理"课程的教材。本书提供了可靠的临床依据，也适合具有理工科背景的医学图像处理初学者，以及从事医学图像处理和计算机辅助诊断研究的科研工作者学习参考。

图书在版编目（CIP）数据

医学图像处理 / 刘惠等编著. —北京：电子工业出版社，2020.12（2024.7 重印）

ISBN 978-7-121-40370-5

Ⅰ. ①医…　Ⅱ. ①刘…　Ⅲ. ①医学图像－图像处理　Ⅳ. ①R445

中国版本图书馆 CIP 数据核字(2020)第 265047 号

责任编辑：张小乐　　特约编辑：刘闻雨
印　　刷：北京盛通数码印刷有限公司
装　　订：北京盛通数码印刷有限公司
出版发行：电子工业出版社
　　　　　北京市海淀区万寿路 173 信箱　　邮编：100036
开　　本：787×1092　1/16　印张：17.75　字数：484 千字　彩插：2
版　　次：2020 年 12 月第 1 版
印　　次：2024 年 7 月第 7 次印刷
定　　价：59.00 元

凡所购买电子工业出版社图书有缺损问题，请向购买书店调换。若书店售缺，请与本社发行部联系，联系及邮购电话：(010)88254888，88258888。

质量投诉请发邮件至 zlts@phei.com.cn，盗版侵权举报请发邮件至 dbqq@phei.com.cn。

本书咨询联系方式：(010)88254462，zhxl@phei.com.cn。

教育部生物医学工程类专业教学指导委员会
"十三五"规划教材编审委员会

总　序

生物医学工程（Biomedical Engineering，BME）是运用工程学的原理和方法解决生物医学问题，提高人类健康水平的综合性学科。它在生物学与医学领域融合数学、物理、化学、信息和计算机科学，运用工程学的原理与方法获取和产生新知识，创造新方法，从分子、细胞、组织、器官、生命系统各层面丰富生命科学的知识宝库，推动生命科学的研究进程，促进生命科学和医疗卫生事业的发展，实现提高人类健康水平的伟大使命。

现代生物医学工程以 1952 年美国无线电工程学会（Institute of Radio Engineers，IRE）成立的医学电子学专业组（Professional Group on Medical Electronics，PGME）为标志，经过近 70 年的发展已成为一个学科涵盖面最广的专业。**多学科融合是生物医学工程类专业的特质**，其包含的主要领域有：生物医学电子学，生物医学光子学，生物医学仪器，医学成像，医学材料，生物力学，生物医学信息学，仿生学，细胞、组织和基因工程，临床工程，矫形工程，康复工程，神经工程，系统生理学，生物医学纳米技术，医学监督和管理，医学培训和教育等。

"十三五"期间，国家发布了"健康中国 2030"规划纲要，提出"要将人民健康放在优先发展的战略地位"。与此相关的生物医学工程在国家发展和经济建设中具有重要的战略地位，是医疗健康事业发展的重要基础和推动引擎。生物医学工程所涉及的医学仪器、医学材料等是世界上发展最迅速的支柱性产业，已成为国家科技水平和核心竞争力的重要标志，是国家经济建设中优先发展的重要领域。

生物医学工程事业发展需要大量专业人才。我国的生物医学工程高等教育始于 20 世纪 70 年代中后期，经过 40 多年的发展，全国设置 BME 专业的高校已达 180 余所。为了适应科技和教育发展的需要，教育部高等学校生物医学工程类专业教学指导委员会（以下简称"教指委"）与电子工业出版社经过深入调研，精心设计，成立了生物医学工程类专业"十三五"规划教材编审委员会，启动了规划教材建设项目。项目汇集了一批兼具丰富教学和科研经验的专家学者，经广泛研讨，编著了符合《生物医学工程类专业教学质量国家标准》的数十部教材，涵盖医学信号与图像、医学电子、医学仪器、生物医学传感与检测、医学统计与临床实验、生物医学工程伦理等重要课程和领域。规划教材充分体现了生物医学工程类专业多学科融合的特质，深浅适度，阐明原理并列举典型应用实例。规划教材还特别设立了"康复科学与技术"系列，以满足康复工程专业人才培养的迫切要求，助力我国康复事业的发展。

教指委和规划教材编审委员会感谢各位专家给予的支持和帮助！感谢所有参与编著的学者！希望这套教材能让学生热爱生物医学工程，并扎根于此。

恳切希望读者能对这套教材的不足之处提出宝贵意见和建议，以便再版时更正。

生物医学工程类专业教指委

"十三五"规划教材编审委员会

前　言

随着现代科学技术特别是电子信息技术与计算机技术的进步，医学影像技术和医学图像处理技术得到飞速的发展，并且越来越成为现代临床医学诊断与治疗的有力工具和核心支撑技术。

自 1895 年德国物理学家伦琴发现 X 线的一百多年来，医学成像与医学影像技术逐步形成、发展并日趋完善。特别是近 30 年来，除了 X 线医学影像技术继续得到发展，CT、MRI、超声和核素显像技术与设备均经历了产生、广泛应用和不断改进的过程。医学影像诊断已从单一依靠形态变化进行诊断发展成为集形态、功能、代谢改变为一体的综合诊断体系。与此同时，诸如心脏和脑的磁源成像等新技术和诸如分子影像学等新的学科分支也在不断涌现，医学成像与影像学的范畴仍在不断发展和扩大之中。

尽管现代医学成像与医学影像技术及设备已经得到了巨大的成功，但是另一方面，受到成像机理和材料制造技术等的限制，由现行医学影像设备所得到的医学影像在许多方面还存在不尽如人意之处。例如，某些影像的空间分辨率不够高，某些影像的信噪比不够好，某些影像需要多模态融合才能更好地进行诊断等。上述问题的存在，在某种程度上阻碍了医学影像技术的进一步应用，同时也为医学图像处理技术的发展提供了用武之地。作为数字图像处理技术的一个重要分支，医学图像处理技术对于改善医学影像的视觉质量，实现影像中重要部位的自动分割、提取与识别，完成多模态医学影像的互补与融合，以实现对临床问题的辅助诊断与辅助治疗均具有极其重要的作用。

本书是把医学影像学和医学图像处理有机结合的著作。全书分为两大部分，即医学影像学部分和医学图像处理部分。其中，医学影像学部分主要涵盖了 X 线、CT、MRI、超声、核素显像五类医学影像，着重分析介绍各类医学影像的成像原理和临床应用，力图尽可能全面地包含近年来计算机辅助诊断领域探索的医学影像问题，为读者理解医学影像的特点和临床应用实例奠定基础。书中涉及的医学影像均为作者近几年在临床工作中获取的第一手资料，且经过经验丰富的临床影像医师的筛选，图像清晰，可读性高。

本书的医学图像处理部分从数字图像处理基础入手，内容包括了医学图像处理基本概念、图像增强、图像分割、图像配准、图像可视化等几个主要部分。既注重数字图像处理的基础性概念，以适合初学者；又以医学图像为主要研究对象，突出医学图像的特点，有的放矢，具有专业特色。此外，本书提供的用于分析处理的实例图像均来自临床数据，为读者进行医学图像处理或今后开展计算机辅助诊断的研究，提供了行之有效的技术储备。

本书作为国内医学影像学与医学图像处理两大领域密切结合的著作，具有以下主要特点。

第一，面向初学读者，强调理论与应用相结合。本书面向的读者群以医学图像处理的初学者为主，在系统介绍数字图像处理，特别是医学图像处理的基本理论与方法的基础上，着重加强了医学图像特有问题的研究与分析，还特别加强了有关医学成像与医学影像学诊断的内容，这是一般数字图像处理著作不涉及的，也是许多医学图像处理著作中未能系统介绍的。例如，DICOM 图像格式是一种典型的医学影像格式，许多图像处理著作均未加以考虑，而本书则进行了较为详细的介绍。这样的安排有助于读者既掌握数字图像处理，特别是医学图像处理的基本理论与方法，又对医学影像的成像机理及基于医学影像的临床诊断有较深入系统的了解。

第二，突出系统性，加强针对性。本书关于医学成像与医学影像学的介绍，既不失系统性，又避免面面俱到。尽可能全面地涵盖目前医学图像处理和计算机辅助诊断领域所涉及的医学影像学内容，力图为仅具有工科背景的读者快速掌握影像知识提供捷径。

第三，精选临床数据，努力奉献读者。本书使用了丰富的高质量临床医学影像数据，并由经验丰富的临床医师解读，不仅确保了影像的质量，且为进一步处理分析提供可靠的临床依据。

第四，实现医工结合，体现科研创新。本书的作者为具有丰富临床经验的医师和多年从事医学图像处理和计算机辅助诊断研究的科研工作者。两部分作者经过长期的实质性科研合作，使得本书的两部分内容能够有机衔接，避免了简单拼凑。

本书适合作为高等院校生物医学工程专业及电子信息类专业本科生和研究生"医学图像处理"课程的教材，也可供有关教师和科技人员参考。

本书各章节的编写人员包括：医学影像学部分为郭冬梅、田爱娟、周杨、李雪莹、李响、孔子璇、李硕；医学影像处理部分为刘惠、李焕杰、王洪凯、谭丽、邱天爽。全书由刘惠统稿。

感谢大连理工大学电子信息与电气工程学部和生物医学工程学院领导及各位老师对本书编写工作给予的关怀和支持，感谢大连理工大学教材建设出版基金对本书出版的资助，特别感谢硕士研究生刘淑佳、王佳、陈松、刘爽、胡家玮、刘晓岚等同学为本书的编写提供的计算机仿真、资料搜集和书稿校对。

由于时间仓促加之编者水平所限，书中难免有疏漏之处，恳请读者批评指正。

编著者

目　　录

第1章 X线诊断

1.1 X线成像

1.1.1 X线成像原理

1. X线的产生

X线是由高速运行的电子群撞击物质突然受阻时产生的。X线的产生是使X线管灯丝加热，产生自由电子并云集在阴极附近。当向X线管两极提供高压电时，阴极与阳极的电势差陡增，处于活跃状态的自由电子，成束以高速由阴极向阳极行进，撞击阳极钨靶而发生能量转换，其中仅约1%的能量形成X线，其余约99%的能量则转换为热能，由散热设施散发。

2. X线的特性

X线是波长很短的电磁波，X线与临床医学成像有关的主要特性如下。

1）穿透作用

X线的穿透力与X线波长有关，波长越短，X线的穿透力越强。同时，X线的穿透力还与被照体的结构（密度和厚度）有关，X线对人体各种组织结构穿透力的差别是X线成像的基础。

2）荧光作用

X线作用于荧光物质，使波长短的X线转换成波长较长的可见荧光，这种转换称为荧光效应，是X线透视检查的基础。

3）感光作用

涂有溴化银的胶片经X线照射后感光，产生潜影，经显影处理，感光的溴化银中的银离子（Ag^+）还原成金属银（Ag），并沉淀于胶片的胶膜片上呈黑色，未感光的溴化银显出胶片片基的透明本色，产生黑白不同的影像，这是X线摄影的基础。

4）电离作用

X线可使空气产生正负离子而成为导电体，空气的电离程度与空气所吸收的X线量成正比，因此，测量空气电离的程度可计算X线的照射量。

5）生物效应

生物细胞在一定量的X线照射下，可产生抑制、损害甚至坏死，称为X线的生物效应，是放射治疗学的基础，也是进行X线检查时需要注意防护的原因。

3. X线成像原理

X线能使人体在荧光屏或胶片上形成影像，必须具备以下三个基本条件：

（1）X线要具备一定的穿透力；

（2）被穿透的组织结构必须存在密度和厚度的差异，从而导致穿透物质后剩余X线量存在差别；

（3）有差别的剩余X线量仍为不可见的，必须经过载体（如X线片、荧屏等）才可获得有黑白对比、层次差异的X线影像。

人体组织结构根据其密度的高低及其对X线吸收的不同可分为以下三类：

（1）骨骼比重高，吸收X线量多，X线片上骨骼部位显示白色，称为高密度影像；

（2）软组织包括皮肤、肌肉、结缔组织等，彼此之间密度差别不大，X线片上显示灰白色，称为中等密度影像；脂肪及气体，脂肪组织较一般软组织密度低，在X线片上显示灰黑色；

（3）气体吸收X线最少，在X线片上呈深黑色，称为低密度影像。

1.1.2　X线成像技术

X线成像技术主要包括普通X线摄影、数字化X线摄影及特殊X线摄影。其中数字化X线摄影包括计算机X线摄影（computed radiography，CR）和数字X线摄影（digital radiography，DR）；特殊X线摄影主要包括钼靶X线摄影。普通X线摄影是指传统X线摄影技术，现基本已被数字化X线摄影所取代。

1. CR

1）工作原理

CR是X线平片数字化的比较成熟的技术，使用可记录并由激光读出X线影像信息的影像板（image plate，IP）作为载体，经X线曝光及信息读出处理，形成数字式平片影像。

2）优点与不足

CR系统实现了常规X线摄影信息的数字化，能够提高图像的分辨率和显示能力。可采用计算机技术实施各种图像后处理功能，增加显示信息的层次。可降低X线摄影的辐射剂量，有利于实现X线摄影信息的数字化存储、再现及传输。CR的不足是时间分辨率较差，不能满足动态器官和结构的显示。另外，CR的空间分辨率低于传统的X线成像技术。

2. DR

1）工作原理

DR是在X线电视系统的基础上，利用计算机数字化处理，使模拟视频信号经过采样和模-数转换后直接进入计算机形成数字化矩阵图像。数字X线摄影包括硒鼓方式、直接数字X线摄影和电荷耦合器件摄影机阵列等多种方式。DR的应用范围与CR的基本相同。

2）优点与不足

DR图像具有较高的分辨率，图像锐利度好，细节显示清楚；放射剂量小，曝光宽容度大。与CR相比，不仅大大缩短成像时间，而且进一步提高了X线的检测效率，降低了辐射剂量；与CR相同，DR也可根据临床需要进行各种图像后处理，能够直接进入图像存档与传输系统（picture archiving and communicating system，PACS），便于临床应用、教学与远程会诊。

3. 乳腺钼靶 X 线摄影

乳腺钼靶 X 线摄影包括钼靶平片和乳腺导管造影。以金属钼作为 X 线管的阳极靶面，其发射的射线具有波长较长、穿透力较弱及衰减系数较高的特点，适用于软组织摄影。乳腺大部分结构均属软组织范围，故钼靶适用于乳腺检查。乳腺的常规投照体位包括侧位、轴位、斜位，必要时加照腋下位。

乳腺导管造影的目的在于了解有无乳管扩张及其原因。

1.2　X 线成像的临床应用

1.2.1　胸部病变

胸部病变检查技术包括 X 线胸部透视、摄片、CR、DR。正位（后前位）、侧位是胸部最常见的投照体位；CR、DR 体位与摄片相同。

1. 正常胸部 X 线平片

1）胸廓

胸锁乳突肌及锁骨上皮肤褶皱：胸锁乳突肌影表现为自胸骨柄斜向后上方的带状阴影，密度均匀，边缘光滑。锁骨上皮肤褶皱影表现为位于锁骨上缘，并与锁骨平行，宽为 3～5mm 的均匀软组织密度阴影。

胸大肌：胸大肌影表现为双肺中野外侧斜向腋窝的扇形密度增高阴影。

乳房与乳头：女性乳房重叠于双肺下野，形成下缘清晰，上缘密度逐渐减低的半圆形的高密度阴影。乳头影一般位于两肺下野相当于第 5 前肋间，呈双侧对称的小圆形阴影，多见于年龄较大的女性，也可见于男性，多两侧对称。

伴随阴影：胸膜在肺尖的返折处及胸膜外的软组织沿第 1、第 2 肋骨下缘形成 1～2mm 宽，边缘清晰的线状阴影。

2）骨骼

肋骨：肋骨有 12 对，自后上向前下倾斜。后肋轮廓清晰、密度较高，前肋轮廓相对模糊、密度较低。肋软骨：未钙化的肋软骨不显影。肋软骨钙化表现为与肋骨呈条状连接的斑点状高密度影像。20 岁后第 1 肋软骨最先出现钙化，随着年龄增长，其他肋软骨自下而上依次发生钙化。

锁骨及肩胛骨：胸锁关节由锁骨内侧端与胸骨柄构成。"菱形窝"是指锁骨的内侧下缘，菱形韧带附着处的半圆形凹陷。后前位胸片上，若双肩前旋不足，双侧肩胛骨内侧与肺野会有不同程度的重叠。

胸骨与胸椎：后前位像上，只有胸骨柄的两侧可突出于上纵隔，可显示第 1～4 胸椎。

3）气管及支气管

气管：在后前位像上位于纵隔中部。上缘自第 6～7 颈椎水平至第 5～6 胸椎水平分为左、右主支气管，气管分叉角度为 60°～80°。

隆突：左、右主支气管下壁交界处，隆突角锐利，一般不大于 90°。

支气管及分支：可显示左、右主支气管，主支气管以下分支不能显示。

4）肺

肺野：后前位像上自纵隔肺门向外的透光区域。沿第 2、第 4 前肋下缘水平画线将肺野分为上、中、下肺野，从肺门到一侧肺野的最外部纵行均分内、中、外三带。

肺纹理：由肺动脉、肺静脉及支气管形成。表现为自肺门向外周放射状分布的树枝状阴影，立位时下肺野纹理较粗。

肺门：肺门影像由肺动脉、肺静脉、支气管、淋巴组织构成。主要成分是肺动脉和肺静脉。右肺门的上部由右上肺动脉及肺静脉分支构成，下部由右下肺动脉构成。右肺门上下部的夹角称为右肺门角。左肺门由左肺动脉及上肺静脉的分支构成。在后前位像上，左肺门比右肺门高 1～2cm。左侧位像上，右肺门多位于前方，左肺门位于后方。

肺的分叶：横裂和斜裂将右肺分为上叶、中叶和下叶。斜裂将左肺分为上、下肺叶，左肺上叶又分为上部与舌部。

肺段：右肺有 10 个肺段，左肺有 8 个肺段。每个肺段有与其名称一致的段支气管。肺段呈尖端指向肺门，底部位于肺周围呈圆锥形。正常的肺段之间无清楚的边界。

5）胸膜

正常胸膜一般不显影。斜裂叶间胸膜在侧位胸片上显示为自后上向前下的细线状阴影。水平裂叶间胸膜在后前位胸片上显示约在第 4 前肋水平的横行细线状阴影。

6）纵隔

纵隔位于两肺之间，上部为胸廓入口，下缘为膈，前部为胸骨，后部为胸椎。

纵隔分区：前纵隔位于胸骨后，气管、升主动脉、心脏之前。食管前壁是中后纵隔的分界。胸骨柄下缘至第 4 胸椎体下缘连线与第 4 前肋端至第 8 胸椎体下缘的连线将纵隔分为上、中、下纵隔。

7）横膈

横膈呈圆顶状，轮廓光滑。一般右膈高于左膈 1～2cm。横膈内侧与心脏形成心膈角，横膈外侧与胸壁形成清晰锐利的肋膈角。侧位像上横膈与前胸壁形成前肋膈角，与后胸壁形成后肋膈角，后肋膈角低于前肋膈角（见图 1.2.1）。

2. 正常乳腺钼靶 X 线表现

乳头与乳晕：乳头呈密度较高的类圆形影像，一般两侧对称，位于锥形乳腺的顶端和乳晕的中央；乳晕呈盘状高密度影像，位于乳头周围。乳晕区的皮肤较厚。

皮肤及皮下脂肪层：皮肤呈略高密度线样影像，光滑整齐，厚度为 0.5～3mm；皮下脂肪层呈低密度透光带，位于皮肤下方，宽度为 5～25mm，其内交错、纤细而密度较淡的线样影像为纤维间隔、血管及悬吊韧带。

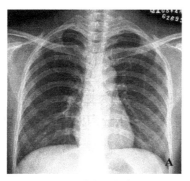
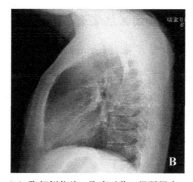

（a）胸部正位片　　　　　　　　　　（b）胸部侧位片：胸廓对称，纵隔居中，

　　　　　　　　　　　　　　　　　　　　双肺纹理清晰，心影不大，双侧肋膈角锐利

图 1.2.1　正常胸部平片

　　浅筋膜浅层与悬吊韧带：浅筋膜浅层位于皮下脂肪层与腺体组织间，呈连续的细线样影像，线样影像有时呈锯齿状，悬吊韧带附着在齿尖部。乳腺组织被包裹在浅筋膜层和深层之间。悬吊韧带是指浅筋膜浅层与皮肤间相连的网状束带。

　　腺体组织：每支乳管系统与相应乳叶对应，每侧乳腺有 15～20 个乳叶，乳叶含有很多小叶。X 线片上的腺体呈片状致密影像，边缘大多较为模糊，由许多小叶及其周围纤维组织间质融合而成。

　　乳导管：每侧乳腺有 15～20 支乳导管，开口于乳头，向乳腺深部呈放射状逐渐分支，最后终止于腺泡。X 线片上多显示为大导管，表现为均匀线样影像，放射状自乳头向乳腺深部走行。

　　乳后脂肪：位于乳腺组织和胸壁之间，与胸壁平行，X 线片上表现为线样透亮影像，向上可追溯到腋部。

　　血管：在乳腺上部的皮下脂肪层中多能见到静脉影像，乳腺动脉一般不显影。

　　淋巴结：乳腺内淋巴结一般不显影，偶尔可见圆形结节影像，直径多小于 1cm。腋前或腋窝淋巴结呈类圆形软组织密度影像，边缘光滑（见图 1.2.2）。

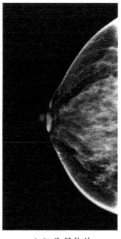
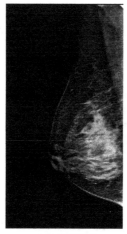

（a）头足位片　　　　　　　　　　　　（b）侧斜位片

图 1.2.2　正常脂肪型乳腺

3. 常见疾病 X 线表现

1）支气管扩张（bronchiectasis）

【临床与病理】

支气管扩张是支气管内腔的异常增宽。少数为先天性，多数为支气管反复感染的继发改变或肺内纤维化病变牵拉而引起。大体病理形态上支气管扩张分为柱状型、静脉曲张型、囊状型、混合型。

【X 线平片表现】

囊状支气管扩张呈囊状或蜂窝状影像。表现为多个圆形或椭圆形薄壁透亮区，直径为0.5～3cm，有时可见囊底有小液平。

2）气管、支气管异物（foreign）

【临床与病理】

多见于儿童，支气管异物多发生在右侧支气管，引起的病理改变有气道的机械性阻塞和炎症。

【X 线平片表现】

不透 X 线的异物，如金属制品、义齿等，在胸部 X 线片上可显示其部位、形态和大小。气管内异物引起气管的呼气性活瓣性阻塞时，两肺发生阻塞性肺气肿，肺内含气量增多。支气管完全阻塞时，可引起所属的一侧肺、肺叶或肺段的不张，表现为一侧肺或某个肺叶、肺段的密度增高及体积缩小。

3）大叶性肺炎（lobar pneumonia）

【临床与病理】

典型病理改变分为四期：充血期、红色肝变期、灰色肝变期、消散期。

【X 线平片表现】

充血期的早期 X 线检查可为正常表现，或仅可见局限的肺纹理增强。异常表现为肺内局限性的毛玻璃密度阴影及边缘模糊的淡片状阴影。红色及灰色肝变期（见图1.2.3），整个肺叶、大部分肺叶或肺段呈密度增高的阴影，阴影的密度均匀一致，在大叶阴影内常可见含气支气管影像。消散期病变逐渐减小，阴影的密度减低，但密度不均匀，呈散在斑片状阴影。

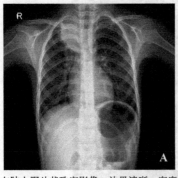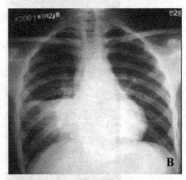

（a）右肺上野片状致密影像，边界清晰、密度均匀　　（b）右肺下野大片状致密影像，以水平裂为界，密度均匀

图 1.2.3　大叶性肺炎

4）支气管肺炎（bronchopneumonia）

【临床与病理】

支气管肺炎又称为小叶性肺炎。支气管黏膜发生充血、水肿及浆液性渗出，进而累及呼吸性支气管及肺泡。

【X 线平片表现】

肺纹理增强，边缘模糊。沿肺纹理走行分布模糊的小结节及斑片状阴影。肺腺泡实变呈边缘模糊的结节阴影，直径为 5～8mm，肺小叶病变为 10～25mm 的边缘模糊阴影。较大斑片状阴影密度不均匀，边缘模糊，为多数小叶病变融合的影像。病灶多位于两肺下野内、中带。

5）肺脓肿（pulmonary abscess）

【临床与病理】

由化脓菌引起的肺组织化脓坏死。病灶中心发生坏死、液化，部分液化物经支气管咳出后形成脓腔。

【X 线平片表现】

脓肿形成前，可见大片状模糊阴影，多位于上叶后段及下叶背段，靠近胸膜下。空洞形成后，在大片阴影中有低密度区及气液平面，空洞的壁较厚，空洞壁内缘光滑或不规则，外缘模糊；周围有斑片浸润阴影，脓肿内可有空洞及液平（见图 1.2.4）。慢性肺脓肿为边界清楚的厚壁空洞，或实性肿块内多发的小空洞。

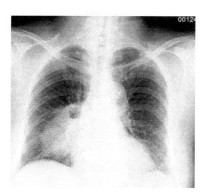

图 1.2.4　肺脓肿

右肺中下野片状致密影，其内可见厚壁空洞，空洞内可见气液平面。

6）肺结核（pulmonary tuberculosis）

肺结核是由结核杆菌引起的肺部感染性疾病。是一种慢性传染病。基本病理变化为渗出、增殖和变质。这三种病理改变往往同时存在，也可以其中一种为主。根据 2004 年中华人民共和国卫生行业标准分为五型，其中 V 型为肺外结核。

① 原发型肺结核（Ⅰ型）（primary tuberculosis）

该病常见于儿童和青少年，其 X 线平片表现如下。

原发综合征：原发病灶表现为圆形、类圆形或斑片状边缘模糊阴影，或为肺段、肺叶范围的阴影。肺内原发灶及肺门淋巴结增大，在二者之间有时可见条索状阴影，即结核性淋巴管炎。三者呈哑铃状，原发灶、淋巴管炎与淋巴结炎的 X 线表现，称为原发综合征。

胸内淋巴结结核：原发灶吸收后或肺内原发灶非常轻微，影像检查仅显示纵隔和/或肺门淋巴结肿大。

② 血行播散型肺结核（Ⅱ型）（hematogenous pulmonary tuberculosis）

【临床与病理】

结核菌经肺动脉、支气管动脉或体静脉系统血行播散的肺结核。

【X 线平片表现】

急性血行播散型肺结核，又称为急性粟粒型肺结核。表现为两肺弥漫分布的粟粒样大小结节阴影。其特点为结节的大小、密度和分布均匀，即所谓"三均匀"。大小一致的粟粒样致密阴影，其直径为 1～3mm，呈圆形或椭圆形，边界较为清楚（见图 1.2.5）。

亚急性及慢性血行播散型肺结核，常为分布不均（多见于上中肺野）、大小不等、密度不均（软组织密度与钙化均可见）的两肺多发结节，有时可见纤维索条影、胸膜增厚。

如图 1.2.5 所示为双肺弥漫分布的粟粒状结节影像，结节具有"三均匀"表现。

③ 继发型肺结核（Ⅲ）（secondary pulmonary tuberculosis）

【临床与病理】

肺结核中常见的类型。大多见于成人。多在肺尖、锁骨下区及下叶背段。病变中出现硬结钙化或索条影像，提示病灶愈合（见图 1.2.6）。

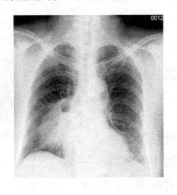 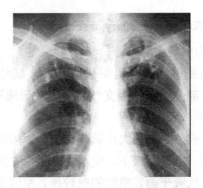

图 1.2.5　急性粟粒型肺结核　　　　　　图 1.2.6　继发型肺结核

【X 线平片表现】

渗出浸润为主型，病灶大多呈斑片状或云絮状，多发于上叶尖后段和下叶背段，局限于一侧或两侧肺尖和锁骨下区。病灶边缘模糊，病灶内密度减低区为病灶溶解、空洞形成的表现。

干酪为主型：包括结核球和干酪性肺炎。结核球为干酪性病变被纤维组织所包围而形成的球形病灶，呈圆形或椭圆形，大小多为 2～3cm，轮廓多较光滑，密度较高且较均匀，结核球邻近可见卫星病灶。干酪性肺炎表现为肺段或肺叶实变，轮廓较模糊，与大叶性肺炎相似，以上叶多见。

空洞为主型：以纤维空洞、纤维性变及支气管播散病灶组成病变的主体。锁骨上下区有形状不规则的慢性纤维空洞，周围伴有较广泛的条索状纤维性改变和散在的新老不一的病灶。在同侧和/或对侧多可见斑点状的支气管播散病灶。常伴同侧肺门上提，肺纹理垂直向下呈"垂柳状"，肺的广泛纤维化及胸膜增厚引起同侧胸廓塌陷，邻近肋间隙变窄，纵隔被牵拉向患侧移位，肋膈角变钝。

如图 1.2.6 所示双肺上叶多发斑点状钙化影。

④ 结核性胸膜炎（Ⅳ）（tubercuolus pleuritis）

【临床与病理】

结核菌及代谢产物引起胸膜变态反应性炎症，分为干性胸膜炎和渗出性胸膜炎。

【X 线平片表现】

无异常表现，或仅表现为肋膈角变钝，膈肌活动受限。渗出性胸膜炎表现为游离性或局限性胸腔积液，胸膜增厚、粘连、钙化。

7）错构瘤（hamartoma）

【临床与病理】

属于肺内最常见的良性病变。错构瘤是内胚层与间胚层发育异常而形成的肿瘤样病变。

【X 线平片表现】

表现为肺内孤立结节或肿块阴影，以 2～3cm 多见，边缘光滑清楚，无明显分叶，部分病变内有钙化，典型的钙化呈"爆米花"样。

8）支气管肺癌（bronchgenic carcinoma）

【临床与病理】

支气管肺癌即肺癌。是原发于支气管上皮、细支气管肺泡上皮及腺体的恶性肿瘤。包括鳞状细胞癌、小细胞癌、腺癌和大细胞癌四种病理组织类型。

病理形态大体分为中央型肺癌、周围型肺癌和弥漫型肺癌三型。其中，中央型肺癌，发生于肺段或肺段以上的支气管；周围型肺癌，发生于肺段以下的支气管，病理形态为肺内结节或肿块；弥漫型肺癌，是指肿瘤在肺内弥散分布。

【X 线平片表现】

中央型肺癌：早期阶段 X 线平片上可无异常发现。中、晚期阶段可见如下征象（见图 1.2.7）：肺门肿块阴影，肿块位于一侧肺门，凸向肺野，边缘清楚；支气管阻塞征象表现为肺叶体积增大，透明度增加，肺纹理稀疏。阻塞性肺炎为肺段、肺叶实变阴影。阻塞性肺不张为肺段、肺叶或一侧肺体积缩小、密度增高，周围结构向病变移位。

如图 1.2.7 所示为右侧肺门处肿块伴远端三角形肺不张。

周围型肺癌：多表现为肺内结节或肿块，肿瘤密度一般比较均匀，较大的肿瘤内部可发生坏死液化而形成空洞，

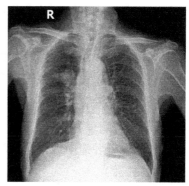

图 1.2.7　中央型肺癌

空洞壁多为厚壁，内缘凹凸不平，有的形成结节（见图 1.2.8）。肿瘤的边缘呈分叶状轮廓，称为分叶征。肿瘤侵犯支气管引起阻塞性肺炎。肿瘤体内的瘢痕组织牵拉邻近的脏层胸膜引起胸膜凹陷征，肿瘤侵犯邻近的胸膜引起局部胸膜增厚。

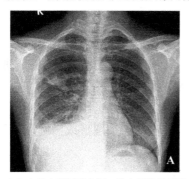
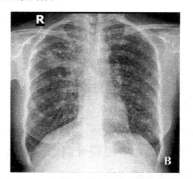

（a）右肺中野厚壁空洞，伴右侧胸腔积液　　（b）右肺中野不规则团块影像，伴双肺多发结节状转移

图 1.2.8　周围型肺癌

弥漫型肺癌：表现为两肺多发弥漫结节，也可表现为大片肺炎样改变。结节呈粟粒大小至 1cm 不等，以两肺中下部较多。病变呈进行性发展，有融合倾向。

9）肺转移瘤（pulmonary metastasis）

【临床与病理】

肺是转移瘤的好发脏器。转移途径主要有血行和淋巴道转移。

【X 线平片表现】

血行转移为肺内单发或多发结节及肿块阴影（见图 1.2.9），多见于两肺中下野，大小不等，病变边缘清楚，较大的肿块可有空洞；也可表现为两肺粟粒结节阴影。淋巴道转移表现为网状及多发细小结节阴影。

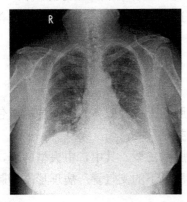

图 1.2.9 肺转移瘤（双肺多发大小不等的棉团状结节阴影，边界清晰）

10）胸内甲状腺肿（intrathoracic goiter）

【临床与病理】

多位于胸骨后、气管前方。病理性质可为甲状腺肿、甲状腺囊肿或腺瘤。

【X 线平片表现】

胸内甲状腺肿位于前纵隔上部，在纵隔的一侧，可向两侧凸出。通常上端较宽大，与颈部的软组织影像相连续，上缘轮廓不清楚，气管受压向对侧移位，侧位示气管前有软组织肿块影像，气管受压向后。

11）胸腺瘤（thymoma）

【临床与病理】

在前纵隔肿瘤中最常见。浸润性生长的胸腺瘤多呈扁圆形，轮廓凹凸不平及分叶状，易浸润胸膜。

【X 线平片表现】

胸腺瘤多位于前纵隔中部、心脏底部与升主动脉交接部及肺动脉段区。肿瘤通常向纵隔一侧突出，较大的可向两侧突出。肿瘤通常呈圆形或椭圆形，实质性肿瘤较易出现分叶状轮廓。恶性胸腺瘤轮廓常不规则，表面有许多小结节状突起，也可伴有分叶状形态。胸腺瘤通常密度均匀，少数可出现斑点状钙化或囊壁的钙化。

12）畸胎类肿瘤（dermoid cyst and teratoma）

【临床与病理】

畸胎类肿瘤分为囊性畸胎瘤和实质性畸胎瘤。囊性畸胎瘤包含外胚层和内胚层组织。实质性畸胎瘤通常称为畸胎瘤。包括 3 个胚层的各种组织，结构复杂。

【X 线平片表现】

肿瘤多位于前纵隔中部，向一侧或两侧突出。肿瘤通常呈圆形或椭圆形，可有轻度分叶，大小不等。其内若发现骨骼影则有诊断意义。

13）淋巴瘤（lymphoma）

【临床与病理】

病理上包括霍奇金病和非霍奇金淋巴瘤。纵隔淋巴瘤通常累及多组淋巴结。

【X 线平片表现】

上纵隔向两侧显著增宽，轮廓清楚而呈波浪状，密度均匀。侧位胸片中可见肿瘤位于中纵隔上中部，即气管及肺门区，肿块边界不清楚。前纵隔胸骨后淋巴结也常被侵及，表现为胸骨后的圆形或椭圆形阴影。纵隔淋巴瘤侵犯心包产生心包积液。瘤组织可向肺内浸润，形成线状及细小结节阴影。

14）神经源性肿瘤（neurogenic tumors）

【临床与病理】

主要发生在后纵隔。有的神经源性肿瘤呈哑铃状生长，部分肿瘤位于脊柱旁，另一部分通过椎间孔进入椎管内，并使椎间孔扩大。

【X 线平片表现】

多位于后纵隔脊柱旁，肿瘤常呈圆形、椭圆形或呈较长的扁圆形，紧贴于脊柱旁。肿瘤边缘光滑，密度均匀。肿瘤可压迫邻近椎体或肋骨引起骨质缺损，哑铃状的肿瘤可使椎间孔受压扩大。

15）乳腺增生症（hyperplasia of breast）

【临床与病理】

病理变化为乳管和腺泡上皮增生致乳管膨胀，乳腺间质组织增生伴淋巴细胞浸润，或为乳管或腺泡上皮呈乳头状增生伴有乳管囊性扩张等。

【X 线平片表现】

以腺小叶增生为主时多表现为孤立、密集或散在的结节，也可表现为片状不均匀的密度增高影像。导管增生时呈条索状致密影像（见图 1.2.10）。当乳腺增生累及悬韧带和周围纤维组织引起结构改变时，可见韧带增粗、变形。

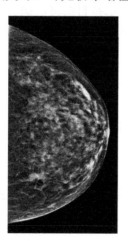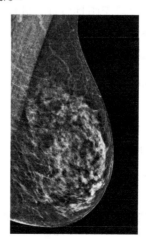

图 1.2.10　乳腺增生症（乳腺内弥漫性片状、棉絮状高密度影像，边界不清）

16）乳腺纤维腺瘤（fibroadenoma of breast）

【临床与病理】

瘤体呈圆形、椭圆形，直径一般为 1～3cm，边界清楚，表面似有包膜。

【X 线平片表现】

乳腺内为圆形或椭圆形中等密度影像，密度均匀，边缘光整锐利，肿块为单个或多个（见图 1.2.11），其周围可出现一层薄的透亮环（透亮晕）。

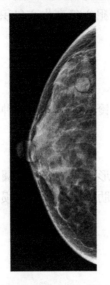 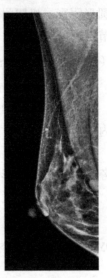

图 1.2.11　乳腺纤维腺瘤（乳腺内为圆形高密度影像，边界光滑、清晰）

17）乳腺导管内乳头状瘤（intraductal papilloma of breast）

【临床与病理】

源于导管上皮的良性肿瘤，瘤体一般较小，可带蒂。

【X 线平片表现】

常规乳腺 X 线平片常无阳性发现。乳腺导管造影是目前最准确、最有效的检查方法之一。表现为乳腺导管内单发或多发的砂粒样大小的圆形或椭圆形充盈缺损，一般多位于 1～2 级乳腺导管内，远端导管呈扩张状态，但无导管完全中断。

18）乳腺癌（mammary carcinoma）

【临床与病理】

肿瘤病理形态因组织学类型不同而异，其切面多呈灰白色，可有出血点、坏死和囊腔形成，边界不规则，质地硬。

【X 线平片表现】

乳腺癌 X 线征象主要包括肿块、钙化、肿块周围的改变、乳头及皮肤的改变等。一般将肿瘤本身所形成的影像（肿块、钙化）称为乳腺癌 X 线的直接征象；将癌组织周围继发性改变称为间接征象。

① 直接征象

包括肿块或结节状阴影（见图 1.2.12）。肿块密度多高于周围乳腺实质或乳头，肿块的形态可呈团块状、星状、结节状、不规则或分叶状，肿块边缘多呈毛刺状。钙化多表现为三种：短杆状、线状或蚓蚓样钙化；泥沙样钙化；圆形、卵圆形或团簇样钙化。钙化的数量越多，分布越密集，往往提示恶性的可能。

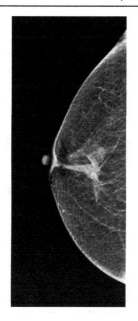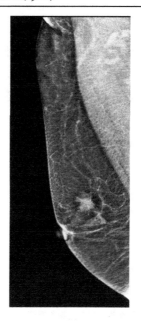

图 1.2.12　乳腺癌（乳腺内不规则形高密度肿物，肿块边缘可见粗长触须状毛刺）

② 间接征象

包括乳腺皮肤增厚和局限凹陷、乳头内陷、血管异常。此外，乳腺癌侵及导管时可出现乳管扩张；侵及乳腺后间隙时，出现乳腺后间隙的透亮区消失；全乳受侵时，可出现乳腺变形；淋巴结转移时，出现腋窝淋巴结肿大等。

1.2.2　腹盆部病变

1. X 线检查技术

腹部平片：常用摄影位置包括仰卧前后位，侧卧水平正位，站立正、侧位（见图 1.2.13），倒立正侧位等。

钡剂造影方法：包括传统法钡检和气钡双重造影。传统法钡检：按检查部位和要求将硫酸钡加水调制成不同浓度的悬浊液口服或肠道灌注，目前应用较少。气钡双重造影：指用钡液和气体共同在胃肠腔内形成影像，目前是胃肠道常用的检查手段。

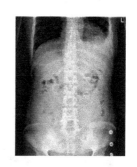

2. 正常腹部 X 线平片表现

图 1.2.13　正常腹部平片

正常腹部 X 线平片表现：双侧胁腹部皮下脂肪、腹膜外脂肪以及腹腔内脏器周围的脂肪表现为灰黑色带状影像，可以比衬、勾画临近结构。

正常腹部 X 线钡剂造影表现如下。

食管：连接下咽部与胃之间的肌性管道，分为颈、胸、腹三段。正常造影表现为吞钡后食管呈外壁完整的管状影像，即在黏膜相上，食管黏膜皱襞表现为数条纵行、相互平行、连续的纤细条纹状影像，且与胃小弯的黏膜皱襞相连续。食管在影像解剖学上的 4 个生理性狭窄包括食管入口处狭窄、主动脉弓压迹、左主支气管压迹、横膈裂孔部狭窄。

　　胃：分为胃底、胃体、胃窦等几个区域。胃底位于贲门水平线以上，内含气，立位时可见胃泡。胃体位于贲门与角切迹间。胃窦位于角切迹与幽门管间。幽门为连接胃和十二指肠的短管（见图 1.2.14）。造影充盈相上，胃大、小弯边缘形成光滑、规则的连续性曲线。在黏膜相上，胃黏膜皱襞呈条纹状透亮影，其形态是可变的，胃底部皱襞呈不规则网状排列，小弯侧皱襞一般为 4～5 条，平行整齐，向大弯处逐渐变粗而成横行或斜行，大弯侧皱襞较宽。

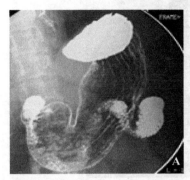 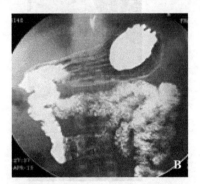

　（a）胃壁光滑、胃黏膜规整，胃底见钡剂存留　　　　（b）胃壁黏膜清晰，十二指肠及小肠显影

图 1.2.14　正常胃气钡双重造影表现

　　十二指肠：全程呈 C 形，胰头被包绕其中。一般分为球部、降部、水平部和升部。钡剂造影球部呈三角形，顶部指向右后上方，基底部两侧为对称的穹窿，轮廓光滑整齐，幽门开口于基底部中央，球部收缩时黏膜皱襞为纵行的平行条纹。降部位于第 1～3 腰椎的右缘，在第 3 腰椎高度向左上形成十二指肠升部，降部与升部间有一小段肠管横行，称为水平段。十二指肠球部以远肠管黏膜皱襞呈羽毛状。

　　小肠：小肠长度为 5～7m。其中 3/5 为空肠，位于中上腹部，2/5 为回肠，位于右中下腹及盆腔，两者间无明确分界，空肠向回肠逐渐移行，肠腔逐渐变细，管壁逐渐变薄。造影时空肠皱襞呈环形排列，黏膜皱襞呈羽毛状。回肠肠腔略小于空肠，皱襞少而浅，末端回肠与盲肠相连接，称为回盲部。

　　大肠：大肠起于盲肠止于直肠。包括阑尾、盲肠、升结肠、横结肠、降结肠、乙状结肠和直肠。造影时回盲瓣为突入盲肠腔内瓣状结构，通常位于盲肠的后内侧壁。

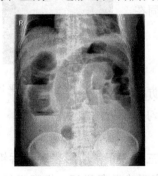

图 1.2.15　肠梗阻（腹部可见多发扩张充气肠管影像，立位可见多发阶梯状气液平面影像）

3. 常见疾病诊断

1）肠梗阻（intestinal obstruction）

【临床与病理】

由于肠粘连、炎症、肿瘤、腹腔手术后等因素所致肠腔部分性或完全性阻塞而引起的肠内容物通过受阻。

【X 线平片表现】

梗阻以上肠腔扩大积气积液，立位或水平侧位可见气液平面；梗阻以下肠腔萎陷，无气体或仅见少量气体。可见阶梯状液面征（见图 1.2.15）、大跨度肠襻、鱼肋征、驼峰征。

2）食道癌（esophageal carcinoma）

【临床与病理】

食道癌是消化道最常见的恶性肿瘤之一。一般认为与饮食、饮食习惯、遗传和食管炎有关。病理分型包括髓质型、蕈伞型、溃疡型和缩窄型。

【X 线钡剂造影表现】

局部黏膜皱襞中断、破坏至消失，腔内锥形或半月形龛影和充盈缺损（见图1.2.16），病变管壁僵硬和蠕动消失。

3）胃溃疡（gastric ulcer）

【临床与病理】

病理改变为胃黏膜水肿、炎性细胞浸润，黏膜溃烂、缺损。溃疡多发于胃角小弯侧附近，最大直径在 2.0cm 以内，边缘清晰。溃疡口部较为光整，底部较平坦，可深入黏膜下层、肌层和浆膜层，晚期纤维组织增生，导致周围黏膜纠集、胃变形。

【X 线钡剂造影表现】

龛影：正位或轴位加压呈类圆形钡斑，切线位突出胃轮廓外，呈锥状或乳状影像，底部平整，边缘光滑（见图1.2.17）。

龛影口部水肿带及黏膜纠集：依据水肿的程度可出现三种 X 线征。线征为环绕龛影口一条宽 1～2mm 的密度减低影；如果宽度在 5～10mm 之间则称为项圈征；狭颈征则表现为龛影口明显狭小，似龛影有一颈部。

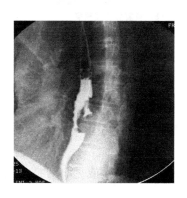

图 1.2.16　食管癌（图示食管下段可见不规则充盈缺损影像及龛影，呈"苹果核"征）

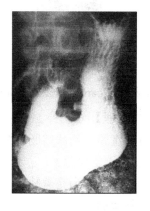

图 1.2.17　胃小弯溃疡（图示胃小弯溃疡，胃小弯侧可见"龛影"）

4）十二指肠溃疡（duodenal ulcer disease）

【临床与病理】

球部溃疡一般呈圆形或椭圆形。直径小于 1.0cm，边缘光整。形成瘢痕后可致球部变形，溃疡易造成出血及穿孔。

【X 线钡剂造影表现】

龛影：表现为畸形或类圆形钡斑，边缘光滑，周围常见一个环形透明带，黏膜皱襞向心纠集。

球部变形：球部呈山字形或三叶征。

5）胃癌（carcinoma of stomach）

【临床与病理】

多发于胃窦幽门区，其次见于贲门和胃体小弯侧。中晚期胃癌依其形态可分为蕈伞型、浸润型、溃疡型。

【X线钡剂造影表现】

胃腔内充盈缺损：缺损边缘轮廓不光整，形态不规则（见图1.2.18）。

腔内龛影大而浅，多位于轮廓之内，形态不规则，多呈半月形，外缘平直，内缘不整，呈大小不一的尖角样指向外周，龛影周围绕以较宽的透亮带，称为"环堤征"，"环堤"内常见结节状、指压迹状充盈缺损，上述征象称为半月综合征。

黏膜改变：胃黏膜皱襞局限性破坏、中断，周围黏膜粗大、僵直。

胃轮廓改变：胃腔变形，边缘不整齐，胃壁僵硬，病变部位蠕动减弱或消失。

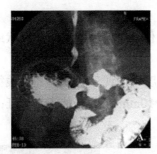 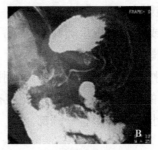

（a）胃窦部可见不规则充盈缺损影像　　　　（b）胃窦部管腔狭窄

图1.2.18　胃癌

6）结肠癌（carcinoma of colon）

【临床与病理】

多分布于直肠和乙状结肠。病理分为四型，即增生型、溃疡型、浸润型和混合型。

【X线钡剂造影表现】

增生型主要表现为充盈缺损。充盈缺损周边的黏膜破坏中断或见小溃疡。气钡双重对比法可显示肿块的轮廓。

溃疡型主要表现为向腔内突起的龛影，与胃癌一样可以形成半月征。

浸润型主要表现为沿肠壁环形生长，使肠壁增厚、肠腔变窄，可见狭窄段黏膜纹呈锯齿状。

混合型常有两种以上表现混合存在，即充盈缺损、龛影及狭窄同时存在。

1.2.3　骨关节病变

1. X线检查技术

X线平片是骨关节系统最常用的重要检查手段。摄片时要注意以下几点。

（1）任何部位摄片，包括四肢长骨、关节和脊柱，都要采用正、侧位两个位置。某些部位还要采用斜位、切线位和轴位等。

（2）平片应包括所摄骨及周围的软组织。四肢长骨片应包括邻近的一个关节。脊柱摄片时应包括相邻节段脊椎，如腰椎片应包括下胸椎或髂骨上部。

（3）两侧对称的部位，如患侧在片上改变但不明显时，应在同一技术条件下，加摄对侧同一部位片，以资对比。

（4）对软组织病变除用常规投照骨的条件摄片外，还应用软组织投照条件专门显示软组织。

2. 骨关节正常 X 线表现

骨组织是结缔组织的一种。是人体内最致密坚硬的组织，也具有一定的弹性和韧性。骨的形态分为四类：长管状骨、短管状骨、扁骨和异形骨。

骨的结构包括密质骨和松质骨。密质骨构成骨皮质，在 X 线片上显示密度高而均匀。松质骨由多数骨小梁形成网状，小梁间充以骨髓。骨膜和骨内膜除软骨被覆的关节面外，大多数骨表面都有骨膜。骨的中央为骨髓腔，包括骨干段缺乏骨小梁的中空部分和骨端部分的骨小梁间隙，骨髓腔内充有骨髓组织。

1）长骨

成人长管状骨可分为骨干和骨端两部分（见图 1.2.19）。

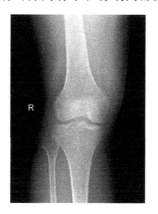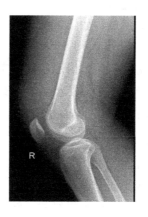

图 1.2.19　正常成人右膝长管状骨正、侧位平片

① 骨干

骨膜：正常骨膜和骨周围的软组织密度相同，在 X 线片上不显影。

骨皮质：骨皮质为密质骨。密度均匀致密，在骨干中段最厚，向两端逐渐变薄。骨皮质内缘与骨松质连续，外缘光整，在肌腱韧带附着处可出现隆起或凹凸不平。

骨髓腔：常因骨皮质和小梁的遮盖而显示不清，骨髓腔的骨干段可显示为边界不清、较为透亮的带状区。

② 骨端

横径大于骨干。骨皮质一般较薄且多光滑锐利，并能看到较清楚的骨小梁。骨松质的影像是由骨小梁和其间的小梁间隙所构成，在 X 线片上显示为网络样骨纹理，密度低于骨皮质。

2）关节

滑膜关节在 X 线片上可见（见图 1.2.20）。

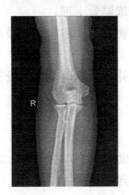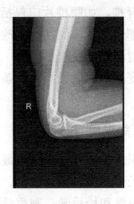

图 1.2.20　成人正常肘关节正、侧位平片

关节间隙：为两个骨端的骨性关节面之间的透亮间隙，是关节软骨、关节盘和关节腔这些软组织密度结构的投影。

骨性关节面：表现为边缘锐利光滑的线样致密影像，通常凹侧骨性关节面较上凸侧厚。

关节囊：由于其密度与周围软组织相同，一般平片上不能显示，有时在关节囊外脂肪层的衬托下可见其边缘。

韧带：某些大关节，如膝、髋和踝关节周围的韧带，可在脂肪组织的对比下被显示，如髌韧带。

关节内外脂肪层：关节内脂肪在关节囊内外层之间，见于大关节，如肘关节囊前后两个脂肪块及膝关节的髌下脂肪垫。关节外脂肪层位于关节囊和周围肌肉之间，层次清楚，可衬托出关节轮廓。

3）脊柱

正位 X 线片椎体呈长方形，从上向下依次增大，主要由松质骨构成，周围为一薄层骨皮质。椎体上下缘的致密线状影为终板，其间的透亮间隙为椎间隙，是椎间盘的投影。侧位片上椎体呈长方形，其上下缘与后缘成直角。椎弓位于后方。椎管在椎体的后方呈纵行半透明区。椎弓板位于椎弓根和棘突之间，棘突指向后下方。上、下关节突分别起于椎弓根与椎弓板连接的上、下方，脊椎小关节间隙呈线状匀称的半透明影像，椎间孔位于相邻的椎弓根、椎体、关节突和椎间盘之间，侧位片上可以更好地观察椎间隙，椎间隙前后部并不等宽，随着脊柱生理弯曲有一定的变化（见图 1.2.21）。在正位脊柱片上可见一些软组织影像，如胸椎旁线和腰大肌影像（见图 1.2.22）。

3. 常见疾病诊断

1）骨折（fracture）

骨折是指骨的连续性中断。X 线平片诊断骨折主要根据骨折线和骨折断端移位或断端成角。骨折线为锐利而透明的骨裂隙。成人的骨折多为骨的完全性中断，骨折断裂成三块以上者称为粉碎性骨折。椎体骨折常表现为压缩骨折。

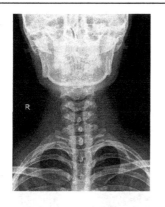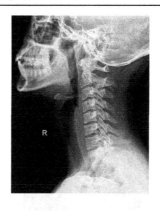

图 1.2.21　成人正常颈椎正、侧位平片

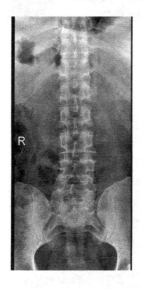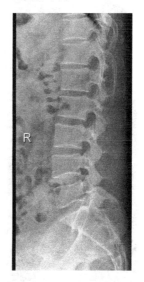

图 1.2.22　成人正常腰椎正、侧位平片

① Colles　骨折

【临床与病理】

指桡骨远端的 2～3cm 以内的横形或粉碎性骨折。

【X 线平片表现】

骨折远端向背侧移位和向掌侧成角，桡骨前倾角减小或成为负角，使手呈银叉状畸形（见图 1.2.23），可伴有尺骨茎突骨折。

② 肱骨髁上骨折

【临床与病理】

常见于儿童。骨折线横过喙突窝和鹰嘴窝，远端多向背侧移位。

【X 线平片表现】

骨折远侧断端向背侧倾斜成角（见图 1.2.24）。肱骨髁上骨折经常有旋转移位。

③ 脊柱骨折

【临床与病理】

多数由间接外力所致。可分为过伸性损伤和过屈性损伤。过伸性损伤较少见，以附件骨折为主，过屈性损伤多表现为椎体压缩性骨折。

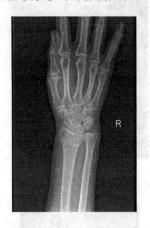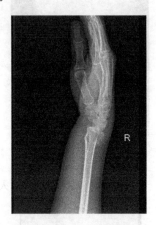

图1.2.23　右侧指桡骨下段骨折（右腕正侧位位示：右侧指桡骨下段可
见骨折线，骨折断端向背侧移位及成角畸形）

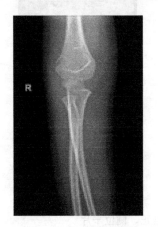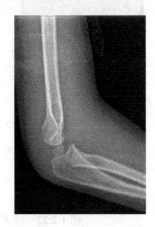

图1.2.24　儿童右侧肱骨髁上骨折（右肘关节正、侧位片，右侧
肱骨远端可见骨折线，骨折断端轻度成角畸形）

【X线平片表现】

椎体压缩性骨折，多呈前窄后宽的楔形变扁，椎体上部骨质塌陷、密度增高（见图1.2.25）。椎体皮质中断，上缘骨质折断、下陷，椎体边缘皮质向内凹陷、折断。

椎体压缩较轻，但椎体边缘出现骨折线或碎骨片。

附件骨质中断，椎间隙多保持正常。

2）关节脱位（dislocation of joint）

关节脱位多发生于活动范围较大、关节囊和周围韧带不坚强、结构不稳定的关节。

① 肩关节脱位

【临床与病理】

根据肩关节损伤机制可分为前脱位和后脱位。关节囊前下部缺少韧带和肌腱的加强，故易发生前下方脱位。

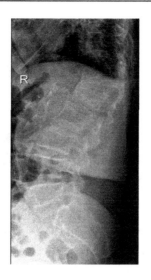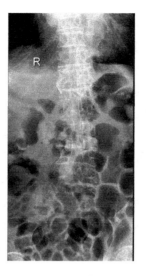

图 1.2.25　椎体压缩性骨折（腰椎正、侧位平片，可见胸
第 12 椎体呈楔形变扁，椎体上缘密度增高）

【X 线平片表现】

肩关节脱位易于显示，常伴有肱骨大结节撕脱骨折，但肱骨头前后方向移位则在前、后位平片上容易漏诊。

② 肘关节脱位

【临床与病理】

多为间接外力致伤。常合并骨折，或伴有血管、神经损伤。以后方脱位最多见。

如图 1.2.26 所示为右肘关节对位欠佳，尺桡骨近端向肱骨后方移位。

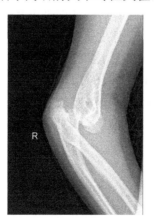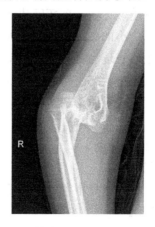

图 1.2.26　肘关节脱位

【X 线平片表现】

尺骨与桡骨端同时向肱骨后方脱位，尺骨鹰嘴半月切迹脱离肱骨滑车。少数可为侧方脱位，尺桡骨向外侧移位（见图 1.2.26）。

3）椎间盘突出（disc herniation）

【临床与病理】

腰椎间盘突出最为多见，其次常见为颈椎间盘突出。椎间盘由透明软骨终板、髓核和纤维环构成，椎间盘突出以后外侧型多见。

【X 线平片表现】

多无特异性，有些征象可提示诊断：间隙变窄或前窄后宽；椎体后缘唇样肥大增生、骨桥形成或游离骨块；脊柱生理曲度异常或侧弯。Schmorl 结节表现为椎体上或下面的圆形或半圆形凹陷，其边缘有硬化线，常对称见于相邻椎体的上、下面，且多累及数个椎体。

4）化脓性骨髓炎（purulent osteomyelitis）

该炎症是指骨髓、骨和骨膜的化脓性炎症。多侵犯长骨，以胫骨、股骨、肱骨和桡骨多见。据病情发展和病理改变，化脓性骨髓炎可分为急性和慢性。

① 急性化脓性骨髓炎

【临床与病理】

血行感染时，细菌栓子经滋养动脉进入骨髓，常停留在干骺端邻近骺板的松质骨区域，形成局部化脓性炎症。炎症先在骨髓腔内蔓延，并可穿过骨皮质，形成骨膜下脓肿，骨膜下脓肿可再经哈佛管进入骨髓腔，造成病骨的广泛蔓延，也可穿过骨膜扩延至软组织内形成软组织脓肿。由于骨膜掀起和血栓性动脉炎，使骨质血供发生障碍而出现骨质坏死，与相邻活骨分离形成死骨。之后开始出现修复改变，出现坏死骨的吸收和新生骨的形成。

【X 线平片表现】

软组织肿胀。

骨质破坏和骨质增生：可出现局限性骨质疏松。继而骨小梁模糊或消失，形成多数分散不规则斑点状骨质破坏区，破坏区边缘模糊。以后骨质破坏向骨干发展，扩大，可达到骨干大部分或全部。小的破坏区融合成大的破坏区，骨皮质也遭受破坏，骨破坏的同时，开始出现骨质增生，表现为骨破坏周围密度增高（见图 1.2.27（a））。

死骨：小片或长条状高密度致密影像（见图 1.2.27（b））。

骨膜增生：骨皮质表面形成层状、花边状致密影像。骨膜新生骨围绕骨干的全部或大部分，称为包壳。

② 慢性化脓性骨髓炎

【临床与病理】

急性化脓性骨髓炎治疗不彻底，遗留死骨或脓腔，则可转为慢性。

【X 线平片表现】

表现为骨破坏周围广泛的增生硬化，但仍有脓腔和死骨存在。骨内膜增生致髓腔变窄甚至闭塞消失。骨外膜增厚、增浓，其深层与骨皮质融合，表现为层状，外缘也可呈花边状，导致骨干增粗，轮廓不规整。脓腔周围骨质增生硬化与骨内外膜增生一起使骨密度明显增高，常可遮盖其内的死骨或脓腔。软组织以增生修复为主，形成局限性软组织肿块，边缘比较清楚。

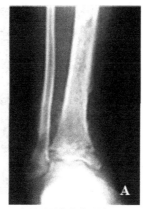
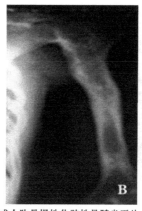

（a）儿童胫腓骨急性化脓性骨髓炎正位
平片（可见胫骨远侧干骺端多发的
虫蚀状骨质破坏区，边界模糊）

（b）成人肱骨慢性化脓性骨髓炎平片（可
见肱骨近端大量的骨膜增生包围死骨，
死骨两端的髓腔变窄，密度增高）

图 1.2.27　化脓性骨髓炎

5）长骨骨结核（tuberculosis of bone）

【临床与病理】

继发于肺结核。结核杆菌经血行到骨或关节，停留在血管丰富的松质骨内或关节滑膜
而发病。骨、关节结核病理所见有渗出、变质和增殖三种基本病变。

【X 线平片表现】

骨质破坏、骨质疏松和局部软组织肿胀。骨质增生硬化、骨膜反应较少，死骨也较少
出现，且较小（见图 1.2.28）。

如图 1.2.28 所示的是桡骨结核，即成人右腕正、侧位平片，桡骨远端可见类圆形骨质破
坏区。

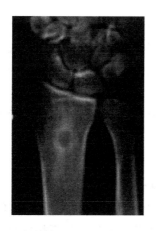
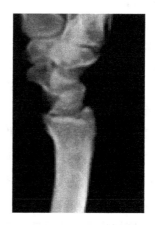

图 1.2.28　桡骨结核

6）脊椎结核（tuberculosis of spine）

【临床与病理】

脊椎结核在骨关节结核中最为常见。发病部位以腰椎最多（见图 1.2.29），胸椎次之。

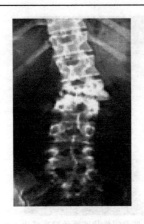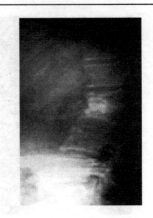

图 1.2.29　腰椎结核（成人腰椎正、侧位平片，可见腰第 2～3 椎体
变扁、塌陷，骨质密度不均匀，相应椎间隙狭窄）

【X 线平片表现】

骨质破坏：多发生于椎体的松质骨，骨质破坏可开始于椎体内（中心型）或上、下缘（边缘型）。破坏了的椎体常塌陷变扁或呈楔形，并常导致局部后突畸形。

椎间隙变窄或消失：因相邻两椎体的终板被破坏，髓核疝入椎体或被破坏所致。椎间盘完全破坏后，相邻破坏的椎体可互相融合在一起。

冷性脓肿：为病椎周围软组织的干酪性脓肿。腰椎结核形成腰大肌脓肿，胸椎结核形成椎旁脓肿，颈椎结核形成咽后壁脓肿，表现为咽后壁软组织影增宽，并呈弧形前突。

7）退行性骨关节病（degenerative osteoarthropathy）

【临床与病理】

以关节软骨退变、关节面和其边缘骨质增生为特征的一组非炎症性病变。

【X 线平片表现】

关节间隙变窄是最常见的早期征象。骨赘为关节面周缘的骨性突起，呈唇样或鸟嘴样（见图 1.2.30）。软骨下反应性硬化为关节软骨下广泛密度增高，在相邻关节面区域最为显著，向骨干侧减轻。后期软骨下囊变很常见，可以有单个或数个，表现为圆形、类圆形透光区，边缘清楚，常有窄硬化边。如果游离体有钙化或骨化，表现为关节腔内的游离高密度影像，多为单个。后期还可出现失稳、畸形，但不造成关节强直。在手指处多先累及远侧指间关节。脊椎退行性骨关节病包括椎间小关节和椎间盘的退行性变。椎间小关节改变有关节突变尖、关节面硬化和关节间隙狭窄，在颈椎钩突关节也有类似的改变。

8）骨肿瘤（bone tumor）与肿瘤样病变（tumor-like disorders）

骨肿瘤通常分为原发性和继发性两大类。继发性骨肿瘤包括恶性肿瘤的骨转移和骨良性病变的恶变。肿瘤样病变是指临床、病理和影像学表现与骨肿瘤相似而并非真性肿瘤。

① 骨软骨瘤（osteochondroma）

【临床与病理】

良性骨肿瘤。常见于长骨干骺端的表面，组织学上肿瘤由骨性基底、软骨帽和纤维包膜三部分构成。

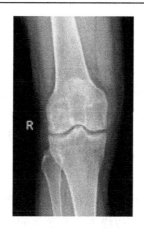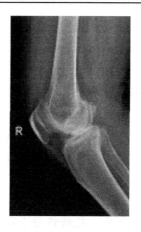

图 1.2.30　膝关节退行性病变（成人右膝关节正、侧位平片，可见右侧胫骨、髌骨骨质增生）

【X 线平片表现】

骨性突起附着于干骺端，多背离关节生长，肿瘤以细蒂或广基与骨相连，其外缘为与正常骨皮质连续的一层薄的骨皮质，瘤体内可见骨小梁，与载瘤骨的小梁相延续（见图 1.2.31）。顶部的软骨帽可钙化。

② 骨巨细胞瘤（giant cell tumor of bone）

【临床与病理】

介于良性、恶性之间的生物学行为特殊的骨肿瘤。多发生于 20～40 岁的青壮年。

【X 线平片表现】

发病部位多见于四肢长骨，尤以股骨远端、胫骨近端和桡骨远端为常见。肿瘤有横向生长的倾向，其最大径线常与骨干垂直。肿瘤多起源于干骺愈合后的骨端，早期多为偏心性溶骨性破坏，逐渐向周围膨胀，骨皮质变薄或破坏。如不并发病理骨折，一般无骨膜反应。膨胀的骨质破坏区内可见纤细骨嵴，将肿瘤分隔成大小不等的小房，称为分房征。这是该肿瘤的特征之一（见图 1.2.32）。骨破坏区与正常骨分界清楚，但无硬化带。若破坏区骨性包壳不完整，周围软组织中出现肿块则表示肿瘤生长活跃。

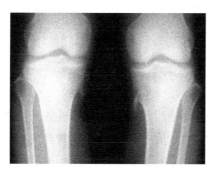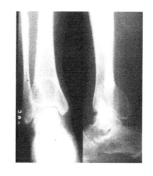

图 1.2.31　双侧胫骨骨软骨瘤（成人双膝正位　　　　图 1.2.32　胫骨骨巨细胞瘤
平片，双侧胫骨近端内侧缘可见三角形
骨性突起，背向关节面生长）

如图 1.2.32 所示的是胫骨骨巨细胞瘤，即成人胫腓骨下段正、侧位平片。胫骨远端可见偏心性溶骨性破坏，骨皮质膨胀、变薄。

③ 骨肉瘤（osteosarcoma）

【临床与病理】

原发性骨恶性肿瘤。骨肉瘤的主要成分是肿瘤性成骨细胞、肿瘤性骨样组织和肿瘤骨，还可见肿瘤性软骨组织和纤维组织。肿瘤多发于四肢长骨的干骺端，侵及骨髓腔产生不同程度的骨破坏和增生，病变向一侧或四周骨皮质浸润，可于一处或多处穿透骨皮质将骨膜掀起，或向周围软组织生长而形成肿块，产生不同形式的瘤骨。

【X 线平片表现】

以股骨远端、胫骨近端和肱骨近端多见。基本 X 线征象包括：①骨质破坏：多始于干骺端中央或边缘部分。松质骨呈小斑片状骨破坏，皮质边缘为小而密集的虫蚀样破坏区，在皮质内呈筛孔状破坏，以后骨破坏区融合扩大形成大片的骨缺损；②肿瘤骨：瘤骨的形态有云絮状、斑块状、针状（见图 1.2.33（a）、（b））；③肿瘤软骨钙化：表现为小点状、弧形或环形高密度影像，一般多位于肿瘤的外围；④软组织肿块：软组织肿块边界多不清楚，肿块内常可见瘤骨（见图 1.2.33（c））；⑤骨膜增生和 Codman 三角：骨肉瘤可引起各种形态的骨膜新生骨和 Codman 三角，是骨肉瘤常见的重要征象。

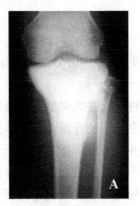 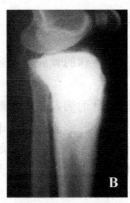 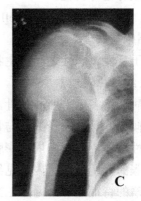

（a）成人膝关节正位平片，　　　（b）成人膝关节侧位平片，　　　（c）成人肩关节正位平片，肱骨
胫骨近端可见肿瘤骨　　　　　　胫骨近端可见肿瘤骨　　　　　　近端可见软组织肿物影及骨质破坏

图 1.2.33　长骨骨肉瘤

④ 骨转移瘤（metastatic tumor of bone）

【临床与病理】

恶性骨肿瘤中最常见的肿瘤之一。是指骨外其他组织、器官的恶性肿瘤经血行转移至骨而发病者，骨转移瘤多见于中、老年人，以骨盆、脊柱、颅骨和肋骨多见。

【X 线平片表现】

可分为溶骨型、成骨型和混合型。以溶骨型常见。溶骨型转移瘤发生于长骨者多在骨干或邻近的骺端，表现为骨松质中多发或单发的斑片状骨质破坏，随着病变发展形成大片溶骨性骨质破坏区，骨皮质也被破坏。发生在脊椎处，可见椎体广泛性破坏，常因承重而被压扁，椎间隙多保持完整，常见椎弓根受蚀、破坏。成骨型转移瘤多由生长较缓慢的肿瘤引起，病灶多发，呈斑片状、结节状高密度影像，位于松质骨内，骨皮质多完整，骨轮廓多无改变。发生于椎体处，椎体常不被压缩、变扁（见图 1.2.34）。混合型转移瘤则兼有溶骨性和成骨性转移的骨质改变。

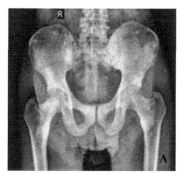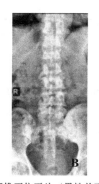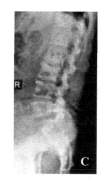

| （a）骨盆正位平片 | （b）腰椎正位平片（男性前列腺癌成骨性骨转移，可见骨盆、腰椎多发的高密度影，呈斑片状或结节状） | （c）腰椎侧位平片（男性前列腺癌成骨性骨转移，可见骨盆、腰椎多发的高密度影，呈斑片状或结节状） |

图 1.2.34　骨转移瘤

⑤ 骨囊肿（simple bone cyst）

【临床与病理】

属于肿瘤样病变。多发于长管状骨，尤其是肱骨和股骨近段。囊肿内充满棕黄色液体，其间可有纤维性间隔，外周有一层纤维包膜。

【X 线平片表现】

常见单发囊肿。病灶多为卵圆形，始于近骺板部位的干骺端，随着骨的生长逐渐远离骺线。其长径与骨长轴一致，均位于中心，很少偏心生长。囊肿向外膨胀性生长，皮质可变薄，外缘光整，并有硬化缘，常出现病理骨折（见图 1.2.35）。

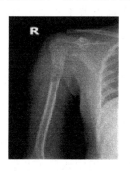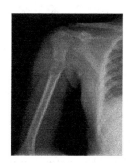

图 1.2.35　肱骨骨囊肿

如图 1.2.35 所示的是儿童右侧肱骨正、侧位平片。右侧肱骨可见卵圆形、边界清楚的透亮影像。

第 2 章　CT 诊断

CT 装置的出现实现了影像诊断的飞跃，解决了普通 X 线摄影无法解决的很多问题。CT 图像是真正的断面图像，同核素扫描和超声图像相比，CT 图像的相对空间分辨率高，解剖关系更明确，病变显影更清晰。随着 CT 技术的不断发展，CT 的检查范围迅速扩大，病变的检查率和诊断的准确率不断提高。

2.1　CT 成像原理

1）基本概念

CT 图像是真正的断面图像，它显示的是人体某个断面的组织密度分布图。CT 以 X 线作为投射源，由探测器接收人体某断面上的各个方向上人体组织对 X 线衰减值，经模-数转换输入计算机，通过计算机处理后得到扫描断面的组织衰减系数的数字矩阵，然后将矩阵内的数值通过数-模转换，用灰度等级在荧光屏上显示出来。CT 图像具有图像清晰，密度分辨率高，无断面以外组织结构干扰等特点。

（1）体素（voxel）和像素（pixel）：CT 图像是人体某一部位有一定厚度的体层图像。成像的体层分成按矩阵排列的若干个小的基本单元。而以一个 CT 值综合代表每个小单元内的物质密度，这些小单元被称为体素。同样，一幅 CT 图像是由很多按矩阵排列的小单元组成，这些组成图像的基本单元被称为像素。像素是体素在成像时的表现，像素越小，图像的分辨率越高。

（2）矩阵：是一个数学概念，将受检断面分割为若干小立方体，这些小立方体就是体素。当图像面积为一固定值时，像素越小，组成 CT 图像的矩阵越大，图像清晰度越高，反之亦然。

（3）空间分辨率：在保证一定的密度差的前提下，显示待分辨组织几何形态的能力。常用单位长度（cm）内的线对数或者用可辨别最小物体的直径（mm）来表示。

（4）密度分辨率：指能分辨两种组织最小密度差异的能力。

（5）CT 值：体素的相对 X 线衰减度（即该体素组织对 X 线的吸收系数），表现为相应像素的 CT 值，单位为 Hu（Hounsfield unit, Hu）。规定水的 CT 值为 0Hu，骨皮质最高，为 1000Hu。人体组织的 CT 值界限可分为 2000 个分度，上界为骨的 CT 值（1000Hu），下界为空气的 CT 值（-1000Hu）。这样分度包括了从最高密度（骨皮质）到最低密度（器官的含气部分）的 CT 值。CT 值计算公式如下：

$$\text{CT值} = \frac{\text{该物质的吸收系数}（\mu_m）-\text{水的吸收系数}（\mu_w）}{\text{水的吸收系数}（\mu_w）} \times 1000 \tag{2.1}$$

其中，水的吸收系数为 1，空气的吸收系数为 0，骨的吸收系数为 1.9～2.0。

（6）窗宽与窗位：窗宽是指荧屏图像上所包括 16 个灰阶的 CT 值范围。人体组织 CT

值范围有 2000 个分度（-1000～+1000），如在荧屏上用 2000 个不同灰阶来表示 2000 个分度，由于灰度差别小，人眼不能分辨（一般仅能分辨 16 个灰阶）。如用 16 个灰阶来反映 2000 个分度，则所分辨 CT 值是 125Hu（2000/16），也就是说两种组织 CT 值的差别小于 125Hu，则不能分辨。为了提高组织结构细节的显示，能够分辨 CT 值差别小的两种组织，则要采用不同的窗宽来观察荧屏上的图像。例如用窗宽 100，可分辨的 CT 值为 6.25Hu（100/16），即组织的 CT 值差别只要大于 6.25Hu 就能分辨。窗宽的大小直接影响图像的对比度，加大窗宽，图像层次增多，组织对比度减少，缩小窗宽，图像层次减少，对比度增加。

窗位又称为窗中心，是指观察某一组织结构细节时，以该组织 CT 值为中心观察。例如，脑 CT 值约为 35Hu，窗宽常用 100Hu，在荧屏图像上 16 个灰阶 CT 值的范围为-15～85Hu。CT 值小于-15Hu 组织的灰度与-15Hu 相同，CT 值大于 85Hu 组织的灰度与 85Hu 相同，而 CT 值在-15～85Hu 的组织则以 16 个不同灰度清楚地显示出来。提高窗位，荧屏上所显示的图像变黑，降低窗位则图像变白。

（7）伪影：是指在被扫描物体中并不存在而图像中却显示出来的各种不同类型的影像。病人不自主运动及病人躁动可产生伪影。另外，病人体内高密度的异物也可形成伪影，如假牙、钢钉等。

（8）部分容积效应：在同一扫描层面内含有两种以上不同密度的物质时，其所测得的 CT 值是它们的平均值，因而不能如实地反映其中任何一种物质的 CT 值，这种现象为部分容积效应或称为部分容积现象。

2）成像原理

（1）X 线扫描数据的收集和转换

X 线射入人体后，因被人体吸收而衰减，其衰减的程度与受检层面的组织、器官和病变的密度（原子序数）有关，密度越高，对 X 线衰减越大。探测器组合收集衰减后的 X 线信号（X 线光子）时，借闪烁晶体、光电管和光电倍增管的作用，将看不见的光子转变为可见光线（闪烁晶体的作用），再将光线集中（光导管的作用），然后将光线转变为电信号并放大（光电倍增管的作用）。借模-数转换器输入的电信号转变为相应的数字信号后，送入计算机。

（2）扫描数据处理和重建图像

计算机将输入的原始数据加以校正处理，再进行重建图像。

（3）图像的显示及存储

计算机将重建图像矩阵中的数据，再经过数-模转换，转变为不同灰暗度的光点，形成图像，可由荧光屏显示，也可拍成照片；或将数据用打印机打印；也可录入磁带、光盘、软盘等永久保存。

3）CT 机的基本结构

CT 机包括 X 线管、探测器、准直器、模-数转换器、检查床、高压发生器、计算机系统、图像的显示设备。

4）螺旋 CT

20 世纪 80 年代末出现的螺旋 CT（spiral CT，SCT）扫描是 CT 发展史上的一个里程碑。它是在旋转式扫描的基础上，依赖滑环技术与扫描床平行直线匀速移动而实现的。滑环技术的出现改变了以往 CT 管球的供电方式，使得 X 线发生系统的供电只经电刷和滑环完成，可使 X 线管做单向连续旋转并进行连续扫描，明显提高了扫描速度。管球旋转和连续动床同时进行，使 X 线扫描的轨迹呈螺旋形，并且是连续的，没有时间间隔。可得到的扫描区域的容积数据，所以螺旋 CT 扫描也称为容积 CT 扫描（volume CT scanning）。

螺旋 CT 有以下优势：扫描速度快；提高了病灶检出率和 CT 值测量的准确性；多功能显示病灶。

5）CT 检查技术

（1）CT 平扫：一般多做横断面扫描，层厚可选 1～10 mm。检查时病人需制动。

（2）增强扫描：指血管内注射对比剂后的扫描。目的是提高病变组织同正常组织的密度差，对病变做定性诊断。

（3）高分辨率 CT 扫描（high resolution CT，HRCT）：采用薄层扫描、高空间分辨率算法重建及特殊的过滤处理，可得到组织的细微结构图像，称为高分辨率 CT（HRCT）。临床主要用于肺部弥漫性间质性病变以及结节病变等的检查，以及显示内耳、中耳听小骨等细微的骨结构。

（4）CT 三维图像重建：三维 CT 是将螺旋 CT 扫描的容积资料在工作站 3DCT 软件支持下合成三维图像。此图像可 360° 实时旋转，以便从不同角度观察病灶，利用减影功能可选择去除一些遮掩病灶的血管和骨骼，常用方法主要是表面遮盖显示（shaded surface display，SSD）及容积重建技术（volume-rendering technique）。CT 多平面重建（multiple planar reconstruction，MPR）是指在任意平面对容积资料进行多个平面分层重组，重组的平面可有冠状、矢状、斜面及曲面等任意平面，能从多个平面和角度更为细致地观察病变的内部结构及与周围组织的关系。

（5）CT 血管造影（CT angiography，CTA）：静脉注射对比剂后，在循环血中及靶血管内对比剂浓度达到最高峰的时间内，进行螺旋 CT 容积扫描，经计算机最终重建成靶血管的数字化立体影像。

（6）CT 仿真内镜技术（CT virtual endoscope，CTVE）：是螺旋 CT 容积扫描和计算机仿真技术相结合的产物。它是利用计算机软件功能，将 CT 容积扫描获得的图像数据进行后处理，重建出空腔器官表现立体图像，类似纤维内镜所见。

（7）CT 灌注成像（perfusion CT）：基本原理是对比剂静脉团注后，在其首次经过受检组织的过程中对某一选定层面进行快速动态扫描，获得一系列动态图像，然后分析对比剂首次过程中每个像素所对应的体素的密度变化，从而得到反映血液灌注情况的参数，并组成新的数字矩阵，通过数-模转换，以相应的灰度或颜色表现出来，即可得到灌注成像。CT 灌注成像最先应用于脑梗死的诊断，以后逐渐应用于肝、肾血流灌注及肿瘤的诊断。

（8）CT 对比剂：多为水溶性碘对比剂，在 CT 图像上表现为高密度，增加碘分布区与周围组织的密度对比度，对比剂的给药途径主要为静脉团注法。

2.2　CT 的临床应用

2.2.1　中枢神经系统病变

1. 中枢神经系统 CT 检查技术

1）颅脑 CT 检查

一般用横断面，扫描基线为眦耳线或上眶耳线。垂体区病变常用冠状面，扫描线尽量垂直于鞍底。

2）脊髓 CT 检查

一般采用横断面，扫描线依据检查目的的不同可垂直于脊椎或平行于椎间盘。

2. 中枢神经系统正常 CT 表现

1）颅脑 CT 正常表现

CT 平扫颅骨为高密度，鼻窦及乳突气房内气体呈低密度；脑室、脑池、脑沟、脑裂等腔内脑脊液为低密度；脑实质分大脑额、颞、枕、顶叶、小脑及脑干。皮质密度略高于髓质，大脑基底节是大脑半球的中央核团。CT 增强扫描正常脑实质仅轻度强化，血管结构强化，正常硬脑膜、垂体、松果体血供丰富而无血脑屏障，明显强化（见图 2.2.1）。

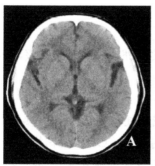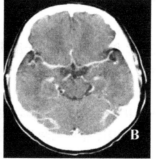

（a）正常颅脑软组织窗　　　　　　（b）颅脑增强 CT 影像

图 2.2.1　正常颅脑图像

2）脊髓正常 CT 表现

椎管内硬脊膜囊 CT 平扫呈类圆形软组织密度影像，密度均匀，硬脊膜外间隙富含脂肪；神经根梢 CT 平扫呈直径为 1～3mm 的圆形软组织密度影像，位于侧隐窝内。

3. 常见疾病诊断

1）星形细胞瘤（astrocytoma）

【临床与病理】

柯氏分类法将星形细胞瘤分为 Ⅰ～Ⅳ 级，Ⅰ 级分化良好，呈良性；Ⅲ、Ⅳ 级分化不良，呈恶性；Ⅱ 级是一种良恶交界性肿瘤。

【CT 表现】

幕上星形细胞瘤多数表现为脑内低密度病灶，少数为混合密度灶，肿瘤边界多不清楚，少数有轻度或中度水肿。CT 增强扫描常无明显强化，少数表现为囊壁和囊内轻微强化，可有肿瘤壁结节甚至花环状强化。幕上Ⅲ、Ⅳ级星形细胞瘤病灶密度不均匀，以低密度或等密度为主的混合密度最多。肿瘤内的高密度常为出血或钙化，低密度为肿瘤的坏死或囊变区，后者密度更低，且其边缘清楚光滑，多伴有脑水肿。Ⅲ、Ⅳ级星形细胞瘤呈不规则的环状或者花环状强化，在环壁上还可见强化不一的瘤结节。小脑星形细胞瘤囊性者 CT 平扫为均匀低密度，囊液 CT 值高于脑脊液，边界清楚，囊壁可有钙化，CT 增强扫描后囊壁残留肿瘤或瘤结节不规则强化。实质性者 CT 平扫为以低密度为主的混合密度，多数有坏死囊变区，肿瘤实质性部分有明显强化。小脑星形细胞瘤多有水肿，第四脑室受压移位、闭塞，上位脑室扩大，脑干受压前移，脑桥小脑角池闭塞。

2）少突胶质细胞瘤（oligodendroglioma）

【临床与病理】

颅内最易发生钙化的脑肿瘤之一。绝大多数发生在幕上，常见于额叶白质。

【CT 表现】

类圆形，边界不清楚，密度不均匀，多可见钙化，钙化形态可呈局限点片状、弯曲条索状、不规则团块状、皮层脑回状。肿瘤周边水肿多较轻，CT 增强扫描轻度强化。

3）脑膜瘤（meningioma）

【临床与病理】

来自蛛网膜粒细胞，肿瘤大多数位于脑实质外，肿瘤包膜完整，可有钙化或骨化，血供丰富，易引起颅骨增厚、破坏变薄。

【CT 表现】

肿瘤呈圆形或分叶状，以宽基靠近颅骨或者硬脑膜。CT 平扫多为高密度或等密度，密度均匀，边界清楚。可有轻度瘤周水肿和瘤内钙化，CT 增强扫描呈均匀一致的显著强化，边界锐利，可有白质塌陷、颅骨增厚、破坏或变薄等脑外肿瘤的征象（见图 2.2.2）。

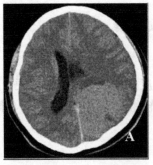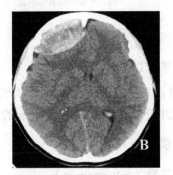

（a）左侧枕叶可见一个略高密度的　　　　　（b）右侧额部可见一个略高密度
　　软组织肿块影像，边界清楚　　　　　　　　　影像，临近脑白质受压移位

图 2.2.2　脑膜瘤

4）垂体腺瘤（pituitary adenoma）

【临床与病理】

分为垂体微腺瘤及垂体大腺瘤。前者局限于鞍内，直径不超过 1cm；后者直径大于 1cm 且突破鞍隔，垂体腺瘤包膜完整，与周围组织界限清楚。

【CT 表现】

垂体微腺瘤：垂体高度可增加，但正常高度的垂体并不排除微腺瘤的可能；CT 增强扫描早期肿瘤为低密度，CT 延迟扫描为等密度或高密度；可出现垂体上缘膨隆，冠状位偏侧膨隆更有意义；垂体柄挤向对侧或变短；鞍底骨质变薄、凹陷或侵蚀。

垂体大腺瘤：肿瘤呈圆形，也可呈分叶或不规则形。冠状扫描显示肿瘤呈哑铃状（束腰征）。CT 平扫大多数为等密度或略高密度，CT 增强扫描大多数为强化均匀，坏死、液化区不强化。肿瘤向上压迫室间孔，向旁侧侵犯海绵窦延伸至颅中窝，可将明显强化的颈内动脉推移向外甚至包裹，向后可压迫脑干，向下可突入蝶窦（见图 2.2.3）。

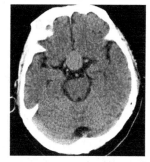

图 2.2.3　垂体腺瘤

图 2.2.3 中鞍区可见一个类圆形略高密度影像，边界清楚，密度均匀，周围未见明显水肿征象。

5）颅咽管瘤（craniopharyngioma）

【临床与病理】

常见于儿童。发生部位以鞍上多见。肿瘤可分为囊性和实质性，囊性多见，囊壁和肿瘤实质性部分多有钙化。

【CT 表现】

表现为鞍上畸形或类圆形肿块，以囊性和部分囊性居多，CT 值变化范围大，CT 增强扫描囊性呈环状或多环状囊壁强化，实质性部分呈均匀或不均匀的强化，若室间孔阻塞则出现脑积水。

6）听神经瘤（acoustic neuroma）

【临床与病理】

脑桥小脑角区最常见肿瘤之一。起源于听神经鞘膜，为脑外肿瘤。

【CT 表现】

肿瘤居岩骨后缘，以内听道为中心，肿瘤多为类圆形。CT 平扫呈等密度、低密度、高密度或混合密度，肿瘤周围水肿轻。脑桥小脑角池闭塞，而相邻脑池扩大。可见内听道漏斗状扩大。CT 增强扫描由于肿瘤无血脑屏障而有明显强化，未强化区为囊变坏死或脂肪变性区。

7）脑转移瘤（metastatic tumor of the brain）

【临床与病理】

为多发病变。位于皮质和髓质的交界区，肿瘤中心常发生坏死、囊变和出血。肿瘤周围水肿明显。

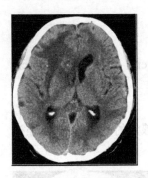

图 2.2.4　脑转移瘤

【CT 表现】

CT 平扫肿瘤密度不等，高、等、低、混杂密度均有。大部分为多发病灶，多位于灰、白质交界区，肿瘤小者为实质性结节，大者中间多有坏死，呈不规则环状，多伴有瘤周水肿，小肿瘤大水肿为转移瘤的特征（见图 2.2.4）。CT 增强扫描呈结节状或环状强化，环壁较厚，不规则。

图 2.2.4 中右侧基底节区可见一个类圆形略高密度影像，其内可见点高密度影像，病灶周围可见指套样水肿。

8）脑梗死（cerebral infarction）

【临床与病理】

一种缺血性脑血管疾病。主要有脑动脉闭塞性脑梗死、腔隙性脑梗死和脑栓塞等。

【CT 表现】

脑梗死起病 24 小时内，CT 检查可无阳性发现，24 小时后 CT 可显示低密度区，其特点是：①低密度区的范围与闭塞血管区相一致，同时累及灰质和白质，其大小和形态与闭塞的血管有关（见图 2.2.5（a））。2～3 周后 CT 扫描可出现模糊效应，即 CT 平扫病灶为等密度，分辨不出来。脑梗死后期 CT 显示密度更低（见图 2.2.5（b））。②占位效应：脑梗死后 2～15 天为脑水肿高峰期，一般见于梗死范围大的病人。③可见脑萎缩改变。④CT 增强扫描脑梗死多呈不均匀、脑回状、条状强化。

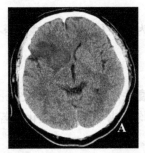
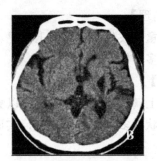

（a）右侧基底节区及右侧额叶可见一个类圆形略低密　　　（b）左侧基底节区一个类圆形低
度影像，脑中线结构略左移，右侧脑室受压略窄　　　　　密度影像，边界清楚

图 2.2.5　脑梗死

9）脑出血（intracranial hemorrhage）

【临床与病理】

主要包括高血压性脑出血、动脉瘤破裂出血、脑血管畸形出血和出血性脑梗死等，分为急性期、吸收期和囊变期。

【CT 表现】

①急性期：脑内出现圆形、类圆形、线形或不规则形的高密度影像，CT 值在 50～80Hu 之间（见图 2.2.6）。血肿可破入脑室或蛛网膜下腔（见图 2.2.7），破入脑室可形成脑室铸型。灶周水肿轻，血肿大者可有占位效应。

②亚急性期：血肿密度逐渐降低，呈等密度，可出现融冰征象，血肿周边吸收，中心

仍为高密度区；占位效应、灶周围水肿由明显而逐步减轻；部分患者出现脑积水；CT 增强扫描病灶呈环形或梭形强化。

③ 慢性期：出血病灶呈圆形、类圆形或裂隙状低密度。

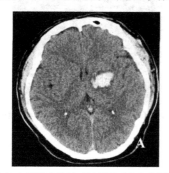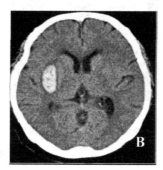

（a）左侧基底节区可见类圆形高密度影像　　　　（b）右侧基底节区可见类圆形略高密度影像，
　　　左侧脑室略受压　　　　　　　　　　　　　　　边界清楚，周围见环形水肿带

图 2.2.6　脑内血肿

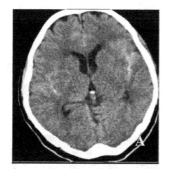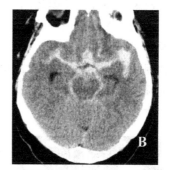

（a）脑沟内、大脑镰旁、双侧外侧裂区　　　　　（b）鞍上池、环池、小脑幕、双侧外侧裂
　　可见点、线状略高密度影像　　　　　　　　　　区可见蜿蜒分布略高密度影像

图 2.2.7　蛛网膜下腔出血

10）颅内动脉瘤（intracranial aneurysm）

【临床与病理】

颅内动脉的局灶性异常扩大，分为囊状动脉瘤和梭形动脉瘤，绝大多数动脉瘤以蒂（或称为瘤颈）与载瘤动脉相连。

【CT 表现】

① 无血栓动脉瘤：CT 平扫为圆形稍高密度影像，边缘清楚（见图 2.2.8），CT 增强扫描有均匀强化。

② 部分血栓动脉瘤：依其瘤腔内血栓的情况，可有各种 CT 表现。CT 平扫有血流的密度稍高，而血栓部分为等密度。CT 增强扫描，前者强化，后者不强化。如果血栓位于血管腔内的周边，CT 增强扫描动脉瘤中心的瘤腔和外层囊壁均有强化，形成中心和外围高密度环，中间隔以等密度带，称为靶形征（target sign）。

③ 完全血栓动脉瘤：CT 平扫为等密度，其内可有点状钙化，瘤壁可有弧形钙化。CT增强扫描仅有囊壁环状强化，其内血栓不强化。动脉瘤瘤体周围水肿不明显；较大瘤体可出现占位征象，但不如相同体积的肿瘤显著；大动脉瘤相邻部位可见骨质吸收。

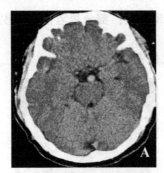 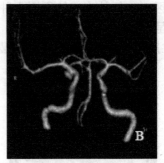

（a）脑桥前方可见一个类圆形略高   （b）CTA 显示右侧后交通动脉的动脉瘤
密度影，边界清楚，密度均匀

图 2.2.8 动脉瘤

11）硬膜外血肿（epidural hematoma）

【临床与病理】

颅内出血积聚于颅骨与硬膜之间，多发生于头颅直接损伤部位，损伤局部多有骨折，因硬膜与颅骨粘连紧密，故血肿范围局限，形成双凸透镜形。

【CT 表现】

CT 平扫血肿表现为颅骨内下双凸形高密度区，多在骨折部位下方，边界锐利，血肿范围一般不超过颅缝，血肿密度多均匀（见图 2.2.9）。可见中线结构移位，侧脑室受压、变形和移位等占位效应。

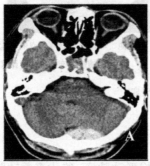 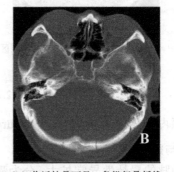

（a）左侧枕部可见一个梭形略高   （b）临近枕骨可见一条纵行骨折线
密度影像，病灶边界清楚

图 2.2.9 硬膜外血肿伴颅骨骨折

12）硬膜下血肿（subdural hematoma）

【临床与病理】

颅内出血积聚于硬脑膜与蛛网膜之间，形状多呈新月形或半月形，由于蛛网膜无张力，血肿范围较广可掩盖整个大脑半球。根据血肿形成时间可分为急性、亚急性和慢性。

【CT 表现】

① 急性期表现为颅板下方新月形高密度影像，血肿范围广泛，不受颅缝限制（见图 2.2.10）。常合并脑挫裂伤，占位征象显著。少数贫血患者及大量脑脊液进入血肿内时则为等密度或低密度。血肿的密度不均匀与血清渗出和脑脊液相混有关。

②　亚急性和慢性期可表现为高、等、低或混合密度。少数慢性硬膜下血肿，其内可形成分隔，可能是由于血肿内机化粘连所致。极少数形成"盔甲脑"，即大脑由广泛的钙化壳包绕。

③　CT 增强扫描对亚急性或慢性硬膜下血肿，特别是对诊断等密度硬膜下血肿有帮助。可见远离颅骨内板的皮层和静脉强化，也可连续或断续的线状强化和血肿包膜（由纤维组织及毛细血管构成）强化，从而可清楚地勾画出硬膜下血肿的轮廓。

由图 2.2.10 可见左侧额颞枕部新月形略高密度影像，病变跨颅缝，临近脑实质受压。

13）脑挫裂伤（laceration and contusion of brain）

【临床与病理】

颅脑外伤所致的脑组织器质性损伤，是最常见的颅脑损伤之一。多发生于着力点及其附近，也可发生于对冲部位。

【CT 表现】

①　局部呈低密度改变，其大小、形态不一，边缘模糊，数天至数周后部分可恢复至正常脑组织密度，部分则进一步发展为更低密度区，提示脑组织软化。

②　散在点片状出血：位于低密度区内，形态常不规则，有些可融合为较大血肿（见图 2.2.11）。3～7 天开始吸收，1～2 个月完全吸收为低密度区。

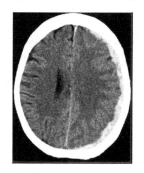 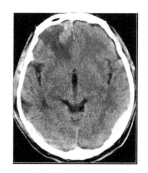

图 2.2.10　硬膜下血肿　　　　　　图 2.2.11　脑挫裂伤

③　蛛网膜下隙出血：较重的脑挫裂伤常合并为蛛网膜下隙出血，表现为大脑纵裂、脑池、脑沟密度增高。但数天后密度即减低、消失。

④　占位及萎缩表现：挫裂伤范围越大，占位效应越明显。表现为同侧脑室受压，中线结构移位，重者出现脑疝征象。水肿高峰期过后，占位征象逐渐减轻，后期出现脑萎缩征象。

由图 2.2.11 可见右侧额叶片状略高密度影像，周围可见边界不清低密度灶，脑中线结构略向左移位。

14）化脓性脑脓肿（brain abscess）

【临床与病理】

是化脓性细菌进入脑组织引起炎性改变，并进一步导致脓肿形成，可单发或多发，幕上多见。

【CT 表现】

①　急性脑炎期：表现为边界不清的低密度区，有占位效应，CT 增强扫描一般无强化。

② 脓肿形成期：CT 平扫脓肿壁为等密度，脓腔内为低密度，有些脓腔内可见气液平，周围水肿为低密度，水肿逐渐减退。CT 增强扫描脓肿内仍为低密度，壁强化明显，具有完整、光滑、薄壁的特点。

15）皮层下动脉硬化性脑病（subcortical arteriosclerotic encephalopathy）

【临床与病理】

脑白质斑块状或弥漫变性、变软，灰、白质分界不清。

【CT 表现】

双侧脑室旁对称性片状低密度灶，边界不清，内囊、丘脑和脑干常伴有多少不等的腔隙灶，可见脑萎缩改变（见图 2.2.12）。

图 2.2.12 中双侧脑室旁可见片状略低密度影像，呈对称性分布，边界模糊。

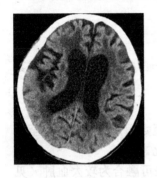

图 2.2.12　脑白质脱髓鞘

16）多发性硬化（multiple sclerosis）

【临床与病理】

最常见的脱髓鞘疾病，以病灶多发，病程缓解与复发交替为特征，常见于脑室周围白质内。

【CT 表现】

可直接显示病灶和反映病灶的不同时间的病理变化。CT 平扫显示脑白质区内低密度病灶，多位于侧脑室周边，可单发或多发，大小不等，边界清楚或不清楚，多无占位效应。CT 增强扫描活动期病灶可呈斑点、片状或环状强化，而且 CT 平扫为等密度的也可强化。稳定期病灶可无强化。恢复期呈多发边界清楚软化灶，常见脑萎缩表现。

17）蛛网膜囊肿（arachnoid cyst）

【临床与病理】

脑脊液在脑外异常的局限性积聚，囊壁多由透明而富有弹性的薄膜组成。

【CT 表现】

CT 平扫时蛛网膜囊肿表现为局部脑裂或脑池的扩大，与脑脊液密度完全一致，CT 增强扫描无强化，CT 增强扫描前后均无法显示囊肿壁。囊肿较大时可造成局部颅骨变薄、膨隆，局部脑组织推压移位，甚至脑萎缩。

18）脊髓内肿瘤（intraspinal tumor）

【临床与病理】

室管膜瘤及星形细胞瘤是最常见的髓内肿瘤之一。室管膜瘤起源于中央管的室管膜细胞或终丝等部位的室管残留物，好发部位是腰骶段、脊髓圆锥和终丝。肿瘤边界比较清楚，可发生囊变。星形细胞瘤发病部位以颈胸段最多，病变可呈浸润性生长，累及多个脊髓节段，甚至脊髓全长。肿瘤与正常脊髓组织无明显分界，可发生囊变。

【CT 表现】

CT 平扫可见脊髓密度均匀性降低，外形呈不规则膨大。肿瘤边缘模糊，与正常脊髓分界欠清，囊变表现为更低密度区，CT 增强扫描后肿瘤实质部分轻度强化或不强化，室管膜瘤可见中央管周围强化为其特征性改变。脊髓造影 CT 可见蛛网膜下隙变窄、闭塞、移位，延迟扫描有时可见对比剂进入囊腔。

19）神经鞘瘤（neurilemmoma）和神经纤维瘤（neurofibroma）

【临床与病理】

神经鞘瘤起源于神经鞘膜的施万细胞（又称神经膜细胞）。神经纤维瘤起源于神经纤维母细胞。病理上以颈、胸段略多，呈孤立结节状，有完整包膜，偏一侧生长，常与 1～2 个脊神经根相连，肿瘤生长缓慢，脊髓受压移位或变细。肿瘤易从硬膜囊向神经孔方向生长，使相应神经孔扩大，延及硬膜内外的肿瘤常呈典型的哑铃状。

【CT 表现】

CT 平扫肿瘤呈圆形实质性肿块，密度较脊髓略高，脊髓受压移位。CT 增强扫描呈中等均一强化。肿瘤易向椎间孔方向生长，致神经孔扩大，骨窗像可见椎弓根骨质吸收破坏，椎管扩大。当肿瘤穿过硬膜囊神经根梢向硬膜外生长时，肿瘤可呈哑铃状外观。CTM 可清楚地显示肿瘤阻塞蛛网膜下隙的部位、肿瘤与脊髓的分界以及脊髓移位情况，肿瘤阻塞部位上、下方的蛛网膜下隙常扩大。

20）脊膜瘤（meningioma）

【临床与病理】

大多数呈圆形或卵圆形，包膜完整，肿瘤基底与硬脊膜粘连较紧。

【CT 表现】

最常见于胸段蛛网膜下隙后方，邻近骨质可有增生性改变，肿瘤多为实质性，较局限，呈椭圆形或圆形，有完整包膜，有时在瘤体内可见到不规则钙化。CT 增强扫描后肿瘤呈均匀强化。

21）脊髓空洞症（syringomyelia）

【临床与病理】

一种慢性脊髓退行性疾病。脊髓空洞症广义上包括脊髓内囊腔形成及脊髓中央管扩张积水，前者洞壁由胶质细胞和纤维组成，后者由室管膜细胞构成。

【CT 表现】

CT 平扫表现为髓内边界清晰的低密度囊腔，CT 值等同于脑脊液，相应脊髓外形可膨大、正常或萎缩。

2.2.2　头颈部病变

1）CT 检查技术

（1）眼和眼眶：扫描平面采用横断面和冠状面。范围包括眶上、下壁，分别摄软组织窗和骨窗照片。

（2）鼻和鼻窦：CT 平扫常规采用横断面和冠状面扫描，包括骨窗和软组织窗。CT 增强扫描适用于某些血供丰富的病变或肿瘤，及疑有眼眶或颅内侵犯的病例。

（3）咽部：可分为鼻咽、口咽、下咽三部分。

鼻咽部扫描平面采用横断面或冠状面。口咽和下咽部使用横断面 5mm 连续扫描，拍摄软组织窗。颅底部要拍摄骨窗照片。CT 增强扫描采用横断面为 5mm 的连续扫描，鼻咽部有时采用冠状面扫描。

（4）喉部：CT 平扫应包括会厌尖——声门下区下，采用横断面为 3～5mm 的连续扫描，拍摄软组织窗照片，必要时加骨窗照片。CT 增强扫描喉部 3～5mm 的横断面。

（5）耳部：CT 扫描平面采用横断面和冠状面。横断面扫描范围自外耳道下缘至岩锥上缘，层厚一般使用 2mm，分别重建两侧耳部。

（6）颈部：颈部采用横断面连续扫描，拍摄软组织窗，必要时拍摄骨窗照片，可进行咽、喉腔内镜重建。

2）正常 CT 表现

（1）眼和眼眶

眶壁：眼眶顶壁为颅前窝底，其前部为额骨水平板，后部由蝶骨小翼组成，外上方有泪腺囊。内壁前部由上颌骨额突和泪骨组成，后部为筛骨纸板和蝶骨体。外壁前部由额骨颧突和颧骨额突组成，后部为蝶骨大翼。下壁为上颌窦顶壁，由颧骨、上颌骨和腭骨眶板组成。眶后壁大部由蝶骨组成。CT 平扫骨窗显示眶壁结构清晰，高密度骨质光滑整齐，颧突和额突部骨髓腔骨小梁细密。

眼球：眼球近似球形，分眼球壁和内容物两部分。眼球壁由 3 层膜组成，外层前部为角膜，后部为巩膜；中层为葡萄膜，由虹膜、睫状体、脉络膜组成；内层为视网膜。眼内容物包括房水、晶体和玻璃体。CT 平扫显示眼球球壁呈境界清晰中等密度环，前房和玻璃体呈均匀低密度区，晶体呈梭形高密度区（见图 2.2.13）。

球后组织：包括球后脂肪、视神经、眼动脉和眼上静脉等。CT 平扫肌锥呈肌肉组织密度；视神经呈中等密度；球后脂肪呈均匀低密度；眼动脉和眼上静脉呈条状中等密度，CT 增强扫描血管强化明显。

泪器：泪器由泪腺和泪道组成。CT 平扫见泪腺位于眼球外上呈均匀中等密度，泪点和泪小管不易显示，泪囊可见，鼻泪管呈低密度。

（2）鼻和鼻窦

上颌窦位于眼眶下方，鼻腔两侧。由内壁、外壁、前壁、顶壁、底壁构成。呈尖向下的三角形窦腔。筛窦呈蜂窝状，居鼻中隔两侧面和眼眶之间，外壁为眶内侧壁，分前组筛窦和后组筛窦。额窦多呈扇形，腔内可有骨性分隔。蝶窦位于蝶鞍下方呈类圆形。鼻腔下中为鼻中隔，两侧各有上、中、下鼻甲，黏膜较厚。CT 平扫骨窗显示鼻窦和鼻中隔、鼻骨、鼻甲骨质清晰锐利，鼻窦腔充满低密度空气，鼻道和鼻窦开口也充满低密度气体。软组织窗显示鼻窦黏膜菲薄光滑，鼻甲呈中等密度，鼻窦开口规则（见图 2.2.14）。CT 增强扫描显示鼻窦黏膜和鼻甲强化明显。

（3）咽部

鼻咽部位于鼻腔后，上界颅底，下界软腭。顶壁由蝶骨和枕骨组成；其外侧为颞骨岩部和破裂孔；后壁为枕骨基底部及第 1、2 颈椎椎体；前壁为鼻后孔及鼻中隔后缘；外壁为咽鼓管口、咽鼓管圆枕、咽侧隐窝。CT 横断面扫描见两侧咽隐窝对称，咽鼓管圆枕和咽鼓管口清楚，鼻咽黏膜、黏膜下层外肌群形态及咽旁间隙组织，如颈内动脉、颈静脉等结构。

口咽部上起软腭悬雍垂，下止于舌骨平面。CT 横断面扫描可显示口咽黏膜、黏膜下咽缩肌、咽旁间隙、咽柱、扁桃体组织。

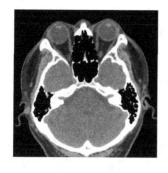

图 2.2.13　眼部正常 CT 平扫轴位图

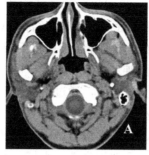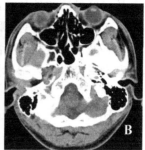

图 2.2.14　鼻旁窦轴位 CT 平扫图像

下咽部上起舌骨平面，下止食管入口，由下咽侧壁、两侧梨状隐窝组成。CT 横断面扫描清楚地显示下咽后壁黏膜，黏膜下颈长肌群；两侧梨状隐窝对称，大小一致，黏膜面光滑整齐。食管上开口部呈软组织密度，位于环状软骨后区及气管后（见图 2.2.15）。

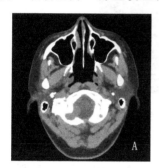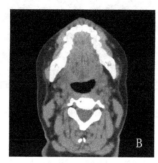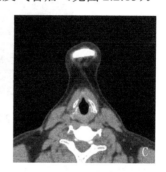

图 2.2.15　咽部正常 CT 平扫轴位图

（4）喉部

喉部上通下咽，下接气管，其壁由软骨、肌肉、韧带和纤维组织膜等组成，内覆黏膜。软骨包括会厌软骨、甲状软骨、环状软骨、杓状软骨等；肌肉分为喉内肌和喉外肌；韧带包括舌骨会厌韧带、甲状会厌韧带、杓会厌韧带、室韧带、声韧带等。喉腔分为声门上区、声门区和声门下区。喉间隙有会厌前间隙、声门旁间隙及喉旁间隙（见图 2.2.16）。CT 增强扫描可见喉黏膜部强化明显。

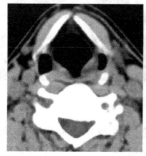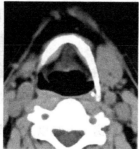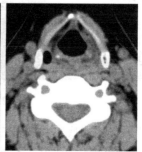

图 2.2.16　正常喉部 CT 平扫轴位图像

（5）耳部

耳部分为外耳、中耳和内耳三部分。大部分位于颞骨内。

外耳包括耳郭和外耳道，CT 可以分辨其结构和形态。

中耳包括鼓膜、鼓室、咽鼓管及乳突有关结构。CT 检查调节合适的窗宽可显示鼓膜呈线状结构。鼓室分鼓室上隐窝、鼓室本部、鼓室下隐窝。HRCT 能良好地显示听小骨形态、位置及其间关节关系，显示面神经鼓室段走行。咽鼓管由软骨部和骨部组成，CT 可显示骨部。鼓窦为鼓室上隐窝外上方空腔，通过不规则孔道开口于鼓室上隐窝，鼓窦与乳突气房相通，HRCT 可显示鼓窦及其开口。

内耳主要由前庭、耳蜗、半规管组成。前庭居骨迷路中部，耳蜗之后，半规管之前，呈椭圆形。耳蜗居前庭之前，形似蜗牛壳。半规管有三个：水平、前垂直及垂直半规管，居前庭后方（见图 2.2.17）。

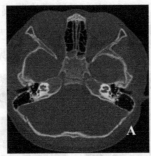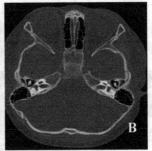

图 2.2.17　正常耳部轴位 CT 平扫图像

（6）颈部

颈部包括皮肤、皮下、肌肉、血管、神经、淋巴结、筋膜、结缔组织等。CT 平扫可分辨颈部软组织、皮及皮下脂肪呈较均匀低密度带。肌肉、血管、神经、淋巴结均呈中等密度，各组织间的结缔组织、脂肪组织呈低密度区（见图 2.2.18）。CT 增强扫描可良好观察血管形态和走行。

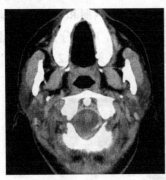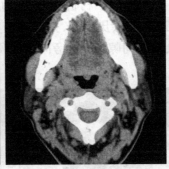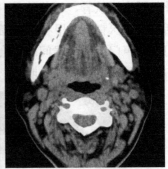

图 2.2.18　颈部正常 CT 平扫轴位图像

颞下窝内颅中窝底下头颈部三角形窝，前缘以上颌窦后壁为界；内缘为蝶骨翼板和翼外肌内缘；外缘为下颌骨升支和咬肌；后缘为茎突和颈动脉鞘膜。其内有颞肌的深头部和下颌骨喙突。翼腭窝为上颌窦后壁和蝶骨翼板间纵行窄隙，内有蝶腭神经节和上颌血管分支。咽旁间隙为咽基底膜外的组织间隙，分为前间隙和后间隙。血管为颈动脉和静脉。神经为第 9～12 对脑神经和交感神经干。

3）常见疾病

（1）炎性假瘤（inflammatory pseudotumor）

【临床与病理】

炎性假瘤为眼眶非特异性炎症。早期病理改变为水肿、渗出和少量炎细胞浸润，后期病变部位纤维化。

【CT 表现】

CT 平扫表现为眼环增厚，眼球后形态不规则中等密度肿块包绕眼球；眼外肌增粗多见于肌腱处；视神经增粗，视神经与眼球连续处呈三角形；CT 增强扫描可见病变呈不均匀轻度强化。

（2）血管瘤（hemangioma of the orbit）

【临床与病理】

血管瘤为眶内最常见的肿瘤之一。病理上通常有完整包膜，镜下由高度扩张的窦状血管组成。

【CT 表现】

CT 平扫可见肿瘤多位于眼球后方，少数位于两侧或下方，呈圆形、椭圆形，境界清楚，其内密度均匀，为中等或偏高密度肿块。CT 增强扫描肿瘤强化明显，肿瘤压迫周围组织结构，使之移位。

（3）化脓性鼻窦炎（pyogenic sinusitis）

【临床与病理】

病理表现为鼻窦黏膜充血、水肿、渗出，黏膜增厚。慢性期以黏膜肥厚为主，可有肉芽组织增生及息肉形成。

【CT 表现】

CT 平扫病变初期可见窦腔黏膜增厚，后渗出物充满窦腔时可见窦腔密度增高，如窦口可见脓气液平面存在（见图 2.2.19）；慢性期窦壁黏膜明显，窦壁骨质吸收密度减低；晚期窦壁骨质硬化增厚，并向腔内突出隔嵴，黏膜增厚，窦腔变小，或伴有息肉肿物形成。

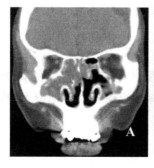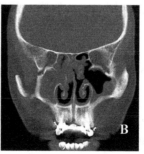

图 2.2.19　副鼻窦炎

图 2.2.19 中 A 及 B 所示为双侧筛窦、双侧上颌窦内黏膜增厚，并可见液性低密度影像，鼻中隔向左移位。

（4）乳头状瘤（papilloma）

【临床与病理】

病理上为上皮细胞高度增生，向黏膜下基层内乳头状或杵状内翻增生，形成分枝状隐窝或鳞状细胞巢，上皮细胞类型多样化。

【CT 表现】

CT 平扫鼻腔外侧壁，鼻甲不规则状中等密度肿块，鼻中隔受压移位，鼻外侧壁骨质吸收破坏；鼻窦腔扩大，窦内充满不均匀中等密度组织，窦壁骨质变薄或破坏，周围组织受压移位。CT 增强扫描可见病变呈不均匀轻-中等强化。

（5）鼻窦恶性肿瘤（malignant tumor of paranasal sinuses）

【临床与病理】

鼻窦癌以上颌窦癌多见，其次为筛窦癌。

【CT 表现】

CT 平扫可见窦壁膨胀扩大，窦壁骨质破坏，窦腔内肿瘤呈中等不均匀密度，肿瘤可向周围组织侵犯，如侵入颞下窝，破坏翼腭窝，破坏眶壁；侵入眶内压迫眼球；侵入鼻腔后鼻孔，破坏颅底、侵入颅前窝、颅中窝等（见图 2.2.20）。CT 增强扫描可见肿瘤不均匀中等强化，颈淋巴结可肿大转移。

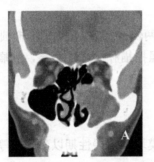 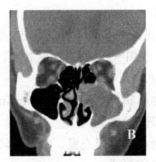

（a）右侧上颌窦内可见软组织肿块影像　　　（b）骨窗可见临近骨质破坏

图 2.2.20　上颌窦癌

（6）咽后及咽旁脓肿（retro-parapharyngeal abscess）

【临床与病理】

咽后和咽旁由疏松结缔组织、肌肉、筋膜构成的间隙。这些间隙感染积脓为临床常见疾病。

【CT 表现】

CT 平扫可见脓肿部软组织肿胀，呈低密度区，结核脓肿可有脓肿壁钙化。肿胀组织边缘清楚，突向咽气道，致气道变形，脓肿与深部组织分界清晰或不清晰。CT 增强扫描可见脓肿壁强化较明显，脓液不强化。

（7）鼻咽癌（nasopharyngeal carcinoma）

【临床与病理】

病理学分为未分化、低分化和高分化癌三种。有鳞癌、腺癌、泡状核细胞癌等细胞类型。

【CT 表现】

CT 平扫咽隐窝、消失、隆起，咽顶、后侧壁肿块突向鼻咽腔。病变向前突向后鼻孔，侵犯翼腭窝，破坏蝶骨翼板及上颌窦筛窦后壁进入眶内；向后侵犯头长肌、枕骨斜坡、寰椎前弓侧块，侵犯舌下神经管；向外侵犯咽鼓管圆枕、腭张肌、腭提肌、翼内肌、翼外肌，侵入颞下窝、颈动脉鞘、茎突；向上破坏颅底及通过卵圆孔、破裂孔进入颅内；向下侵犯口咽、喉等。同时可见淋巴结肿大，主要位于颈深链淋巴结。CT 增强扫描可见病变呈不均匀中等强化。

（8）喉癌（carcinoma of the larynx）

【临床与病理】

多发生于声门区，声门上区癌次之。肿瘤以浸润型、菜花型多见。可向上下、前后、内外生长，并引起淋巴结转移。

【CT 表现】

CT 平扫可以发现会厌、假声带、真声带、声门下区的肿瘤位置及其侵犯程度，病变的密度可以等于或略低于会厌、声带的密度，突向喉腔内，压迫梨状隐窝使其变小消失。肿瘤可通过前联合侵犯对侧，也可侵入喉旁间隙内，破坏喉软骨板，侵犯喉外肌群组织。肿瘤可局限于会厌、假声带、真声带或声门下区，也可广泛分布。CT 增强扫描可见肿瘤强化明显，转移淋巴结较小时均匀强化，较大时呈环状强化。

（9）化脓性中耳乳突炎（infection of the middle ear and mastoid）

【临床与病理】

分为急性和慢性两种。慢性者根据病变的性质和程度不同分为单纯型、肉芽肿型和胆脂瘤型。

【CT 表现】

HRCT 检查对上述改变显示优于常规 CT 检查，能良好观察鼓室、鼓室盖、鼓窦口、乳突小房的炎症渗出所致密度增高，及各骨骼轻微破坏所致的骨质密度减低或消失（见图 2.2.21）。

图 2.2.21 中右侧乳突小房硬化，中耳内见渗出性病灶；右侧听小骨未见明确显示。左侧乳突小房气化良好，听小骨完整显示。

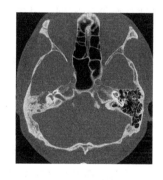

图 2.2.21　中耳乳突炎

（10）中耳癌（carcinoma of the middle ear）

【临床与病理】

大多数为鳞癌。

【CT 表现】

CT 平扫 HRCT 显示鼓室、外耳道骨壁、听小骨、乳突气房破坏，破坏区呈中等密度；破坏可侵及周围其他组织结构。CT 增强扫描可见肿瘤强化较明显。

（11）颈淋巴结转移（metastatic lymph node）

【临床与病理】

头颈部淋巴结丰富，约有 300 个。头颈部肿瘤、胸腹部肿瘤均容易引起颈部淋巴结转移。

【CT 表现】

CT 平扫可见肿大淋巴结呈圆形、椭圆形中等密度结节、边块位于淋巴结区，边缘一般光整，有时多个淋巴结融合成团块，其内密度不甚均匀，边界不清（见图 2.2.22）。CT 强化扫描小淋巴结呈均匀强化，较大淋巴结呈环状强化，融合淋巴结团呈不规则强化。

如图2.2.22所示，左侧口咽部可见一个软组织肿块影，边界清楚，密度均匀。

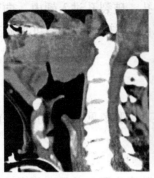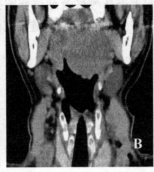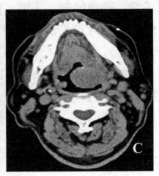

图2.2.22　肿大淋巴结

2.2.3　胸部病变

1）CT检查技术

（1）CT平扫

范围从肺尖至膈角，CT平扫需用肺窗和纵隔窗观察。CT增强扫描用于肺门及纵隔淋巴结与血管的鉴别、淋巴结的定性诊断及肺内结节病灶的鉴别诊断等。

（2）高分辨CT扫描

该扫描比普通CT扫描有更高的空间分辨率，更高的清晰度。

（3）乳腺CT检查

该检查能清楚地显示肿块的内部和周围情况；有助于了解腋窝、乳内淋巴和肺内转移情况。

2）胸部正常CT表现

呼吸系统正常CT表现如下。

胸壁：胸壁前部有胸骨和胸锁关节，同一CT层面显示部分肋骨。胸壁后部有胸椎及后部肋骨。肩胛骨位于胸壁两侧。胸壁的各组肌肉也在纵隔窗显示。胸壁的最外部为皮肤及皮下组织。胸壁前方可见女性的乳房结构。腋窝部有丰富的脂肪。

胸膜：水平叶间裂与CT层面平行，其邻近无肺血管影像。斜裂为线状影像，在上部CT层面，其位置靠后，在下部的CT层面，其位置逐渐靠前。

支气管、肺动脉和肺静脉：一些支气管呈水平或近似水平方向走行，如右上支气管、右上叶前段和后段支气管、右中叶支气管、右及左下叶背段支气管及左舌叶支气管等。CT上显示为长轴形态和圆形或椭圆形的环状断面。肺动脉与支气管伴行，其横断面呈小结节影像。肺静脉位于肺段或亚段之间。在CT连续层面上，较大肺静脉与肺动脉交替出现。追踪观察相邻数个层面的血管走行可区分二者。

肺门：主要由肺动脉及肺静脉构成。肺门上部由两上叶支气管、肺动脉上干的分支、肺静脉上干的肺上静脉构成。右肺门下部由中叶支气管、右下叶支气管、右叶间动脉、右中叶肺动脉、右下叶的肺段支气管和肺动脉构成。左肺门下部由左舌叶肺段支气管的起始部，左下叶的肺段支气管起始部和相应的肺动脉及肺静脉构成。

膈：呈软组织密度影像，两侧的膈脚为凹面向前的线状影像。

纵隔：显示纵隔内的心脏、大血管、食管、气管、支气管、膈神经等结构。胸腺位于近胸廓入口的血管前间隙（见图 2.2.23）。

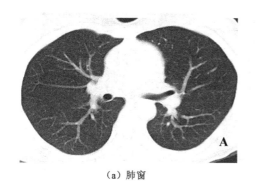
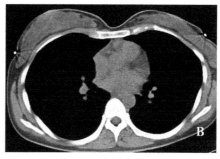

（a）肺窗　　　　　　　　　　　　　　（b）纵隔窗

图 2.2.23　正常胸部平扫 CT

3）乳腺正常 CT 表现

腺体组织表现为片状软组织密度影像。其内可见或多或少的斑点状透亮的脂肪岛。乳腺大导管表现为自乳头向乳腺深部的扇形软组织影像，多难以辨认各个乳导管影像。

4）常见疾病诊断

（1）支气管扩张 CT 表现

柱状支气管扩张表现为支气管内腔增宽，为环形或管状影像，可有管壁增厚。支气管内有黏液栓塞时呈柱状或结节状高密度影像。囊状支气管扩张表现为多发的囊状影像，囊壁光滑，囊内可见液平（见图 2.2.24）。支气管扩张周围的支气管血管束增粗、紊乱，可合并片状影像，为继发的感染。

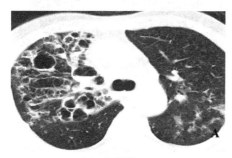
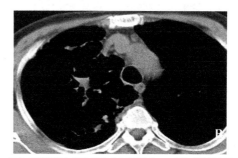

（a）CT 肺窗　　　　　（b）纵隔窗示双肺多发支气管扩张，可见"轨道征"
和"戒指征"

图 2.2.24　支气管扩张

（2）气管、支气管异物 CT 表现

CT 检查可发现 X 线平片不能显示密度较低的异物。

（3）大叶性肺炎 CT 表现

充血期表现为边缘模糊的磨玻璃阴影。

实变期表现为大片肺实变，内可见支气管充气征，肺叶实变以叶间裂为界，边缘清楚（见图 2.2.25）。

消散期表现为肺实变密度减低，呈散在的斑片状实变。

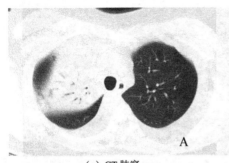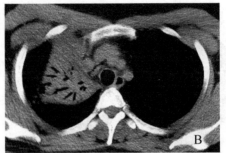

（a）CT 肺窗　　　　　　　　　（b）纵隔窗展示右上肺大片实变阴影，实变阴影中有"空气支气管征"

图 2.2.25　大叶性肺炎

（4）肺脓肿 CT 表现

吸入性肺脓肿为厚壁空洞，空洞壁的厚度较均匀。洞壁外缘模糊，有片状阴影，空洞内有液平（见图 2.2.26）。血源性肺脓肿的多发斑片状或结节阴影内可有气液平面。慢性肺脓肿的边缘比较清楚。有些病例中空洞的形态不规则，周围有纤维条索阴影。

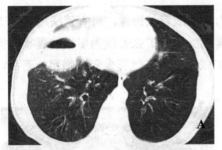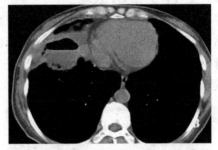

（a）CT 肺窗展示右肺中叶可见一个空洞阴影　　　　（b）CT 纵隔窗展示病变内可见气液平面

图 2.2.26　肺脓肿

（5）肺结核 CT 表现

① 原发型肺结核

原发综合征：表现为肺内原发灶及肺门淋巴结增大，在二者之间有时可见条索状阴影，即结核性淋巴管炎，三者呈哑铃状。

胸内淋巴结结核：淋巴结多在 2cm 以下，淋巴结融合后形成较大的肿块。CT 增强扫描淋巴结可均匀强化及边缘强化。

② 血行播散型肺结核

两肺弥漫粟粒状结节影像，结节的大小基本一致，多数为 1～3mm，少数结节可达 5mm。

结节可融合成较大的病灶。结节的边缘清楚，在肺内的分布较均匀，可位于肺的各个部位。

亚急性及慢性血行播散型肺结核：两肺多发结节阴影，大小不等。为粟粒状或较大的病灶，密度不均匀，密度较高与较低病灶同时存在，有的病变为钙化灶。病灶的分布不均匀，上叶比下叶的病变多。

③ 浸润型肺结核

显示浸润阴影中的空洞。结核空洞一般为薄壁空洞，无液平，有卫星病灶（见图 2.2.27）。CT 容易显示结核球的空洞及钙化，结核球边缘清楚，光滑，无分叶或轻度凹凸不平状。CT 增强扫描无强化或仅有包膜强化。干酪性肺炎为肺叶及肺段的实变，密度较高，有形状不规则空洞。

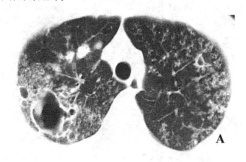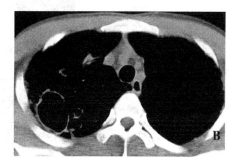

（a）CT 肺窗　　　　　　　　　　　（b）纵隔窗展示双肺可见多发大小不等的薄壁空洞影
　　　　　　　　　　　　　　　　　　　　　　　　及腺泡结节阴影

图 2.2.27　浸润型肺结核

④ 慢性纤维空洞型肺结核

肺叶体积缩小，密度不均匀，可清楚显示病变内的结节、空洞、条索、斑片及胸膜增厚，有空气支气管征及支气管扩张。肺硬变的肺叶有较明显的支气管扩张。

⑤ 结核性胸膜炎

位于后下胸腔的弧形、凹面向前的密度均匀的影像。胸腔积液较多时，临近的肺组织被压缩成肺不张，表现为液体前内侧的带状高密度影像。慢性期病例可见液体周围的壁层及脏层胸膜增厚及钙化。

（6）肺错构瘤 CT 表现

结节或肿块状，直径多在 2～3cm，瘤体内可有斑点状或爆米花状钙化及脂肪密度（见图 2.2.28）。错构瘤边缘清楚、光滑，CT 增强扫描后多数病灶无明显强化。

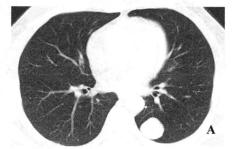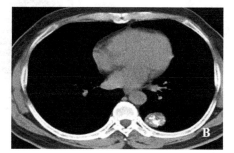

（a）CT 肺窗　　　　　　　　　　　（b）CT 纵隔窗显示左肺下叶可见一个类圆形
　　　　　　　　　　　　　　　　　　　　　　　　肿物影像，其内可见爆米花状钙化

图 2.2.28　肺错构瘤

（7）支气管肺癌 CT 表现

① 中央型肺癌

早期肺癌：CT 可显示支气管有轻度狭窄、管壁增厚或腔内结节。CT 对支气管阻塞的继发改变的显示比 X 线平片敏感。

中、晚期肺癌：螺旋 CT 的气管、支气管的多平面重建及三维立体重建图像可使气管支气管树清楚显示。可显示支气管狭窄的程度、范围及狭窄远端的情况，并可了解肿瘤向管腔外侵犯的范围（见图 2.2.29）。CT 仿真支气管内镜为无创性的检查支气管内腔的技术，可观察支气管腔内的病变形态。但此法不易反映早期及细微的大体病理形态。

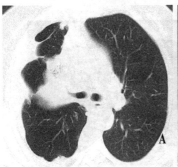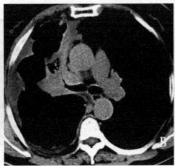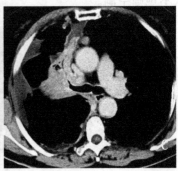

（a）CT 平扫肺窗　　　　　　　（b）纵隔窗　　　　　　　（c）CT 增强扫描显示右肺中央型肺癌，
　　　　　　　　　　　　　　　　　　　　　　　　　　　　可见右侧肺门肿块伴右侧胸膜转移

图 2.2.29　中央型肺癌

② 周围型肺癌

早期周围型肺癌：CT 表现包括肿瘤的密度、边缘及周围征象三个方面。肿瘤的密度一般较均匀，部分结节可见"空泡征"，为结节内数毫米的低密度影像。肿瘤的边缘毛糙和分叶征较多见。肿瘤的周围征象中，"胸膜凹陷"是肿瘤与胸膜之间的线形或三角形阴影，有的肿瘤的周围血管向肿瘤集中，在肿瘤处中断或贯穿肿瘤，称为"血管纠集征"，累及的血管可为肺动脉或肺静脉。CT 增强扫描后肺癌的密度比平扫增加 15～20Hu，呈均一强化（见图 2.2.30）。

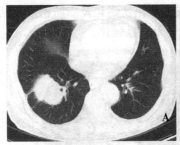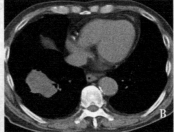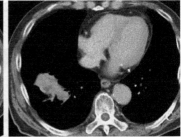

（a）CT 肺窗　　　　　　　（b）纵隔窗　　　　　　　（c）CT 增强扫描显示右肺下叶周围型肺癌，
　　　　　　　　　　　　　　　　　　　　　　　　　　可见一个不规则形肿块影像，其内可见"空
　　　　　　　　　　　　　　　　　　　　　　　　　　泡征"，边缘可见"胸膜凹陷征"

图 2.2.30　周围型肺癌

中、晚期周围型肺癌的表现如下。

瘤体的密度：多数肿瘤的密度较均匀。较大的肿瘤可有钙化。肿瘤坏死后可形成空洞，多为厚壁空洞，洞壁厚薄不均匀，内壁有结节（见图 2.2.31）。

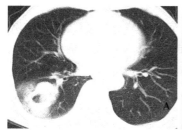

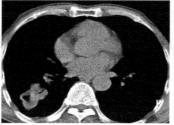

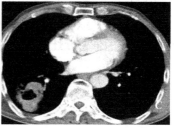

（a）CT 平扫肺窗　　　　　　　　　（b）纵隔窗　　　　　　　　（c）CT 增强扫描显示右肺下叶可见一个
不规则形厚壁空洞，洞壁厚薄不均匀，
其内壁不光整、凹凸不平

图 2.2.31　周围型肺癌

瘤体边缘：多数肿瘤具有"分叶征"。在肿块与支气管、血管相连处及胸膜陷入的部位可形成明显的凹陷。部分肿块边缘呈浅分叶状或光滑。肿瘤的边缘较毛糙，但也可边缘清楚。

③ 弥漫型肺癌

为两肺多发病灶及肺段、肺叶的实变影像。两肺多发病灶为结节或斑片状影像，结节大小不等，其密度相似，以两肺中下部分较多，HRCT 有助于病变形态、分布的显示。肺叶、段实变的密度不均匀，合并有小结节影像，有的可见"空气支气管征"。含气的支气管不规则狭窄、扭曲及呈现僵硬感。

（8）肺转移瘤 CT 表现

血行转移为单发、多发结节或粟粒结节病变。结节病灶的边缘清楚光滑，以中下肺野多见。粟粒性转移结节的密度较为一致，但大小不均匀（见图 2.2.32）。

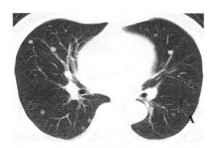

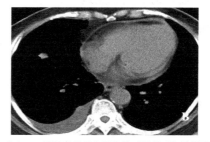

（a）CT 肺窗显示双肺可见多发大小不等的　　　　（b）CT 纵隔窗显示右侧胸腔可见条形积液影像
结节影像，边界光滑、清晰

图 2.2.32　肺转移瘤

（9）胸腺瘤 CT 表现

CT 有助于显示胸腺瘤囊变及钙化。实性肿瘤 CT 增强扫描有不同程度的强化。

（10）畸胎类肿瘤 CT 表现

CT 可显示肿瘤的囊性区域、脂肪组织、软组织影像和钙化。CT 检查发现骨质和牙齿影像对畸胎瘤的诊断和鉴别诊断有重要意义。

（11）淋巴瘤 CT 表现

CT 扫描易于显示纵隔单发或多组肿大淋巴结，CT 增强扫描轻度均匀强化。

（12）神经源性肿瘤 CT 表现

肿瘤位于后纵隔，为圆形、类圆形或纺锤状，边缘光滑，可有"浅分叶征"。少数病例可有肿瘤坏死的低密度灶及钙化的高密度灶。部分病例可见椎间孔增大或肿瘤对胸椎的侵蚀。

2.2.4 腹盆部病变

1. CT 检查技术

1）上腹部

CT 扫描前 6～8 小时禁食，扫描前嘱咐患者饮水约 800～1000ml，充分充盈胃腔。增强扫描多采用三期（肝动脉期、门静脉期、肝实质期）增强方式。

2）下腹部

肾脏、输尿管 CT 平扫无须特殊准备，膀胱检查须在膀胱充盈状态下进行。肾脏增强检查分别获得皮质期、实质期和排泄期图像，膀胱和输尿管获得早期和延迟期增强图像。

3）生殖系统

女性盆腔：CT 检查需做准备。扫描前 12 小时口服 1.5%泛影葡胺液体充盈小肠和结肠，并于检查前经肛门注入对比剂使直肠、乙状结肠显影，多饮水，使膀胱充盈。已婚妇女在阴道内放置纱布卷（低密度并含气），以便阴道膨胀，从而突出宫颈和子宫。常规先平扫，再进行增强扫描。

男性盆腔：CT 扫描对前列腺的形态，大小及毗邻关系显示十分清楚；在前列腺疾病诊断上，CT 除对前列腺增生、前列腺癌等疾病有较为准确的诊断外，还可对增生的大小进行量化及分度，对前列腺癌进行分期。

2. 腹盆部正常 CT 表现

1）上腹部

肝脏：CT 平扫肝实质呈均匀的软组织密度，高于脾、胰、肾等脏器。肝脏轮廓光滑，肝门区内有肝动脉、门静脉和胆管进出。肝内门静脉和肝静脉密度低于肝脏，显示为管道状或圆形影像。增强扫描肝实质和肝内血管均有强化，动脉期肝内动脉明显强化，肝实质无强化，动脉呈明显的高密度影像。门静脉期门静脉和肝静脉强化明显，肝实质开始强化，CT 值逐渐升高。门静脉晚期或肝实质期，门静脉和肝静脉内对比剂迅速下降，肝实质达到强化的峰值，此时静脉血管的密度与肝实质相当或低于后者。

胆道：平扫肝内胆管通常不能显影，肝总管位于肝门区，呈圆形低密度影像，胆总管胰头上段及胰头段分别位于胰头上区域和胰头内后方，呈圆形低密度影像。胆囊横断面上呈卵圆形，位于方叶下方的胆囊窝内，内容物为水样密度，增强扫描肝内胆管不显示或为规则细小的树枝状低密度影像，从肝门向肝周延伸，由粗到细，胆道壁可强化。胆囊壁强化，胆囊内液体不强化。

胰腺：CT 平扫胰腺呈弯曲的带状影像，弓形向腹侧，背侧紧邻门静脉主干和脾静脉。它分为头、颈、体、尾部并逐渐由粗变细，胰腺呈软组织密度。老年人胰腺萎缩，胰腺可呈羽毛状，且较中年人细小。胰管通常不能显示，胆总管胰头段呈圆形低密度影像，直径在 1cm 为正常范畴。增强扫描胰腺均匀强化。

脾脏：脾脏位于左上腹，胰尾与左肾之间，CT 图像上脾脏近似于新月形或内缘凹陷半圆形。密度均匀，略低于肝脏。增强扫描动脉期皮质强化高于髓质，静脉期和实质期脾脏逐渐均匀一致。

2）下腹部

CT 平扫肾脏表现为脊柱两侧的圆形或椭圆形软组织密度影像，边缘光滑、锐利，肾的中部层面见肾门内凹，指向前内。肾动脉和静脉呈窄带状软组织影像，自肾门向腹主动脉和下腔静脉走行。除肾窦脂肪呈较低密度和肾盂呈水样密度外，肾实质密度是均一的，不能分辨皮、髓质。CT 增强扫描早期肾血管和肾皮质明显强化，髓质仍呈较低密度，能清楚分辨出肾的皮、髓质。CT 增强扫描晚期肾实质强化程度减低，肾盏、肾盂明显强化。

输尿管 CT 平扫自肾盂向下连续追踪多能识别出正常输尿管腹段的上、中部分，呈点状软组织密度影像，位于腰大肌前缘处。CT 增强扫描后延迟扫描输尿管腔内充盈对比剂而呈点状致密影。

膀胱 CT 平扫后易于识别，其大小、形态与充盈程度有关。充盈较满的膀胱呈圆形、椭圆形或类方形。膀胱腔内液均为水样密度。膀胱壁显示为厚度均一的薄壁软组织影像。CT 增强检查早期显示膀胱壁强化，30～60 分钟延迟扫描可见膀胱腔为均一高密度。

3）盆腔

子宫体在 CT 上显示为横置的密度较高的椭圆形或圆形软组织影像，CT 值为 40～70Hu，子宫体中央密度稍低。子宫前方为膀胱，后方有直肠。膀胱、子宫、直肠之间可有肠袢存在。宫颈在宫体下方层面，呈梭形组织影像，长径一般不超过 3.0cm。正常大小的卵巢在 CT 影像上一般不显示，卵巢内有较大的卵泡时常可显影，CT 扫描表现为附件区类圆形的囊性低密度影像，边界光整，长径一般不超过 3.0cm。

在耻骨联合下缘以下的层面可见前列腺呈圆形或卵圆形密度较均匀的软组织影像。其两侧可见提肛肌，后方以直肠膀胱筋膜与直肠相隔（见图 2.2.33）。

3. 常见疾病诊断

1）肝海绵状血管瘤（cavernous hemangioma of the liver）

【临床与病理】

常多发。由扩张的血窦组成。可有血栓形成，大小不一。

【CT 表现】

CT 平扫表现单发或多发类圆形低密度灶，边缘清晰，大的瘤体内中部有时可见不规则更低密度影像。CT 增强扫描动脉期病灶边缘增强，可呈结节状，与血管密度相同，其后强化向中央扩展，直至与肝组织完全呈等密度。瘤内血栓或纤维化部分始终为低密度（见图 2.2.34）。

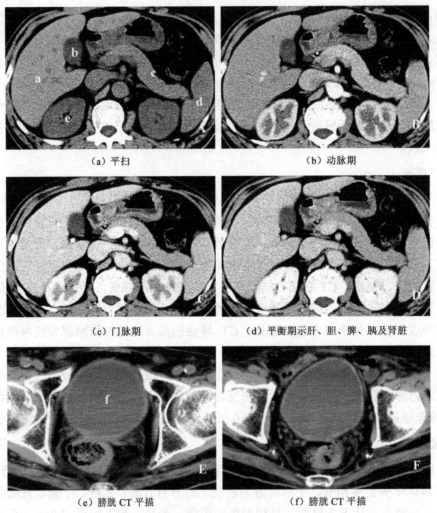

（a）平扫　　　　　　　　　（b）动脉期

（c）门脉期　　　　（d）平衡期示肝、胆、脾、胰及肾脏

（e）膀胱 CT 平描　　　　　　（f）膀胱 CT 平描

a-肝脏；b-胆囊；c-胰腺；d-脾脏；e-肾脏；f-膀胱

图 2.2.33　腹部及盆腔正常 CT 图像

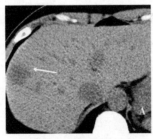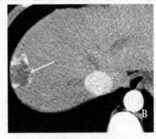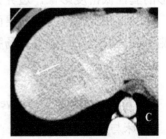

（a）CT 平扫：肝右叶可见一个类　（b）CT 增强扫描：动脉期病灶边缘　（c）CT 延迟扫描：肿块接近
　　圆形低密度肿块　　　　　　　　结节状明显强化　　　　　　　　　　于完全强化

图 2.2.34　肝海绵状血管瘤

2）肝细胞癌（hepatocellular carcinoma）

【临床与病理】

常在慢性肝炎和肝硬化基础上发生。大体病理解剖分为巨块型、结节型和弥漫型。小

肝癌为单个癌结节，最大直径不超过 3cm，且数目不能超过 2 个。

【CT 表现】

CT 平扫显示肿瘤大多呈不均匀低密度影像，癌灶内合并坏死和囊变则密度更低，新鲜出血密度增高。肿瘤多边界不清，少数有边缘清楚的包膜。CT 增强扫描动脉期，肿瘤明显强化，病灶高于正常肝组织，门脉期和肝实质期，病灶密度下层迅速下降，逐渐低于正常肝，造影剂呈"快进快出"表现（见图 2.2.35）。肿瘤可造成局部膨隆，肝叶增大，肝内管道和肝门推移。肝癌侵犯门脉时可见血管内充盈缺损，转移时可见肝门、腹膜后淋巴结肿大。

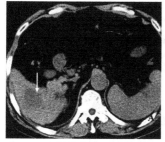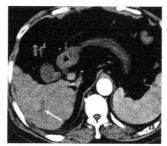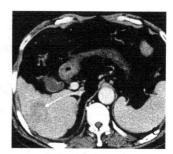

（a）CT 平扫：肝右叶一个类　　（b）动脉期病灶内可见　　（c）门脉期病灶强化迅速廓清，符
　　圆形低密度灶　　　　　　　　明显不均匀强化　　　　合肝癌"快进快出"强化特点

图 2.2.35　原发性肝细胞癌

3）肝转移瘤（metastatic hepatic carcinoma）

【临床与病理】

肝脏是转移性肿瘤的好发部位，多来自门静脉系统引流的脏器，如结肠、胃、胰等，其次也有乳癌、肺癌、肾癌、卵巢癌等。肿瘤常多发。

【CT 表现】

CT 平扫呈多发的类圆形低密度影像，大小不等，边缘可光整或不光整，可有囊变、出血、钙化。CT 增强扫描时多数病灶有不同程度的不均匀强化，病灶边缘更清楚，其典型表现是病灶中心为低密度灶，边缘呈环状强化，最外缘密度又低于正常肝，呈"牛眼征"（见图 2.2.36）。少数血供丰富的肿瘤动脉期呈显著强化，类似于原发性肝癌。

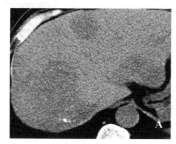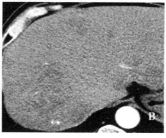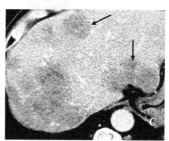

（a）CT 平扫：肝内可见多发类圆形　（b）CT 增强扫描：病灶呈不均匀　（c）部分病灶呈"牛眼征"（箭头所指）
　　低密度影像，界限不清晰　　　　强化，边缘反而显示更加清晰

图 2.2.36　肝转移瘤

4）肝脓肿（liver abscess）

【临床与病理】

可单发或多发，脓肿中心为脓液和坏死肝组织，周围有纤维组织包裹和炎症细胞浸润及水肿。

【CT 表现】

CT 平扫显示脓腔为单发或多发低密度区，圆形或椭圆形，边界较为清楚，脓肿壁呈稍高于脓腔但低于正常肝的环形带，可见气体或液平。增强 CT 扫描脓腔不强化，脓肿壁呈环形强化，轮廓光滑，厚度均匀（见图 2.2.37）。

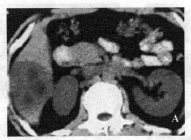 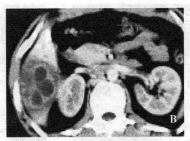

（a）CT 平扫：肝内可见多个环形低密度区　　（b）CT 增强扫描：脓腔内容物不强化，脓腔壁可见环形强化

图 2.2.37　肝脓肿

5）肝囊肿（liver cyst）

【临床与病理】

可单发、多发或甚至多囊肝，囊液清亮无色或淡黄色，合并出血时呈咖啡色。

【CT 表现】

CT 平扫显示单个或多个、圆形或椭圆形、密度均匀、边缘光整低密度区，增强后囊肿不强化，显示更清楚（见图 2.2.38）。

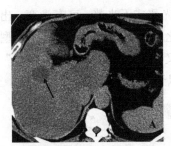 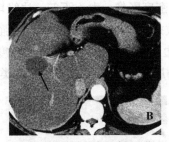 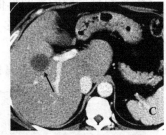

（a）CT 平扫：肝左叶可见一个类　　　（b）动脉期病灶未见确切强化　　　（c）门脉期病灶未见异常强化
　　　圆形低密度灶，界限清晰

图 2.2.38　肝囊肿

6）肝硬化（cirrhosis）

【临床与病理】

肝硬化是以肝细胞变性、坏死、再生、纤维组织增生、肝结构和血管循环体系改建为特征的一种病理过程。

【CT 表现】

早期肝硬化肝脏正常或增大，中晚期则肝脏缩小，肝轮廓呈结节状凸凹不平，肝叶比例失调，通常是肝左叶和尾状叶增生肥大，肝门和肝裂增宽，脾脏增大，可伴有腹水，增强 CT 扫描可显示簇状或条索状曲张的胃底食管静脉（见图 2.2.39）。

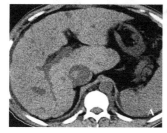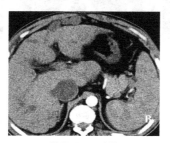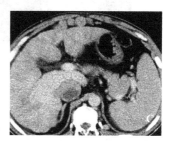

（a）CT 平扫显示肝脏体积增大，肝裂增宽，肝尾状叶及左叶体积增大，脾脏增大　　　（b）增强后可见食管胃底静脉明显曲张　　　（c）增强后可见食管胃底静脉明显曲张

图 2.2.39　肝硬化合并门脉高压

7）脂肪肝（fatty liver）

【临床与病理】

脂肪肝是指肝内脂肪积聚，多数为弥漫性浸润，少数可局限于肝脏的某一个叶或段。

【CT 表现】

平扫可表现为局部病灶或弥漫性低密度影像（见图 2.2.40）。CT 值低于脾脏和血管影像，CT 增强扫描时肝内低密度灶无强化，但病灶内血管分支显示清楚，其形态走向正常。

图 2.2.40 中肝脏密度均匀降低，明显低于脾脏密度。

8）胆囊结石（gallbladder stone）

图 2.2.40　脂肪肝

【临床与病理】

胆囊结石根据结石的化学成分的不同，CT 平扫可表现为高密度结石、等密度结石、低密度结石。胆管结石分为肝外胆管结石和肝内胆管结石。

【CT 表现】

① 胆囊结石：根据化学成分的不同，可表现为高密度结石、等密度结石、低密度结石、环状结石（见图 2.2.41（a））。

② 胆管结石

胆总管结石：根据化学成分的不同，可表现为高密度结石、等密度结石、低密度结石等，同时伴有胆总管梗阻（见图 2.2.41（b））。

肝内胆管结石：肝内管状、点状、不规则状高密度影像，沿胆管走行分布（见图 2.2.41（c））。

9）胆囊癌（gallbladder carcinoma）

【临床与病理】

以腺癌多见，腺癌可分为乳头状、浸润型和黏液型等。

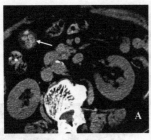 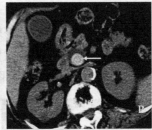 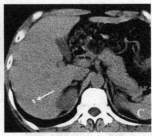

（a）胆囊结石　　　　　（b）胆总管结石　　　　　（c）肝内胆管结石

图 2.2.41　胆道结石

【CT 表现】

CT 平扫：胆囊壁增厚、单发或多发结节突向腔内、肿块可见于整个胆囊，并侵犯邻近肝组织，此时肝内可见边界不清的低密度区（见图 2.2.42（a））。

CT 增强扫描：不规则增厚的胆囊壁或肿块有明显强化（见图 2.2.42（b））。

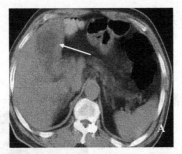 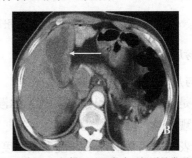

（a）CT 平扫可见胆囊壁不规则增厚，密度不均　　（b）增强 CT 扫描可见胆囊壁不规则异常强化

图 2.2.42　胆囊癌

10）胰腺癌（pancreatic carcinoma）

【临床与病理】

多起源于导管上皮细胞，80%癌肿发生在胰头部。

【CT 表现】

① 胰腺头、体、尾部癌有相应部位的胰腺肿块，CT 平扫多为低密度影像，少数为高密度或等密度肿块（见图 2.2.43（a））。肿瘤较大使胰腺轮廓局限性隆起，小肿瘤胰腺外形可正常。

② 肝内胆管、胆总管、胰管呈不同程度扩张。

③ CT 增强扫描动脉期肿瘤强化低于正常胰腺组织，表现为相对低密度影像；门静脉期肿瘤仍为低密度灶，但与正常胰腺的密度差较动脉期缩小（见图 2.2.43（b））。

④ 肿瘤可侵犯门静脉、脾静脉、肠系膜上静脉等血管，引起肝脏转移，肝门淋巴结及腹膜后淋巴结转移（见图 2.2.43（c））。

11）胰腺炎（pancreatitis）

① 急性胰腺炎

【临床与病理】

急性胰腺炎系胰液自身消化所致的化学性炎症，可分为水肿型和出血坏死型。

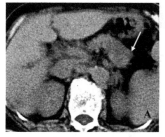 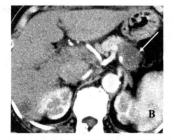 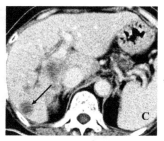

（a）胰腺体尾部增粗，密度不均　　（b）增强扫描肿块强化低于正常胰腺　　（c）肝内可见数个异常强化的转移灶

图 2.2.43　胰腺癌伴肝内转移

【CT 表现】

CT 平扫表现为胰腺体积明显增大，多为弥漫性增大，也可为局限性增大。由于胰腺水肿，可致胰腺密度减低，形态不规则。炎性渗出导致胰腺边缘模糊，与周围器官分界不清，肾周筋膜增厚。CT 增强扫描可见胰腺均匀强化。急性出血坏死型胰腺炎除胰腺增大更明显之外，还可见胰腺内坏死的更低密度区，也可见出血的高密度灶。同时炎性渗出更明显，可见胰周积液和腹水，液体可进入小网膜囊内或肾周及肝等部位（见图 2.2.44）。CT 增强扫描胰腺水肿区强化，坏死区无强化。

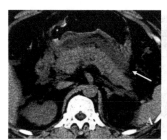 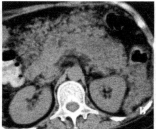 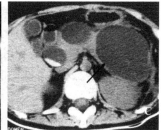

（a）显示胰腺体积肿胀，胰腺　　（b）显示胰腺体积肿胀，胰腺　　（c）胰腺假性囊肿形成（黑色箭头）
　　周围可见多发渗出，胰周积液　　　周围可见多发渗出，胰周积液

图 2.2.44　急性胰腺炎

② 慢性胰腺炎

【临床与病理】

多由急性胰腺炎迁延、反复发作而形成，造成胰腺广泛纤维化，质地变硬呈结节状，腺泡及胰岛均有不同程度的萎缩消失，胰管和间质可有钙化和结石形成。

【CT 表现】

轻型病例 CT 表现可完全正常，其阳性病例 CT 表现为胰腺大小正常、缩小或增大；胰管呈串珠状或管状扩张，部分病例可伴有胆总管扩张。胰管结石或沿胰管分布的胰腺实质内钙化是其特征性改变。胰内胰外假性囊肿形成。肾周筋膜增厚（见图 2.2.45）。

12）泌尿系结石（urinary lithiasis）

【临床与病理】

泌尿系结石包括肾脏结石、输尿管结石和膀胱结石。

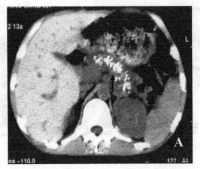
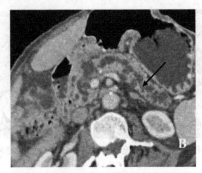

（a）CT 平扫显示胰腺萎缩，胰管内可见多发结石　　　（b）CT 增强扫描可见胰管呈串珠状扩张

图 2.2.45　慢性胰腺炎

【CT 表现】

CT 平扫即能确切显示位于肾盏和/或肾盂内的高密度结石影像，并可发现某些平片难以显示的阴性结石，也表现为较高密度影像。输尿管结石绝大多数是由肾结石下移而来，CT 平扫显示输尿管走行区内的点状或结节状高密度钙化影像，其上、下径常大于横径，上方输尿管多有不同扩张，并于高密度钙化影像处突然截断。膀胱结石 CT 检查膀胱腔内呈致密影像（见图 2.2.46）。

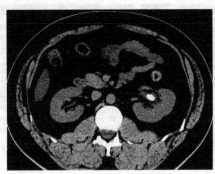
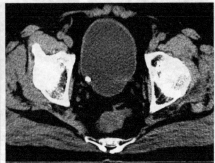

（a）左肾盂点状结石　　　　　　　　（b）膀胱右后壁结石

图 2.2.46　泌尿系结石

13）肾囊肿（renal cyst）

【临床与病理】

常见的是肾单纯性囊肿和多囊性肾病。肾单纯性囊肿可单发或多发，内为浆液，壁薄并内衬不连续上皮。

【CT 表现】

CT 平扫肾实质内呈现边缘锐利的圆形水样密度，壁薄而难以显示，可为单发或多发，累及一侧或双侧肾脏，较大囊肿常向肾外突出（见图 2.2.47）。CT 增强扫描检查病变无强化。

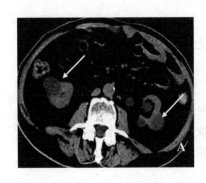

图 2.2.47　双肾多发囊肿

14）肾脏血管平滑肌脂肪瘤（renal angiomyolipoma）

【临床与病理】

也称为肾错构瘤，由不同比例的平滑肌、血管和脂肪组织构成。

【CT 表现】

CT 可显示肿瘤的组织特征，即肾实质不均质肿块内有脂肪性低密度灶（见图 2.2.48）。CT 增强检查病灶呈不均一强化。

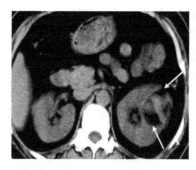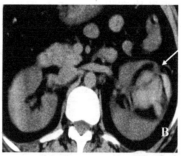

图 2.2.48　肾血管平滑肌脂肪瘤

图 2.2.48 中左肾肿块内密度不均，可见脂肪密度增强扫描病灶呈不均一强化。

15）肾癌（renal carcinoma）

【临床与病理】

透明细胞癌常见，易发生在肾上极或下极，周边受压肾实质可形成假性包膜。

【CT 表现】

CT 平扫肾癌表现为肾实质肿块，呈类圆形或分叶状，常明显突向肾外。较小肿瘤密度可均一，大的肿瘤密度多不均。CT 增强扫描检查早期肿瘤多为明显不均一强化，中心有不规则无强化低密度灶，由于周围肾实质强化而呈相对低密度且不均一肿块（见图 2.2.49）。

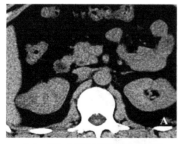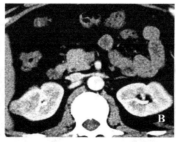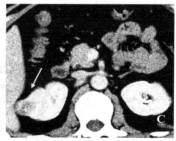

（a）右肾 CT 平扫可见类圆形低　　　（b）动脉期病灶内可见不均匀强化　　　（c）门脉期病灶强化程度迅速减低，周
　　密度肿块影像，界限清晰　　　　　　　　　　　　　　　　　　　　　　　围可见低密度包膜影像（箭头所示）

图 2.2.49　肾癌

肿瘤向外侵犯致肾周脂肪密度增高、消失及肾筋膜增厚；肾静脉和下腔静脉瘤栓形成时，可见静脉内充盈缺损；淋巴结转移常发生在肾血管和腹主动脉周围，呈多个类圆形软组织密度结节影像。

16）膀胱癌（carcinoma of urinary bladder）

【临床与病理】

肿瘤易发生在膀胱三角区及两侧壁，表面可有溃疡，少数肿瘤还有钙化。

【CT 表现】

CT 平扫可见由膀胱壁突向腔内的结节、分叶或菜花状软组织密度肿块，大小不等，表面可有点状钙化，常位于膀胱侧壁和三角区。部分肿瘤仅见局部膀胱壁不规则增厚。CT 增强扫描检查早期肿块有强化，CT 延迟扫描腔内呈低密度充盈缺损（见图 2.2.50）。当膀胱癌发生壁外侵犯时，周围脂肪密度增高而出现软组织密度的条索状或肿块影像。肿瘤还可侵犯周围器官，并可发生盆腔淋巴结转移。

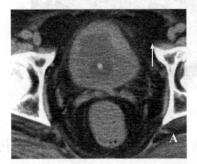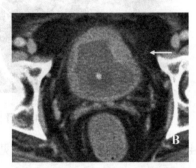

（a）CT 平扫显示膀胱壁不规则增厚，周围毛糙　　（b）CT 增强扫描后可见不均匀异常强化

图 2.2.50　膀胱癌

17）子宫肌瘤（myoma of uterus）

【临床与病理】

多为球形的实质性肿瘤，肿瘤常多发，也可单发。其发生部位可位于黏膜下、肌层内或浆膜下，肌层内肌瘤最多见。

【CT 表现】

CT 平扫子宫呈分叶状增大或局部见向外突起的实性肿块，质地较为均匀，边界清晰（见图 2.2.51）。其内可有坏死、钙化。CT 增强扫描时肿瘤内可见不均匀强化。

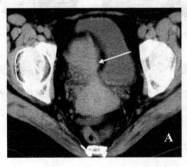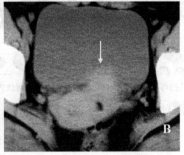

图 2.2.51　子宫肌瘤

图 2.2.51 中子宫体部可见向上方突起的类圆形肿块，密度均匀，界限清晰，膀胱呈受压改变。

18）子宫颈癌（carcinoma of uterine cervix）

【临床与病理】

组织学分为鳞状上皮癌和腺癌两种。

【CT 表现】

CT 平扫时，宫颈增大，并出现软组织肿块，呈中等密度。肿块增大时，其中心可发生坏死。晚期可侵犯子宫及宫旁组织，并可累及膀胱和直肠，CT 增强扫描时肿块多呈不规则强化。同时，盆腔内可出现淋巴结转移，血行转移少见。

19）子宫体癌（carcinoma of uterine body）

【临床与病理】

肿瘤可分为局限或弥漫型。肿瘤可累及宫体或宫颈，或穿破肌层侵及邻近器官。

【CT 表现】

早期宫体癌不引起子宫增大时，CT 平扫难以发现。如肿瘤侵及子宫壁的厚度达 1/3 以上，CT 增强扫描显示肿瘤组织不均匀强化，其内呈不规则低密度坏死区，周围正常的子宫组织均匀强化。晚期宫体癌常使子宫呈不对称或局部分叶状增大。肿瘤侵及宫颈时致宫颈增大。当发生广泛盆腔播散时可致盆腔所有脂肪间隙消失。宫体癌堵塞宫颈口时可产生子宫积水、积血或积脓。

20）卵巢囊肿（ovarian cyst）

【临床与病理】

分单纯性囊肿、滤泡囊肿、黄素囊肿、巧克力囊肿等。囊肿壁薄且光滑。切面为单一囊腔，腔内充满液体。

【CT 表现】

囊性低密度区，CT 值为 0～15Hu，囊壁薄而光整，CT 增强扫描时囊壁有强化。

21）卵巢囊腺瘤（cystic adenoma of ovary）

【临床与病理】

分为浆液性和黏液性两种。浆液性囊腺瘤单房多见，囊壁薄，内壁光滑，囊内充满淡黄色清澈液体；多房囊内可见乳头，乳头可伴有砂粒样钙化。黏液性囊腺瘤常为多房性，体积较大，囊壁厚，囊内含胶冻样黏液，囊内少见乳头。

【CT 表现】

附件区单房或多房性囊性肿块，肿块边界光整。浆液性囊腺瘤呈水样密度，囊壁薄，体积一般较小，囊壁上可见乳头状软组织突起。黏液性囊腺瘤囊内液性密度稍高，囊壁较厚，体积大，囊壁上很少有乳头状突起，而且多为单侧发生。CT 增强扫描时，囊壁及乳头状突起有轻度均匀强化，囊腔不强化。

22）前列腺增生（prostatic hyperplasia）

【临床与病理】

多发生在移行区和中央区，增生的组织形成多发球状，正常的前列腺组织受挤压被推向外围而形成假性包膜。

【CT 表现】

正常前列腺上界不超过耻骨联合上缘 10 mm。耻骨联合上缘的 20～30mm 处见到前列腺，可确诊前列腺增大。增大的前列腺压迫并突入膀胱底部，其表现类似膀胱内肿块。

23）前列腺癌（prostatic cancer）

【临床与病理】

多为腺癌，多发生于边缘叶，常为多病灶。

【CT 表现】

对仅位于包膜内的癌结节的显示有一定的限度，有时 CT 可显示前列腺内密度稍低的癌结节或前列腺轮廓出现轻度隆起或不规则。当癌体积增大并突破包膜侵犯邻近结构时，前列腺明显增大，边缘不规则，密度不均匀，肿瘤最常侵及精囊腺，通过尿道黏膜累及膀胱或直接侵犯膀胱壁。

2.2.5　骨关节病变

1. 骨关节 CT 检查技术

1）四肢骨关节

检查时应尽量将病变部分及其对侧部分同时扫描，以便进行两侧对照观察。

一般横断面扫描：根据病变的性质和范围决定层厚，一般为 5 mm 或 10 mm。由于骨的软组织的 CT 值相差很大，一般对同一层图像需要用较低的窗位和较窄的窗宽（如 L60，W300）来观察软组织，并用较高的窗位和较大的窗宽（如 L400，W1500）来观察骨组织。

CT 增强扫描：对于软组织病变和骨病变的软组织肿块常须进行 CT 增强扫描以进一步了解病变是否强化、强化的程度和有无坏死等。CT 增强扫描常对确定病变的范围和性质有较大的帮助。

2）脊柱

脊柱的 CT 检查一般先在定位像上标定扫描层面和层面方向。椎间盘病变扫描层厚多用 2～5mm，脊椎病变则多为 5～10mm。

2. 骨关节正常 CT 表现

1）四肢骨关节

在以骨窗显示的 CT 图像上，可以很好地区分骨皮质和骨小梁，前者表现为线状或带状影像，而后者表现为细密的网状影像。骨干的骨髓腔因骨髓内的脂肪成分而表现为低密度（见图 2.2.52）。

CT 能很好地显示关节骨端和骨性关节面，后者表现为线样高密度影像。关节软骨常不能显示。在适当的窗宽和窗位，可见关节囊、周围肌肉和囊内外韧带的断面，这些结构呈中等密度影像。正常关节腔内的少量液体在 CT 上难以辨认。关节间隙为关节骨端间的低密度影像。

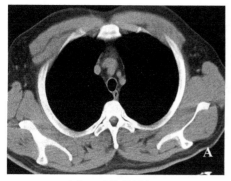
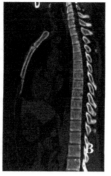
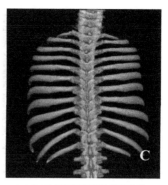

（a）CT 平扫纵隔窗　　　　　（b）CT 三维重建显示胸骨、胸椎　　　　　（c）CT 重建显示肋骨和胸椎

图 2.2.52　正常胸廓 CT 轴位及肋骨 CT 重建

2）脊柱

CT 横断面影像上，以经过椎体中部的层面可见由椎体、椎弓根和椎弓板构成椎管骨环，环的两侧有横突，后方可见棘突；椎体的断面呈后缘向前凹的圆形。在经过椎体上部和下部的层面，椎体断面呈后缘向前凹的肾形，其后方可见椎间孔和上下关节突。黄韧带为软组织密度，附着在椎弓板和关节突的内侧。硬膜囊位于椎管中央，呈软组织密度，其与壁间有数量不等的脂肪组织。在椎间盘层面，可见椎间盘影像，其密度低于椎体而高于硬膜囊（见图 2.2.53）。

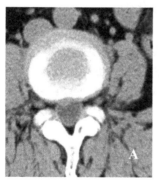
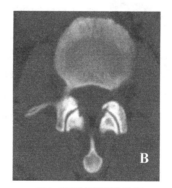

（a）CT 平扫椎间盘软组织窗　　　　　　　（b）CT 平扫椎间盘骨窗

图 2.2.53　正常椎间盘及椎体 CT 轴位图像

3. 常见疾病诊断

1）骨折 CT 表现

CT 是平片的重要补充，可发现平片上不能发现的隐匿骨折。对于结构复杂和软组织重叠部位骨折，CT 比平片能更精确显示骨折及其移位情况。但当骨折线与 CT 扫描平面平行时，可能漏掉骨折，因此不能单凭 CT 就排除骨折，一定要结合平片。不易观察骨折的整体情况及其缺点，但三维重建可以全面直观地了解骨折情况（见图 2.2.54）。

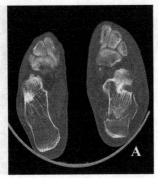 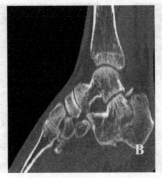 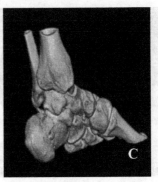

（a）双侧跟骨轴位 CT 平扫骨窗　　（b）为 CT 三维重建显示左侧跟骨骨折　　（c）为 CT 三维重建显示左侧跟骨骨折

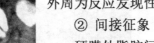

图 2.2.54　跟骨骨折

2）椎间盘突出 CT 表现

① 直接征象

椎间盘后缘向椎管内局限性突出，密度与相应椎间盘一致，形态不一，边缘规则或不规则（见图 2.2.55）。

突出的椎间盘可有大小、形态不一的钙化。

Schmorl 结节表现为椎体上或下缘、边缘清楚的陷窝状压迹，常上下对称出现，其中心密度低于突出的髓核及软骨板，外周为反应发现性骨硬化带。

② 间接征象

硬膜外脂肪间隙变窄、移位或消失。

硬膜囊前缘或侧方及神经根受压移位。

图 2.2.55 为 CT 平扫软组织窗显示椎间盘向椎体左后缘突出，压迫左侧神经根。

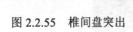

图 2.2.55　椎间盘突出

3）化脓性骨髓炎 CT 表现

① 急性化脓性骨髓炎

CT 能很好地显示急性化脓性骨髓炎的软组织感染、骨膜下和骨髓内的炎症、骨质破坏。平片难于显示的小骨破坏区和小死骨以及软组织改变，CT 均能清晰显示。

② 慢性硬化性骨髓炎

该病症主要表现为骨膜增生，皮质增厚，髓腔狭窄或闭塞，呈局限或广泛的骨质硬化，与正常骨质无明显界限。在骨质硬化区一般无骨质破坏，也无死骨形成。

4）脊椎结核 CT 表现

CT 与 X 线相比能更清楚地显示骨质破坏，特别是较隐蔽和较小的破坏；可帮助了解脓肿位置及大小，与周围大血管、组织器官的关系，显示椎管内受累情况（见图 2.2.56）。

5）骨软骨瘤 CT 表现

与 X 线所见相同，CT 可以显示骨皮质和骨松质与载瘤骨相延续的肿瘤基底，从而明确诊断。CT 增强扫描无明显强化。

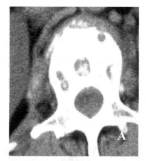
（a）CT 平扫软组织窗显示椎旁腰大肌脓肿

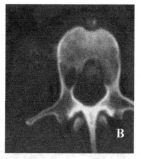
（b）CT 骨窗显示腰椎体及椎间盘破坏

图 2.2.56　脊椎结核

6）骨巨细胞瘤 CT 表现

与 X 线所见相同，还可更清晰显示骨性包壳。肿瘤内密度不均，可见低密度的坏死区，有时可见液-液平面。此外，CT 对解剖结构较复杂的部位和侵袭性较强的肿瘤，也都能很好地显示肿瘤的相应特征。

7）骨肉瘤 CT 表现

CT 所见与 X 线所见相同，但 CT 发现肿瘤骨较 X 线平片敏感（见图 2.2.57 和图 2.2.58），CT 增强扫描肿瘤的实质部分（非骨化的部分）可有较明显地强化，使肿瘤与瘤内坏死灶和周围组织容易区分。

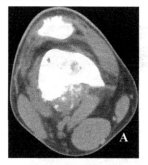
（a）CT 平扫软组织窗

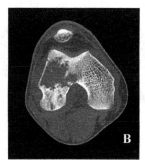
（b）CT 平扫骨窗

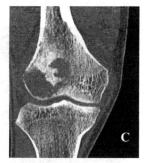
（c）CT 三维冠状位重建，显示股骨内骨质
破坏区，邻近软组织肿胀，未见骨膜增生

图 2.2.57　骨肉瘤

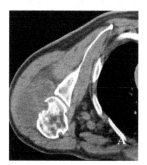
（a）CT 软组织窗

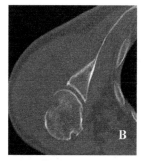
（b）CT 骨窗显示右侧肱骨头骨肉瘤，可见骨质破坏，
低密度的骨髓被软组织肿块所取代

图 2.2.58　骨肉瘤

8）骨转移瘤 CT 表现

CT 显示骨转移瘤远比 X 线平片敏感，还能清楚显示局部软组织肿块的范围、大小以及与邻近脏器的关系。溶骨型转移表现为骨松质或/和骨皮质的低密度缺损区，边缘较清楚，无硬化，常伴有不太大的软组织肿块（见图 2.2.59）。成骨型转移为骨质内斑点状、片状、棉团状或结节状边缘模糊的高密度灶，一般无软组织肿块，少有骨膜反应。混合型则兼有上述两种病灶的表现。CT 显示脊椎转移瘤多发生于椎体，然后蔓延至椎弓根。

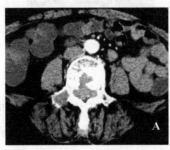
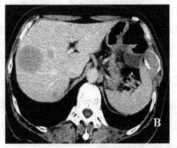

（a）CT 增强扫描图像显示脊椎转移　　　（b）肝转移及左侧肋骨骨转移，可见
　　　　　　　　　　　　　　　　　　　　　　　骨质破坏，均伴有软组织肿块形成

图 2.2.59　骨转移瘤

9）骨囊肿 CT 表现

病灶内为均匀的液体密度影像，其骨壳完整（见图 2.2.60）。

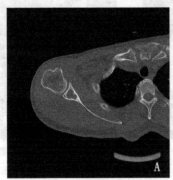
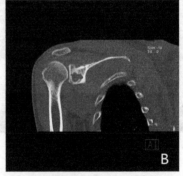

（a）CT 平扫轴位软组织窗　　　（b）CT 三维重建图像显示右侧肱骨
　　　　　　　　　　　　　　　　　有卵圆形骨质缺损区，边界清
　　　　　　　　　　　　　　　　　楚，受累区骨皮质膨胀变薄，
　　　　　　　　　　　　　　　　　周围未见软组织肿块影像，囊
　　　　　　　　　　　　　　　　　肿内呈均匀一致的水样低密度

图 2.2.60　骨囊肿

第 3 章　MRI 诊断

3.1　MRI 成像原理

3.1.1　MRI 技术原理和基本概念

MRI 检查技术是在物理学领域发现磁共振现象的基础上，于 20 世纪 70 年代继 CT 之后，借助电子计算机技术和图像重建数学的进展与成果发展起来的一种新型医学影像检查技术。

MRI 是通过对静磁场中的人体施加某种特定频率的射频脉冲，使人体组织中的氢质子受到激励而发生磁共振现象，当终止射频脉冲后，质子在弛豫过程中感应出 MR 信号；经过对 MR 信号的接收、空间编码和图像重建等处理过程，即产生 MR 图像。人体内氢原子核丰富，而且用它进行磁共振成像的效果最好，因此，目前 MRI 常规用氢原子核来成像。

1）质子的纵向磁化

氢原子核只有一个质子，没有中子。质子带正电荷，并能自旋运动，因此产生磁场，每个质子均为一个小磁体，其磁场强度和方向用磁矩或磁矢量来描述。在人体进入静磁场以前，体内质子的磁矩取向是任意和无规律的，因此磁矩相互抵消，质子总的净磁矢量为零。如果进入一个强度均匀的静磁场（外磁场），则质子的磁矩按外磁场的磁感应线方向呈有序排列，其中平行于外磁场磁感应线的质子处于低能级状态，数目略多，而反平行于外磁场磁感应线的质子处于高能级状态，数目略少，相互抵消的结果产生一个与静磁场磁感应线方向一致的净磁矢量，称为纵向磁化。

2）进动

在静磁场中，有序排列的质子不是静止的，而是进行快速的锥形旋转，称为进动。进动速度用进动频率表示，即每秒进动的次数。外磁场场强越强，进动频率越快。

3）磁共振现象与横向磁化

当向静磁场中的人体发射与质子进动频率相同的射频脉冲时，质子才能吸收射频并跃迁到高能级，从而使纵向磁化减少，与此同时，射频脉冲还使质子处于同步同速进动，即处于同相位，这样，质子在同一时间指向同一方向，其磁矢量也在该方向叠加起来，产生横向磁化。

4）弛豫与弛豫时间

终止射频脉冲后，宏观磁化矢量并不立即停止转动，而是逐渐向平衡态恢复，此过程称为弛豫，所用的时间称为弛豫时间。弛豫的过程即为释放能量和产生 MR 信号的过程。

（1）纵向弛豫与横向弛豫：中断射频脉冲后，质子释放能量，逐一从高能级状态返回到低能级状态，因此纵向磁化逐渐增大，直至缓慢恢复到原来的状态，此过程呈指数规律增长，称为纵向弛豫；与此同时，质子不再被强制处于同步状态（同相位），由于每个质子处于稍有差别的磁场中，开始按稍有不同的频率进动，指向同一方向的质子散开，导致横向磁化很快减少到零，此过程也呈指数规律衰减，称为横向弛豫。

（2）纵向弛豫时间与横向弛豫时间：纵向磁化由零恢复到原来数值的63%时所需的时间，称为纵向弛豫时间，记作 T_1；横向磁化由最大衰减到原来值的37%时所需的时间，称为横向弛豫时间，记作 T_2。

（3）T_1 和 T_2 反映物质特征，而不是绝对值。T_1 的长短同组织成分、结构和磁环境有关，与外磁场场强也有关系；T_2 的长短与外磁场和组织内磁场的均匀性有关。人体正常与病变组织的 T_1 和 T_2 是相对恒定的，而且相互之间有一定的差别，这种组织间弛豫时间上的差别是 MRI 的成像基础。

5）脉冲序列与信号加权

MRI 是通过一定的脉冲序列实现的。

（1）脉冲序列：施加射频脉冲后，纵向磁化减少、消失，横向磁化出现。使纵向磁化倾斜90°的脉冲为90°脉冲，而倾斜180°的脉冲则为180°脉冲。施加90°脉冲后，等待一定时间，施加第2个90°脉冲或180°脉冲，这种连续施加脉冲即为脉冲序列。脉冲序列决定着将从组织获得何种信号。

（2）重复时间（repetition time，TR）指在脉冲序列中，两次射频激励脉冲之间的间隔时间。TR 的长短决定着能否显示出组织间 T_1 的差别，使用短 TR 可获得 T_1 信号对比。

（3）回波时间（echo time，TE）指从射频激励脉冲开始至获得回波的时间。TE 决定 T_2 信号加权，使用长 TE 可获得 T_2 信号对比。

（4）T_1 加权像（T_1 weighted image，T_1WI）、T_2 加权像（T_2 weighted image，T_2WI）和质子密度加权像（proton density weighted image，PDWI）：自旋回波脉冲序列（spin-echo sequence，SE）是临床最常用的脉冲序列之一。在 SE 序列中，选用短 TR（通常小于 500ms）、短 TE（通常小于 30ms）所获得图像的影像对比主要由 T_1 信号对比决定，此种图像称为 T_1WI；选用长 TR（通常大于 1500ms）、长 TE（通常大于 80ms）所获得图像的影像对比主要由 T_2 信号对比决定，此种图像称为 T_2WI；选用长 TR、短 TE 所获得图像的影像对比，既不由 T_1 信号也不由 T_2 信号对比决定，而主要由组织间质子密度决定，此种图像称为 PDWI。

3.1.2　MRI 图像特点

1）多参数成像

MRI 是多参数成像，其成像参数主要包括 T_1、T_2 和质子密度等，可分别获得同一解剖部位或层面的 T_1WI、T_2WI 和 PDWI 等多种图像；在 MRI 中，T_1WI 上的影像对比主要反映的是组织间 T_1 的差别；T_2WI 上的影像对比主要反映的是组织间 T_2 的差别；而 PDWI 上的影像对比主要反映的是组织间质子密度的差别。几种正常组织在 T_1WI 和 T_2WI 上的信号强度和影像灰度如表 3.1 所示。

2）多方位成像

MRI 可获得人体轴位、冠状位、矢状位以及任意倾斜层面的图像，有利于解剖结构和病变的三维显示和定位。

表 3.1　几种正常组织在 T_1WI 和 T_2WI 上的信号强度和影像灰度

	脑白质	脑灰质	肌肉	脑脊液和水	脂肪	骨皮质	骨髓质	脑膜
T_1WI	较高	中等	中等	低	高	低	高	低
	白灰	灰	灰	黑	白	黑	白	黑
T_2WI	中等	较高	中等	高	较高	低	中等	低
	灰	白灰	灰	白	白灰	黑	灰	黑

3）流动效应

体内流动的液体中的质子与周围处于静止状态的质子相比，在 MR 图像上表现出不同的信号特征，称为流动效应。血管内快速流动的血液，在 MR 成像过程中受到射频脉冲激励，但在终止射频脉冲后采集 MR 信号时已经流出成像层面，因此接收不到该部分血液的信号，呈现为无信号黑影，此现象称为流空效应。血液的流空效应使血管腔不使用对比剂即可显影，是 MR 成像中的一个特色。

流动血液的信号还与流动方向、流动速度以及层流和湍流有关。在某些状态下，流动液体还可表现为明显的高信号。

4）质子弛豫增强效应与对比增强

使一些顺磁性和超顺磁性物质局部产生磁场，可缩短周围质子弛豫时间，这种磁效应称为质子弛豫增强效应，这一效应是 MRI 进行对比剂增强检查的基础。

3.1.3　MRI 检查技术

1. 脉冲序列

MR 成像中常用的序列有自旋回波（spin echo，SE）序列、梯度回波（gradient echo，GRE）序列、反转恢复（inversion recovery，IR）序列等，每种序列中又包括多种类型，临床上应根据不同检查部位和目的选择应用。

1）SE 序列

常规 SE 脉冲序列是临床上最常用的成像序列。该序列先发射一次 90° RF 激励脉冲，继而施加一次 180° 复相位脉冲使质子相位重聚，产生自旋回波信号。通过调节 TR 和 TE 的长短可分别获得反映组织 T_1、T_2 及质子密度特性的 MR 图像。其中 T_1WI 具有较高的信噪比，适于显示解剖结构，也是增强检查的常规序列；T_2WI 更易于显示水肿的液体，而病变组织常含有较多的水分，在 T_2WI 上显示为高信号，因而更易于显示病变；PDWI 常可较好地显示出血管结构。

常规 SE 脉冲序列的主要优点是图像质量高，用途广；缺点是扫描时间相对较长。因此，在常规 SE 序列的基础上，开发了快速自旋回波（fast spin echo，FSE）序列，使扫描时间显著缩短。

2）GRE 脉冲序列

常用的快速成像序列，具有多种类型，其中常规 GRE 脉冲序列最为敏感，临床应用也最多。该序列由一次小于 90° 的小角度（或稍大于 90°）激励脉冲和读出梯度的反转构成。读出梯度的反转用于克服梯度场带来的去相位，使质子相位重聚产生回波，由于梯度复相位产生回波，故称 GRE。

GRE 序列的主要优点是扫描速度快、成像时间短，空间分辨率及信噪比均较高。主要用于屏气下腹部单层面快速扫描、动态增强扫描、血管成像、关节病变等检查。快速 GRE 成像序列进一步提高了扫描速度，能够在一次屏气下完成十几层面的扫描成像。

3）IR 脉冲序列

首先使用一次 180° 反转脉冲使全部质子的净磁矢量反转 180°，达到完全饱和；当质子的纵向磁化恢复一定时间后，施加一次 90° 脉冲使已恢复的纵向磁化翻转为横向磁化，再施加一次 180° 复相位脉冲，取得 SE，故也称为反转恢复自旋回波（inversion recovery spin echo，IRSE）。

IR 脉冲序列主要用于获得重 T_1WI，以显示解剖结构，通过选择适当的反转时间（time of inversion，TI）可得到不同质子纵向磁化的显著差异，获得比 SE 脉冲序列更显著的 T_1 加权效果。IR 脉冲序列的主要优点是 T_1 对比效果好、信噪比高，缺点是扫描时间长。

STIR 脉冲序列是 IR 脉冲序列中的一个类型，特征是选择特殊的 T_1 值，恰好使脂肪质子的纵向磁化恢复到 0 时施加 90° 脉冲，因此，在 90° 脉冲后脂肪质子无横向磁化而无信号产生。主要用途是在 T_1WI 中抑制脂肪的短 T_1 高信号，即脂肪抑制。

液体衰减反转恢复脉冲（fluid attenuated inversion recovery pulse，FLAIR）序列是 IR 序列的另一个类型，其特征是选择特殊的 T_1 值，使脑脊液信号被抑制，主要用于 T_2WI 和 PDWI 中抑制脑脊液的高信号，使与脑脊液相邻的长 T_2 病变信号显示得更清楚，在中枢神经系统检查中应用价值较大。

4）回波平面成像（echo planar imaging，EPI）

EPI 是目前成像速度最快的技术，可在 30ms 内采集一幅完整的图像，使每秒钟获取的图像达到 20 幅。EPI 技术可与所有常规成像序列进行组合。EPI 的最大优点是扫描时间极短而图像质量相当高，可最大限度地去除运动伪影，除适用于心脏成像、腹部成像、流动成像外，还可进行灌注和弥散成像等功能成像，此外，还可用于实时 MRI 和介入 MRI。

2. 脂肪抑制

短 T_1 高信号可来源于脂肪、亚急性期血肿、富含蛋白质的液体及其他顺磁性物质，采用如 STIR 等特殊序列可将图像上由脂肪成分形成的高信号抑制下去，使其信号强度降低，即脂肪抑制，而非脂肪成分的高信号不被抑制，保持不变，从而可鉴别出是否为脂肪组织。

3. 磁共振血管成像（magnetic resonance angiography，MRA）

MRA 是使血管成像的 MRI 技术，一般无须注射对比剂即可使血管显影，安全无创，可多角度观察，但目前 MRA 对显示小血管和小病变效果仍不够理想，还不能完全替代数字减影技术。常用的 MRA 技术有时间飞越（time of flight，TOF）法和相位对比（phase contrast，PC）法。近几年，为提高 MRA 的准确性，又推出了对比剂增强的 MRA。

4. MR 水成像

MR 水成像是采用长 TR、很长 TE 获得重度 T_2WI，从而使体内静态或缓慢流动的液体呈现高信号，而实质性器官和快速流动的液体，如动脉血，呈低信号的技术，可得到类似对含水器官进行直接造影的图像。

目前常用的 MR 水成像技术包括 MR 胆胰管成像（MR cholangio pancreatography，MRCP）、MR 尿路造影（MR urography，MRU）、MR 脊髓造影（MR myelography，MRM）等。MR 水成像具有无需对比剂、安全无创、适应证广、成功率高等优点。

5. 磁共振功能成像（functional magnetic resonance imaging，fMRI）

fMRI 是在病变尚未出现形态变化之前，利用功能变化来形成图像，以进行疾病早期诊断或研究某一脑部结构的功能，主要包括弥散成像（diffusion weighted imaging，DWI）、灌注成像（perfusion weighted imaging，PWI）、皮质激发功能定位成像（fMRI）和磁共振波谱成像（MRS）等。

3.1.4　MRI 的优点和限制

MRI 的优点如下：

（1）无 X 线电离辐射，对人体安全无创；

（2）图像对脑和软组织分辨率极佳，解剖结构和病变形态显示清晰；

（3）多方位成像，便于显示体内解剖结构和病变的空间位置和相互关系；

（4）多参数成像；

（5）除可显示形态变化外，还能进行功能成像和生化代谢分析。

MRI 的限制如下：

（1）不能对带有心脏起搏器或体内有铁磁性物质的患者进行检查；

（2）需要监护设备的危重患者不能进行检查；

（3）对钙化的显示远不如 CT，难以对以病理性钙化为特征的病变作诊断；

（4）常规扫描时间较长，对胸、腹检查受限；

（5）对质子密度低的结构如肺和骨皮质显示不佳；

（6）设备昂贵，尚未普及。

3.1.5　MRI 成像中的伪影

MRI 图像中的假影像为伪影，常见的伪影有装备伪影、运动伪影、金属异物伪影等。其中，装备伪影是指与 MRI 系统设备有关的伪影，产生的原因主要是由于硬件故障或受干扰、MRI 技术内在缺陷、参数选择不合理等，主要包括折叠伪影、化学位移伪影、截断伪影、数据出错伪影等。运动伪影是指病人躁动或者生理性运动产生的伪影。金属异物伪影是指铁磁性金属会引起图像的严重变形。

3.1.6　MRI 设备

磁共振成像设备包括主磁体、梯度系统、射频系统、计算机及数据处理系统以及辅助设备等部分。

主磁体用于产生强外磁场，目前常用的有超导型和永磁型两种。磁体性能的主要参数有磁场强度、磁场均匀性和磁场稳定性等。梯度系统主要由 X、Y、Z 三组梯度线圈组成，作用是产生梯度磁场，为人体 MRI 信号提供空间定位三维编码的条件。射频系统包括发射射频脉冲的射频发射器和发射线圈及采集 MR 信号的接收线圈等。计算机系统主要包括模-数转换器、阵列处理器及计算机等。

3.2　MRI 的临床应用

3.2.1　中枢神经系统病变

1．中枢神经系统 MRI 检查技术

颅脑常规进行横断面、矢状面扫描，颅底、脑桥小脑角及天幕附近病变辅以冠状面扫描。垂体及鞍区结构病变需冠状面及矢状面扫描。主要注意以下几点：

（1）常规获取 T_1WI、T_2WI 及 FLAIR 图像；

（2）头颅 MRA 用于血管性疾病诊断；

（3）MR 增强扫描可增加病变与正常脑组织的对比，提供更多的诊断信息；

（4）DWI 主要用于急性脑缺血的研究，PWI 用来反映脑组织微循环的分布及血流灌注情况；

（5）fMRI 是通过检测病人接受刺激后的脑灌注变化来研究皮层活动的功能定位；MRS可检测外伤、肿瘤或癫痫病人脑组织的代谢情况。

2．正常 MRI 表现

（1）脑组织：灰、白质对比清晰，T_1WI 灰质信号较白质低，T_2WI 灰质信号高于白质。

（2）脑池、脑室及脑沟内脑脊液：T_1WI 为低信号，T_2WI 为明亮高信号（见图 3.2.1）。

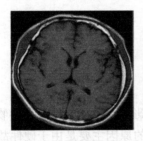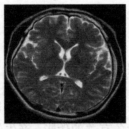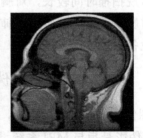

图 3.2.1　正常颅脑轴位 T_1WI、T_2WI 及矢状位 T_1WI

（3）颅骨、空腔及软组织：头皮及肌肉 T_1WI 为等信号，T_2WI 为低信号，皮下脂肪：T_1WI 为高信号，T_2WI 为稍高信号；颅骨内、外板：T_1WI、T_2WI 均为低信号，板障：T_1WI 及 T_2WI 皆为高信号，颅骨呈"夹心饼"样三层结构，鼻窦及乳突气腔内无信号。

（4）脑血管：流速较快的血管表现为低信号，流速较慢的血管则为高信号（见图 3.2.2）。

（5）颅神经：高场 MRI 可清楚显示颅神经走行，T_1WI 为等信号（见图 3.2.3）。

通过 MRI 横断面可见两侧咽隐窝对称，咽鼓管圆枕和咽鼓管口清楚，鼻咽黏膜、黏膜

下层外肌群形态及咽旁间隙组织如颈内动脉、颈静脉等结构。口咽部上起软腭悬雍垂，下止于舌骨平面。MRI 横断面扫描可显示口咽黏膜、黏膜下咽缩肌、咽旁间隙、咽柱、扁桃体组织。MRI 可通过扁桃体的低信号边缘与上咽缩肌及咽旁间隙脂肪组织分开。下咽部上起舌骨平面，下止食管入口，由下咽侧壁、两侧梨状隐窝组成。MRI 横断面图像清楚地显示下咽后壁黏膜，黏膜下颈长肌群；两侧梨状隐窝对称，大小一致，黏膜面光滑整齐。

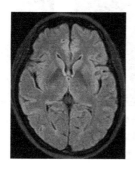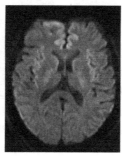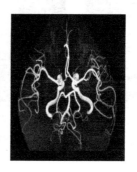

图 3.2.2　正常颅脑 FLAIR、DWI 及 MRA 图像

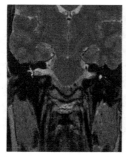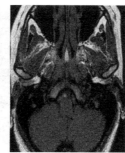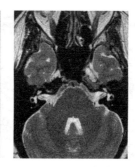

图 3.2.3　正常颅脑桥小脑角区 MR 图像

3．中枢神经系统常见疾病诊断

1）星形细胞瘤 MRI 表现

幕上星形细胞瘤 T_1WI 为低信号，T_2WI 为高信号，肿瘤信号常不均匀，增强扫描偏良性的肿瘤多无增强；增强扫描偏恶性的肿瘤多有增强，其表现多种多样，可呈均匀一致性增强，也可呈不均匀或花环状增强。肿瘤周围水肿 T_1WI 为低信号，T_2WI 为高信号，增强扫描无强化。小脑星形细胞瘤与幕上星形细胞瘤相比，囊变率高，水肿较轻，边界相对清楚。T_1WI 为低信号，T_2WI 为高信号，囊变区 T_1WI 信号更低。增强扫描后肿瘤实质部分强化，有利于区别肿瘤的囊性和实性（见图 3.2.4）。

2）少突胶质细胞瘤 MRI 表现

肿块在 T_1WI 上呈低、等信号，在 T_2WI 上呈高信号，信号不均匀。有轻度的瘤周水肿。增强扫描近半数肿块强化。

3）脑膜瘤 MRI 表现

脑膜瘤信号多与皮质接近，T_1WI 为等信号，T_2WI 多为等或稍高信号。内部信号可不均匀，表现为颗粒状、斑点状，有时呈轮辐状，与肿瘤内血管、钙化、囊变、砂粒体和肿瘤内纤维分隔有关。周围水肿 T_1WI 为低信号，T_2WI 为高信号。脑膜瘤侵及颅骨时，其三层结构消失，原规整弧形的骨结构变得不规则。增强扫描后肿瘤出现明显均匀强化。部分肿瘤邻近脑膜呈窄带状强化，即脑膜尾征（见图 3.2.5）。

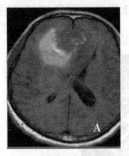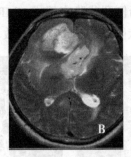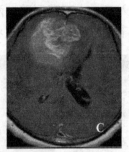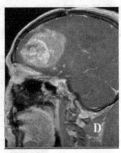

（a）右侧额叶病灶，T_1WI　　（b）T_2WI 上呈长 T_2 信号，　　（c）增强扫描后病灶不均匀　　（d）矢状位增强图像
　　上呈长 T_1 信号　　　　　　病灶周围水肿明显　　　　强化，脑中线结构左移，双
　　　　　　　　　　　　　　　　　　　　　　　　　　　　　侧侧脑室受压变窄

图 3.2.4　星形细胞瘤

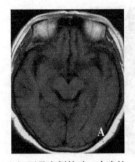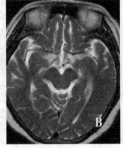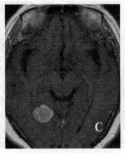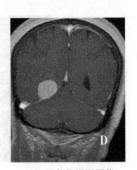

（a）可见右侧枕叶一个略长　　（b）呈略长 T_2 信号，且可　　（c）增强扫描病灶较均匀强化　　（d）冠状位增强图像
　　T_1 信号，临近脑实质受压　　见脑积液环绕征

图 3.2.5　脑膜瘤

4）垂体腺瘤 MRI 表现

（1）垂体微腺瘤

T_1WI 呈低信号，多位于垂体一侧，伴出血时为高信号；T_2WI 呈高信号或等信号。垂体高度增加，上缘膨隆，垂体柄偏斜。增强扫描后肿瘤信号早期低于垂体，后期高于垂体。

（2）垂体大腺瘤

鞍内肿瘤向鞍上生长，信号强度与脑灰质相似或略低。正常垂体多被完全淹没而不能显示。肿瘤向鞍隔上生长，冠状面呈葫芦状。鞍上池也可受压变形、闭塞。肿瘤可向鞍旁生长，影响颈内动脉和 Willis 环。增强扫描后，除囊变、坏死、出血和钙化外，肿瘤组织明显强化（见图 3.2.6）。

5）颅咽管瘤 MRI 表现

T_1WI 可以是高信号、等信号、低信号或混杂信号。这与病灶内的蛋白、胆固醇、正铁血红蛋白、钙质及散在骨小梁的含量多少有关。T_2WI 以高信号多见。但钙质、骨小梁结构可为低信号。增强扫描后肿瘤实质部分呈现均匀或不均匀增强，囊性部分呈壳状增强（见图 3.2.7）。其他占位征象与 CT 扫描相似。

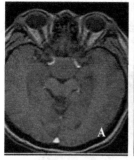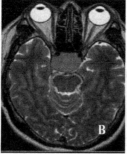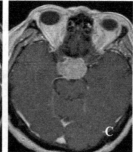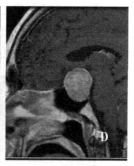

（a）T₁WI 图像可见蝶鞍内　　（b）T₂WI 病灶呈等或　　（c）增强图像可见病灶　　（d）矢状位增强图像
　　一个肿块影，病　　　　　　略高信号　　　　　　　较均匀强化
　　灶呈等信号

图 3.2.6　垂体瘤

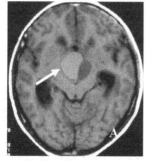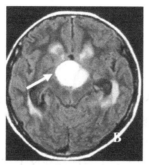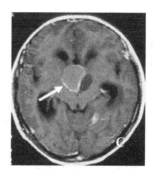

（a）T₁WI 可见鞍上区囊、实性肿物　　（b）T₂WI 可见呈高信号　　（c）增强扫描后病变呈环形强化

图 3.2.7　颅咽管瘤

6）听神经瘤 MRI 表现

听神经瘤是脑桥小脑角区最常见的肿瘤，多呈不均匀长 T_1 和 T_2 信号，多有囊变，囊变区在 T_1WI 上显示为明显低信号，在 T_2WI 上显示为高信号，增强扫描后肿瘤实性部分增强，囊变部分无强化（见图 3.2.8）。当听神经瘤较大时，可出现脑外占位征象，其表现与 CT 扫描所见相同。

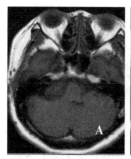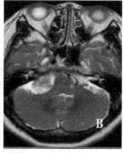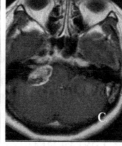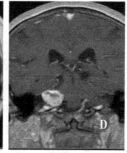

（a）T₁WI 右侧脑桥小脑角区　　（b）T₂WI 病灶呈以高信号　　（c）可见病灶经增强扫描　　（d）冠状位增强图像
　　可见一个略低信号病灶　　　　为主的混杂信号　　　　　后呈明显强化

图 3.2.8　听神经瘤

7）脑转移瘤 MRI 表现

肿瘤在 T_1WI 图像上为低信号，在 T_2WI 图像上为高信号，肿瘤周围水肿广泛，占位效应明显。增强扫描后肿瘤明显强化，转移瘤强化形态多种多样，如结节状、环形、花环状，有时内部可见有不规则的小结节（见图 3.2.9）。

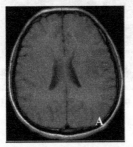 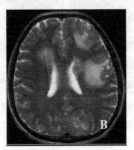 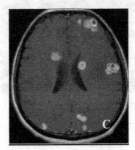

（a）T_1WI 可见双侧基底节区、左侧　　　（b）T_2WI 病灶呈高信号，　　　（c）增强扫描可见病灶明显强
额叶、双侧枕叶多发类圆形　　　　　　病灶周围可见水肿　　　　　　化，部分病灶呈环形强化
略低信号，大小不等

图 3.2.9　脑转移瘤

8）脑梗死 MRI 表现

梗死区在 T_1WI 图像上表现为更低信号，在 T_2WI 及 FLAIR 序列上信号更高，增强扫描可见梗死区呈现脑回状强化。梗死后期大的病灶形成软化灶，类似脑脊液。超急性期梗死区在常规 MRI 阴性时，DWI 为高信号，PWI 为低灌注状态；急性期梗死区 DWI 呈高信号，PWI 呈低灌注状态（见图 3.2.10）；3 天后梗死区 DWI 呈低信号，PWI 呈低灌注状态。

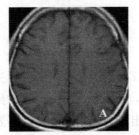 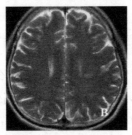 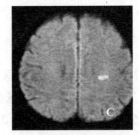

（a）T_1WI 左侧基底节区可见条状低信号　　　（b）T_2WI 病灶呈高信号　　　（c）DWI 上呈明显高信号

图 3.2.10　脑梗死

9）脑出血 MRI 表现

脑出血的 MRI 信号表现较复杂，主要与血肿内成分的演变有关。

超急性期：T_1WI 为等信号，T_2WI 呈等信号、不均匀信号或高信号。

急性期：T_1WI 为等或稍低信号，T_2WI 呈低信号。

亚急性期：早期由 T_1WI 等或低信号逐渐演变为周边高信号、中心等或低信号，T_2WI 仍为低信号，随后 T_1WI 及 T_2WI 均为周边高、中间低信号。晚期 T_1WI 及 T_2WI 全部为高信号（见图 3.2.11）。

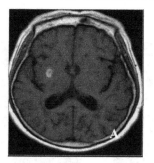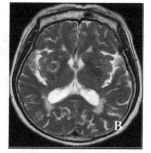

（a）T_1WI 可见右侧基底节区一个　　　　（b）T_2WI 病灶中心低信号，周边高信号
高信号影像，病灶中心呈低信号

图 3.2.11　脑出血

慢性期：T_1WI 和 T_2WI 均为高信号，边缘可见环状低信号影像，为含铁血黄素沉积形成。血肿充分吸收，T_1WI 及 T_2WI 均为不均匀略低或低信号影像。软化灶形成时 T_1WI 为低信号，T_2WI 为高信号，周边为低信号影像围绕。

10）蛛网膜下腔出血 MRI 表现

急性蛛网膜下腔出血在 T_1WI 上表现为比脑脊液稍高的信号影像，T_2WI 为脑脊液稍低的信号影像。亚急性期可在蛛网膜下腔内出现局灶性的短 T_1WI 信号影像。慢性期在 T_2WI 上出现含铁血黄素沉积形成的低信号影像，较具特征性。

11）颅内动脉瘤 MRI 表现

无血栓动脉瘤的 T_1WI 与 T_2WI 均为无信号流空影像。较大动脉瘤内常有涡流，血流快的部分出现"流空效应"，血流慢的部分在 T_1WI 图像上为低信号或等信号，T_2WI 上为高信号。有血栓形成时多呈环形层状排列的高低相间的混杂信号，由瘤壁内反复出血和血栓逐层形成所致。MRA 上动脉瘤显示为与载瘤动脉相连的囊状物，增强 MRA 可显示 3mm 的动脉瘤（见图 3.2.12）。

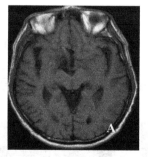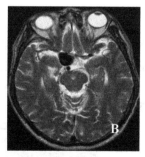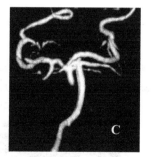

（a）T_1WI 可见右侧大脑　　　（b）T_2WI 可见一个类　　　（c）MRA 显示动脉瘤全貌
脚旁一个长 T_1 信号　　　　　圆形短 T_2 信号

图 3.2.12　颅内动脉瘤

12）化脓性脑脓肿 MRI 表现

急性脑炎期 T_1WI 为低信号，T_2WI 为高信号，占位效应明显。脓肿形成期 T_1WI 脓肿和其周围水肿为低信号，脓肿壁为等或低信号。增强扫描脓肿壁显著强化，脓腔不强化。

脓肿壁一般光滑，无结节（见图 3.2.13）。

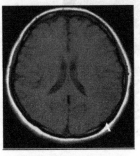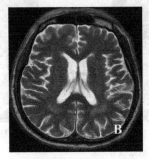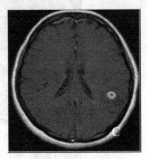

（a）左侧颞枕交界处可见　　（b）T₂WI 病灶呈低信号，中心呈　　（c）增强扫描病灶呈环形强化
一个类圆形长 T_1 信号影像　　高信号，病灶周围可见水肿

图 3.2.13　脑脓肿

13）脑白质脱髓鞘 MRI 表现

双侧半卵圆中心及脑室深部脑白质呈长 T_1 和长 T_2 信号，无占位效应，异常信号大小不等，形状不规则，边缘不清楚，常伴有脑梗死及萎缩表现（见图 3.2.14）。

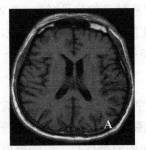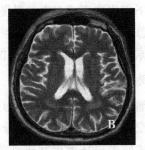

（a）T_1WI 可见双侧侧脑室旁对称性　　（b）T_2WI 病灶呈高信号
分布的边界不清低信号

图 3.2.14　脑白质脱髓鞘

14）多发性硬化 MRI 表现

属脱髓鞘性病变。病灶主要位于侧脑室周围以及深部脑白质，脑干以中脑的大脑脚为多。横断面病灶呈圆形或椭圆形，冠状面呈条状，可垂直于侧脑室，这种征象称为"直角脱髓鞘征象"。这是因为病灶源于静脉周围。病灶 T_1WI 为低信号，T_2WI 为高信号（见图 3.2.15）。活动期斑块明显异常增强。

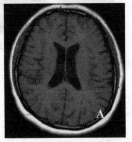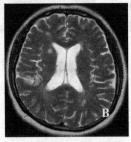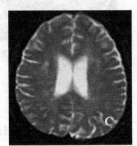

（a）T_1WI 可见双侧侧脑室旁数个类圆形长低信号影像　　（b）T_2WI 上病灶呈高信号　　（c）DWI 上病灶呈高信号

图 3.2.15　多发性硬化

15）蛛网膜囊肿 MRI 表现

T₁WI 呈低信号，T₂WI 呈高信号，与脑脊液信号完全一致，但当囊液内蛋白和脂类成分较高时，在 T₁WI 和 T₂WI 上，其信号均可稍高于正常脑脊液（见图 3.2.16）。

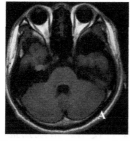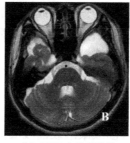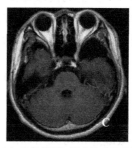

（a）T₁WI 图像上左侧颞部可见一个类圆形低信号　　（b）T₂WI 上呈高信号　　（c）病灶增强扫描未见明显强化

图 3.2.16　蛛网膜囊肿

16）室管膜瘤 MRI 表现

肿瘤在 T₁WI 上呈低信号，在 T₂WI 上呈高信号，大的肿瘤因出血、坏死、囊变，其信号强度可不均匀，坏死和囊变表现为更长 T_1 和长 T_2 信号。增强扫描可见肿瘤实质强化，肿瘤周围水肿以及坏死和囊变无强化（见图 3.2.17）。

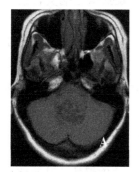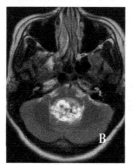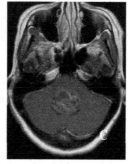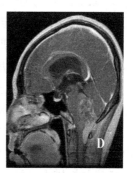

（a）T₁WI 可见第四脑室旁一个　　（b）T₂WI 病灶呈以高信号　　（c）增强扫描病灶不均匀强化　　（d）矢状位增强图像
类圆形的低信号病灶　　　　　　为主的混杂信号

图 3.2.17　室管膜瘤

17）神经鞘瘤与神经纤维瘤 MRI 表现

T₁WI 上肿瘤呈略高于或等于脊髓的信号，边缘光滑，常较局限，肿瘤常位于脊髓背侧，脊髓受压移位，肿瘤同侧蛛网膜下隙扩大。T₂WI 上肿瘤呈高信号。增强扫描肿瘤均无明显强化，边界更加清楚锐利，与脊髓分界清楚。横断面或冠状面图像能清晰观察到肿瘤穿出神经孔的方向和哑铃状肿瘤全貌。

18）脊膜瘤 MRI 表现

T₁WI 上呈肿瘤等信号，T₂WI 上肿瘤信号多有轻度增高，增强扫描肿瘤显著强化，与脊髓界限清楚，脊髓多向健侧移位。MRI 矢状面和横断面能更清晰显示脊髓受压情况及肿瘤全貌。

19）脊髓空洞症 MR 表现

矢状面图像能清晰地显示空洞的全貌，在 T_1WI 上表现为脊髓中央低信号的管状扩张，在 T_2WI 上空洞内液体呈高信号。若空洞内液与脑脊液通路相交通并具有搏动时，则出现脑脊液流空征，即在 T_2WI 上表现为低信号或在高的空洞内有低信号区。横断面上空洞多呈圆形，边缘清楚光滑。增强扫描后脊髓空洞无明显强化。

3.2.2　头颈部病变

1. MR 检查技术

眼眶通常可采用标准颅脑线圈或眼眶表面线圈，或两者结合使用。常规扫描采用矢状面、横断面和冠状面，层厚为 1～5mm，同时做 T_1WI 及 T_2WI，脂肪抑制序列可降低球后脂肪的高信号，有利于部分病灶的观察。增强扫描主要用于鉴别诊断。

鼻和鼻窦的常规扫描包括横断面、冠状面和/或矢状面，T_1WI 显示解剖结构较清楚，T_2WI 显示病变特性较好，层厚为 5mm。通常采用头颅线圈，在检查前注意摘掉假牙。MRI 增强扫描有助于区别肿瘤与炎症，确定肿瘤的侵犯范围。

咽部常规扫描采用矢状面、横断面、冠状面的 T_1WI 横切面和/或冠状面的 T_2WI，层厚为 5～6mm。横断面扫描平面平行于硬腭或声带。MRI 增强扫描对可疑血管性病变，或可疑肿瘤侵入颅内、确定肿瘤形态、大小及邻近组织的浸润范围。

喉部使用颈线圈或颈表面线圈，作喉部矢状面、横断面和冠状面的 T_1WI 及横断面和/或冠状面的 T_2WI，厚度为 3～5mm。

耳部 MRI 扫描包括冠状面、横断面的 T_1WI 和 T_2WI，扫描层厚为 2～5mm。其特殊 MRI 检查主要是采用水成像技术作内耳淋巴成像。

颈部 MRI 平扫 T_1WI 或 T_2WI 的皮肤及皮下脂肪均呈高信号强度。肌肉、神经、淋巴结均呈中等信号强度，动脉、静脉血流信号流空，组织间脂肪结缔组织均呈高信号强度。常规 MRI 增强扫描大动脉和静脉信号仍然流空，增强扫描后无强化，小或流速缓慢的静脉可明显强化。增强扫描后进行横断面、冠状面、矢状面的 T_1WI，和横断面或冠状面的 T_2WI 扫描。

甲状腺在 MRI 的 T_1WI 和 T_2WI 图像上均呈中等偏高信号强度。

2. 正常 MR 表现

MRI 平扫的 T_1WI 图像可见鼻腔鼻道和鼻窦腔呈极低信号强度区，鼻窦肌壁和鼻中隔、鼻甲骨呈低信号强度，鼻甲黏膜和鼻窦黏膜呈中等信号强度。T_2WI 上鼻窦窦腔和鼻道、鼻和鼻窦骨质仍呈低信号强度，鼻甲和鼻窦黏膜呈高信号强度。MRI 增强扫描后鼻甲和鼻窦黏膜强化明显。

MRI 横断面见两侧咽隐窝对称，咽鼓管圆枕和咽鼓管口清楚，鼻咽黏膜、黏膜下层外肌群形态及咽旁间隙组织如颈内动脉、颈静脉等结构。口咽部上起软腭悬雍垂，下止于舌骨平面。MRI 横断面扫描可显示口咽黏膜、黏膜下咽缩肌、咽旁间隙、咽柱、扁桃体组织。MRI 可通过扁桃体的低信号边缘与上咽缩肌及咽旁间隙脂肪组织分开。MRI 横断面清楚地显示下咽后壁黏膜，黏膜下颈长肌群；两侧梨状隐窝对称，大小一致，黏膜面光滑整齐（见图 3.2.18）。

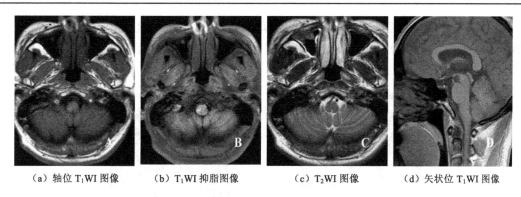

（a）轴位 T_1WI 图像　　（b）T_1WI 抑脂图像　　（c）T_2WI 图像　　（d）矢状位 T_1WI 图像

图 3.2.18　正常鼻咽

　　MRI 可显示喉部矢状面、横断面和冠状面的影像，喉软骨在未钙化前在 T_1WI、T_2WI 呈中等信号强度，钙化后呈低信号强度；喉肌在 T_1WI 和 T_2WI 呈低于软骨的偏低均匀信号强度；喉黏膜在 T_1WI 呈中等信号强度，T_2WI 信号强度明显增高；喉旁间隙在 T_1WI 和 T_2WI 均呈高信号强度；喉前庭、喉室和声门下区则均呈极低信号强度。喉外颈动、静脉信号流空。

　　MRI 的 T_1WI 和 T_2WI 图像上肌锥和视神经呈中等信号强度，球后脂肪呈均匀高信号强度，血管信号流空。MRI 的 T_1WI 显示前房和玻璃体呈均匀低信号强度，晶状体呈中等信号强度；T_2WI 上前房和玻璃体信号强度均匀增高。T_1WI 和 T_2WI 见泪腺呈中等信号强度，泪囊显示不清，鼻泪管黏膜在 T_2WI 上信号强度增高（见图 3.2.19）。

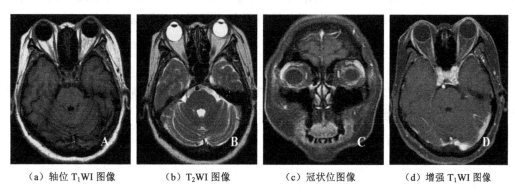

（a）轴位 T_1WI 图像　　（b）T_2WI 图像　　（c）冠状位图像　　（d）增强 T_1WI 图像

图 3.2.19　正常眼眶

3. 常见疾病诊断

1）炎性假瘤 MR 表现

T_1WI 病变呈低、中等均匀或不甚均匀信号强度；T_2WI 病变呈中、高信号强度，病变后期信号强度增高不显著。增强扫描可见病变轻度强化。

2）血管瘤 MR 表现

T_1WI 肿瘤呈均匀中等信号强度肿块，T_2WI 信号强度均匀增高明显。MRI 增强扫描后，肿瘤强化显著。

3）化脓性鼻窦炎 MR 表现

T_1WI 病变早期黏膜增厚呈中等偏低信号强度，积脓时脓液呈低、中等信号强度；T_2WI

增厚黏膜和脓液信号强度明显增高。晚期增厚黏膜、息肉肉芽组织 T_1WI 呈偏低信号强度，T_2WI 呈高信号强度；增生骨质呈低信号强度（见图 3.2.20）。增强扫描后增厚的黏膜强化明显。

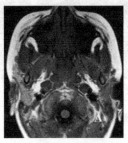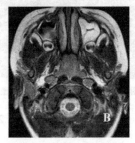

（a）T_1WI 可见双侧上颌窦黏膜增厚，呈低信号　　　（b）T_2WI 病灶呈高信号

图 3.2.20　化脓性鼻窦炎

4）乳头状瘤 MR 表现

MRI 平扫见鼻腔鼻窦肿块在 T_1WI 上呈低或中等偏低信号强度，T_2WI 信号强度不均匀增高，窦腔扩大；周围组织器官受压移位。MRI 增强扫描显示肿瘤不均匀中等强化。

5）鼻窦恶性肿瘤 MR 表现

T_1WI 可见肿瘤呈低、中等均匀或不均匀信号强度，T_2WI 肿瘤信号强度增高较明显，但低于窦内积液的信号强度。MRI 增强扫描可见肿瘤呈现中等不均匀强化，肿瘤侵犯周围组织。

6）咽后及咽旁脓肿 MR 表现

T_1WI 可见脓肿呈均匀偏低信号强度区，T_2WI 脓肿呈较均匀高信号强度，脓肿范围显示清楚，压迫周围组织器官移位。MRI 增强扫描显示脓肿壁强化，脓液无强化。

7）鼻咽癌 MR 表现

MRI 平扫 T_1WI 可见肿瘤呈低、中等信号强度，T_2WI 病变信号强度增高，呈中、高信号强度。MRI 增强扫描可见病变呈不均匀或均匀强化（见图 3.2.21）。

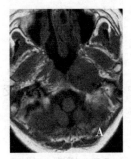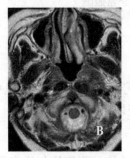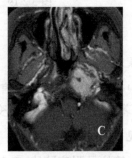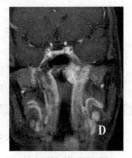

（a）T_1WI 可见左侧鼻咽腔　　（b）T_2WI 病灶呈稍高信号　　（c）增强扫描病变明显强化　　（d）增强冠状位图像
　　狭窄，左侧咽隐窝消
　　失，病灶呈略低信号

图 3.2.21　鼻咽癌

8）喉癌 MR 表现

T_1WI 肿瘤呈低、中等均匀信号强度，T_2WI 信号强度增高，呈中等或高信号强度。MRI 增强扫描肿瘤强化明显。

9）化脓性中耳乳突炎 MR 表现

T_1WI 可见炎症部分信号强度较正常组织有所增高，T_2WI 炎症信号强度明显增高。

10）中耳癌 MR 表现

MRI 平扫 T_1WI 可见肿瘤呈偏低、中等信号强度，T_2WI 肿瘤信号强度明显增高，肿瘤位于中耳，侵犯破坏周围组织。MRI 增强扫描可见肿瘤强化较明显。

11）颈淋巴结肿大 MR 表现

T_1WI 显示淋巴结肿大呈较低、中等均匀信号强度；T_2WI 其信号强度增高，炎症引起肿大淋巴结信号明显增高；结核引起肿大淋巴结信号不如炎症高，有时不甚均匀；淋巴瘤呈中等或较高信号强度，转移瘤淋巴结的信号强度与原发肿瘤一致。

12）甲状腺肿瘤 MR 表现

T_1WI 腺瘤呈境界清楚的低、等或高信号强度结节，其中高信号强度者多为滤泡型腺瘤的腺体内胶样物所致；腺癌呈境界不规则的低、中等信号强度。T_2WI 腺瘤或腺癌信号强度均升高较明显，腺癌形态不规则，侵犯周围组织并引起淋巴结肿大。增强扫描可见腺癌强化明显，形态不规则。

3.2.3　胸部病变

1. 胸部 MRI 检查技术

1）呼吸系统 MRI 检查

一般采用 FSE 序列。对于肺门及纵隔病变往往需加用梯度回波序列。为减少呼吸运动的伪影，胸部 MRI 检查应当使用呼吸门控或屏气扫描。增强扫描用于肺血管病变的诊断和肺内结节等病变的鉴别诊断。

2）乳腺 MRI 检查

可用体线圈，对一般乳腺病变即可做出诊断，但为了显示乳腺和微细结构，必须用乳腺专用线圈。目前，临床上最常采用的是自旋回波序列，但随着脂肪抑制技术、快速成像序列的不断更新和采用，使乳腺 MRI 检查的准确性及敏感性得到更大提高。

2. 正常 MRI 表现

1）呼吸系统

气管与支气管的管腔内无质子，表现为极低信号。其管壁在 T_1WI 中呈中等信号强度。对肺段以下的支气管，MRI 难以显示。矢状位或倾斜的冠状面可显示气管与主支气管的完整行程。

肺泡内质子密度很低，故肺实质 MR 信号很弱，两侧肺野表现为极低信号。肺纹理、肺内叶间裂及小叶间隔显示较差。肺门及纵隔淋巴结呈圆形及卵圆形中等信号，边缘光滑整齐。胸腺呈中等信号强度，边缘清楚，信号均匀，其体积在青春期最大，其后逐渐萎缩。由于流空效应，心脏及血管腔内血流在 SE 序列中无信号呈黑色，在梯度回波序列中则呈高信号。心脏肌层及血管在 SE 序列中呈中等信号。食管呈圆形中等信号，食管黏膜在 T_2WI 中呈高信号。胸壁肌肉组织在 T_1WI 中呈中等信号，在 T_2WI 中呈更低信号。脂肪组织呈高信号。骨皮质内质子密度很低，呈低信号，而其中的骨髓由于含有大量脂肪而呈高信号。横膈呈低信号的细线状影像。

2）乳腺

乳腺内不同的结构有不同的 MRI 表现。脂肪组织在 T_1WI 上呈明显高强度信号，在 T_2WI 上呈中等强度信号。由腺体、乳管和间质结构组成的复合结构在 T_1WI 和 T_2WI 上呈灰白信号，但明显低于脂肪信号（见图 3.2.22）。

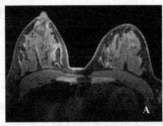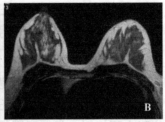

图 3.2.22　正常乳腺

3．常见疾病诊断

1）胸腺瘤 MRI 表现

在 T_1WI 上胸腺瘤与邻近的正常胸腺组织或肌肉的信号相似，在 T_2WI 上其信号强度增加，与脂肪信号相似。肿瘤内的分隔使其信号不均匀。可显示病变的囊变及出血。

2）畸胎类肿瘤 MRI 表现

MRI 可显示囊性变及脂肪，病变的信号不均匀，不易显示肿瘤的钙化。

3）淋巴瘤 MRI 表现

MRI 表现与 CT 相似。平扫 MRI，由于流空效应，可较好地区分肿瘤与血管的结构（见图 3.2.23）。

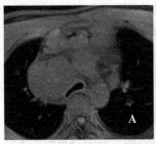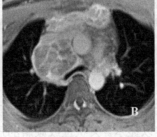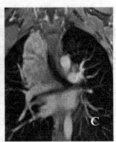

（a）T_1WI 右上纵隔可见多个　　　（b）T_2WI 增强后病变可见明显均　　　（c）冠状位增强图像
　　增大的淋巴结影像，部分融合　　　　匀强化，病变与大血管分界不清

图 3.2.23　淋巴瘤

4）神经源性肿瘤 MRI 表现

可准确地显示肿瘤的大小及形态，确定肿瘤是否侵入椎管。肿瘤的 MRI 信号复杂，可有不同的信号强度。

5）乳腺纤维腺瘤 MRI 表现

边界清楚的类圆形结节，在 T_1WI 上呈中低信号，在 T_2WI 上可呈不同信号强度（低、中、高信号），信号均匀。增强扫描后结节可强化或不强化，强化的表现多为缓慢渐进性的均匀强化或由中心向外围扩散的离心样强化，如图 3.2.24 所示为左侧乳腺内病变增强后呈缓慢、均匀强化。

6）乳腺癌 MRI 表现

乳腺癌肿块在 T_1WI 上多呈低信号，在 T_2WI 上多呈不均匀高信号，其信号强度介于正常乳腺组织和脂肪之间。肿块边缘不光滑，可见毛刺、分叶。皮肤增厚凹陷及乳头内陷也可显示。增强扫描后，肿块不同程度强化，常早期强化，强化方式多由边缘强化向中心渗透，呈向心样强化。如图 3.2.25 所示为右侧乳腺内病变，边缘可见毛刺，增强后呈快速向心样强化。

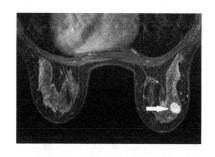 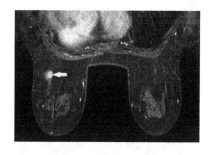

图 3.2.24　乳腺纤维腺瘤　　　　　　　　　图 3.2.25　乳腺癌

3.2.4　腹盆部病变

1. MR 检查技术

1）上腹部

仰卧位，先做横断面 T_1WI 及 T_2WI，再做冠状面 T_1WI 及 T_2WI，必要时加做矢状面成像，扫描范围从肝脏膈部至肝右下缘，扫描层厚及间隔通常为 10mm。增强扫描多采用三期动态增强扫描。磁共振胰管造影（MRCP）是一种无创性检查，其方法是利用水成像技术，在不需要注射对比剂的情况下可清楚地显示胰胆管全貌，对胰胆管梗阻性病变诊断颇有价值，其敏感度、特异度和准确度均在 90% 以上。

2）泌尿系统

泌尿系统 MRI 检查常规用 SE 序列，进行横断面 T_1WI 和 T_2WI 检查，必要时辅以冠状或矢状面 T_1WI 检查。层厚通常为 10mm。增强检查进行脂肪抑制技术的 T_1WI 扫描。磁共振尿路造影（magnetic resonance urography，MRU）主要用于检查尿路梗阻性病变，其不用对比剂也能显示扩张的肾盏、肾盂和输尿管。

3）生殖系统

MRI 对人体的生殖功能无副作用，能够更好地显示软组织，可直接三维成像，不需要注射对比剂即可显示血管结构，尤其是男性生殖疾病，如常见的前列腺增生肥大、前列腺癌的显示和分期方面，是最佳的影像诊断手段之一，有极高的敏感性及准确率。MRI 检查不需要任何特殊准备，只要膀胱较充盈，其目的是推开进入盆腔的小肠以减少肠蠕动的伪影。

2. 正常 MR 表现

1）上腹部

（1）肝脏

MR 平扫肝脏的解剖形态在横断面图像上与 CT 相似。正常肝实质 MR 信号均匀，T_1WI 上肝实质呈中等信号，比脾信号稍高；在 T_2WI 上其信号强度明显低于脾。肝门区及肝裂内因含有较多脂肪，故在 T_1WI 上呈不规则高信号，在 T_2WI 上其信号稍减低，但仍高于软组织信号。肝内外胆管因含胆汁，在横断面上呈圆点状或长条状长 T_1WI 低信号和长 T_2WI 高信号。肝内血管在 T_1WI 及 T_2WI 上多为黑色流空信号，与正常肝实质形成明显对比（见图 3.2.26）。增强扫描正常肝实质后呈均匀性强化，即肝实质信号强度在 T_1WI 上比平扫高，同时肝脏血管结构也出现对比增强，而肝内胆管不显示增强。

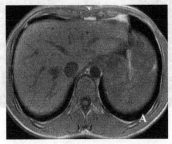

（a）T1WI 序列，肝脏实质对比显示良好，肝内胆管及腹主动脉及下腔静脉呈低信号

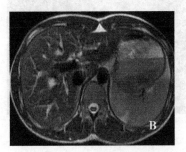

（b）T2WI 序列，肝内胆管呈高信号，腹主动脉及下腔静脉因"流空效应"呈低信号

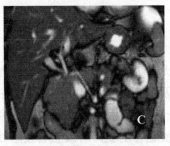

（c）冠状位 T_2WI 图像

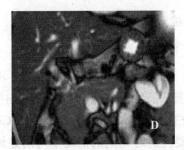

（d）冠状位 T_2WI 图像

图 3.2.26　正常上腹部肝脏 MRI

（2）胆道

正常肝内胆管及胆囊管在 MR 平扫上不易显示。在 T_1WI 上胆囊及胆总管呈均匀的低信号，在 T_2WI 上呈明显高信号，正常胆管树只能在 MRCP 上方可显示其全貌，呈均匀的高信号（见图 3.2.27）。

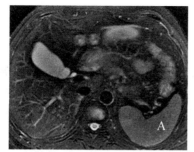 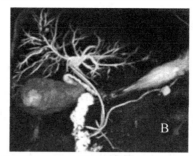

（a）T$_2$WI 抑脂序列，腹壁及腹腔内脂肪高信号　　　（b）MRCP 利用重 T$_2$WI 磁共振水成像技术突出显示
　　被抑制，更好地显示组织间对比　　　　　　　　　肝内胆管、胆总管、胆囊及胰管，其余组织呈低信号

图 3.2.27　正常上腹部黑色 MRI

（3）胰腺

正常胰腺 MR 信号强度在 T$_1$WI 及 T$_2$WI 上均与肝实质相似，呈均匀性中低信号，胰腺周围脂肪呈高信号。主胰管在 MRCP 上呈细条状高信号影像，平均长约为 15cm，其直径在胰头部为 4mm，在体部为 3mm，在尾部为 2mm。

（4）脾脏

在横断面上，脾的大小、形态与 CT 表现相似，一般不超过 4 个肋单元，边缘光滑。在冠状面上显示脾的大小、形态及其邻近器官的关系优于横断面。脾脏因含有大量血液，T$_1$WI 上脾信号低于肝脏，T$_2$WI 上信号强度比肝脏高。脾门血管呈黑色流空信号。

2）泌尿系正常 MRI 表现

（1）肾脏

肾脏在周围高信号或中等信号脂肪组织对比下，能够清楚显示，其边缘光整。在 T$_1$WI 上，由于肾皮质含水量低于髓质而呈较高信号，位于肾周边并深入肾锥体之间；肾髓质为较低信号，呈多个三角形结构即肾锥体，位于肾中心部位。在 T$_1$WI 脂肪抑制像上，肾皮、髓质信号差异更为显著。在 T$_2$WI 上，肾皮、髓质难以分辨，均呈较高信号。肾窦脂肪组织在 T$_1$WI 和 T$_2$WI 上分别呈高信号或中等信号。肾动脉和静脉由于流空效应均表现为无信号。增强检查肾实质强化形式取决于检查时间和成像速度，表现类似 CT 增强检查。

（2）输尿管

输尿管在 T$_1$WI 和 T$_2$WI 横断面检查时，自肾盂向下追踪，在周围高和中等信号脂肪组织对比下，有可能识别出正常腹段输尿管，呈点状低信号影像，而正常盆段输尿管难以识别。

（3）膀胱

膀胱平扫充盈，在横断面上呈类圆或类方形。腔内尿液富含游离水，呈长 T$_1$ 低信号和长 T$_2$ 高信号。膀胱壁信号强度类似肌肉，因而在 T$_1$WI 和 T$_2$WI 上均不同于壁外脂肪组织及腔内尿液，呈厚度一致的薄壁环状影像。增强检查膀胱腔内尿液，因含对比剂而信号增高。MRU 上正常含尿液的肾盏、肾盂、输尿管和膀胱皆为高信号，而背景结构为低信号，表现类似正常排泄性尿路造影。

3）生殖系统正常 MRI 表现

（1）女性生殖系统

子宫在 MRI 上可分为三层，即子宫肌层、联合带和内膜。在 T_1WI 上，子宫呈中等或低信号。子宫肌层呈低信号，子宫内膜呈高信号。在 T_2WI 上，子宫肌层呈中等信号；子宫内膜位于子宫中央显示为高信号，其厚度随月经周期而变化；子宫肌层与内膜之间的低信号带称为联合带（见图 3.2.28）。正常的卵巢可在 MRI 上显示。在排卵期，卵巢内有较大的卵泡时，表现为附件区一个或多个小圆形结构，形态规整，信号均匀，呈长 T_1、长 T_2 信号。

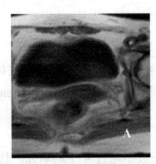 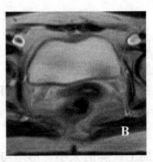

（a）T_1WI 序列，膀胱呈低信号，肌层呈低信号，　　　　（b）T_2WI 序列，膀胱呈高信号，子宫肌层为中等
　　内膜呈高信号，中间结合带仍呈低信号　　　　　　　　　　信号、子宫结合带呈低信号，子宫内膜呈高信号

图 3.2.28　正常膀胱、子宫 MRI 图像

（2）男性生殖系统

男性生殖系统主要包括前列腺、精囊腺、睾丸、附睾及输精管。前列腺呈栗子形或倒锥形，尖端向下，位于耻骨后、直肠前，其内有尿道和射精管通过。T_2WI 可分辨前列腺各带区。尿道前列腺部为前列腺前部绿豆大小的高信号区，其周围的环状低信号带为前列腺前区，移行区与中央区的信号相似，只能依解剖位置进行区分。前列腺后外侧部分两侧对称的新月形高信号区为边缘区。中央区仅出现于经前列腺上半部分的扫描层面内，为尿道周围区与边缘区之间的中等信号区。前纤维肌肉基质区信号很低，居前列腺最前部分，其最厚处出现于经前列腺上部的层面。

3. 常见疾病诊断

1）肝海绵状血管瘤 MRI 表现

海绵状血管瘤在 T_1WI 上呈均匀稍低信号，T_2WI 上随 TE 延长信号逐渐增高，重 T_2WI 上信号更高，称为"灯泡征"。增强扫描血管瘤动态变化同 CT 表现（见图 3.2.29）。

2）肝细胞癌 MRI 表现

T_1WI 上病灶多为边界不清楚的稍低信号，T_2WI 上信号稍高于正常肝组织，如肿瘤病灶内有脂肪变性、出血、坏死囊变等，可呈不均匀混合信号。增强扫描后有利于发现小病灶和等信号病灶，T_1WI 上多数呈不均匀强化信号，稍低于正常肝脏，边界更为清楚（见图 3.2.30）。

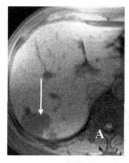
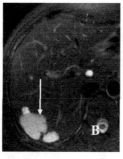
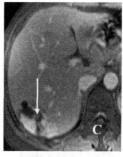
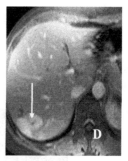

（a）T_1WI 可见肝右叶类　　（b）T_2WI 为长 T_2 信号　　（c）动脉期增强病灶边缘　　（d）静脉期病灶强化完全填充

圆形低信号病变　　　　影像，呈"灯泡征"　　可见异常的结节状强化　　至中央，符合肝血管瘤

"快进晚出"的强化特点

图 3.2.29　肝血管瘤

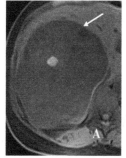
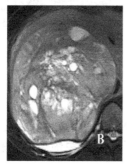
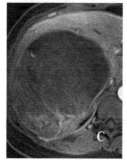
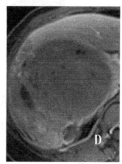

（a）肝右叶类圆形长 T_1 信　　（b）T_2WI 肝右叶病灶内信　　（c）增强动脉期病灶可见　　（d）延迟期病灶强化程度明

号影像，界限清晰，周围　　号不均匀，可见不规则　　异常不均匀强化　　显降低，符合肝癌"快

可见包膜影（白色箭头）　　高信号及低信号影像　　　　　　　进快出"的强化特点

图 3.2.30　肝细胞癌

3）肝转移瘤 MRI 表现

肝内多发性大小不等圆形结节影像，T_1WI 上多数呈边缘较清楚的低信号区，信号均匀或不均匀，T_2WI 上多呈高信号。有的肿瘤病灶中央可见小圆形长 T_1 低信号和长 T_2 高信号，称为"靶征"。有的转移瘤边缘 T_2WI 上可见高信号带称为"晕圈征"。增强扫描可提高检出率，多数呈不均匀或环形强化（见图 3.2.31）。

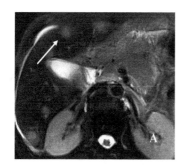
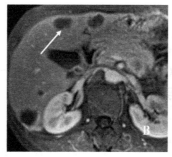
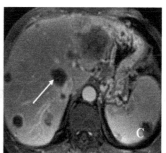

（a）T_2WI 上可见肝内多发类圆形长 T_2 信号影像　　（b）增强病灶呈环形异常强化　　（c）增强病灶呈环形异常强化

图 3.2.31　肝转移瘤

4）肝脓肿 MRI 表现

脓腔呈长 T_1 和长 T_2 信号改变，脓肿壁的信号稍高于脓腔但低于正常肝组织，增强扫描后脓肿呈环形强化，脓腔不强化，如果在脓腔内发现气体影，对诊断肝脓肿更有把握（见图 3.2.32）。

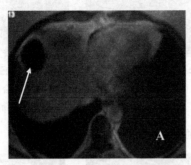
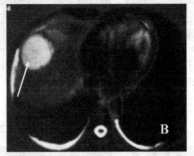

（a）T_1WI 序列，肝脓肿囊腔呈低信号　　　（b）T_2WI 序列，脓腔呈高信号（白色
（白色箭头处），脓腔壁呈等低信号　　　　　　箭头处），脓肿壁呈等低信号

图 3.2.32　肝脓肿

5）肝囊肿 MRI 表现

T_1WI 上囊肿呈均匀极低信号区，边缘光整锐利，少数囊肿蛋白含量较高或有出血时，可呈等信号或高信号。T_2WI 上呈明显高信号，增强扫描后囊肿轮廓更清楚，囊肿无增强（见图 3.2.33）。

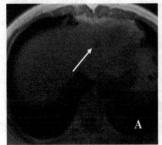
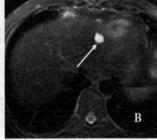
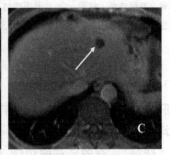

（a）T_1WI 图像肝左叶一个类圆形　（b）T_2WI 图像呈长 T_2 信号影像　（c）增强后病灶未见异常强化
低信号病灶，界限清晰

图 3.2.33　肝囊肿

6）肝硬化 MRI 表现

肝硬化所见与 CT 相同（见图 3.2.34）。肝脏再生结节，T_1WI 上一般呈等信号，T_2WI 上呈低信号，当结节有等信号或高信号时，提示癌变。

7）脂肪肝 MR 表现

SE 序列对脂肪肝的敏感性低，诊断价值不如 CT。T_1WI 和 T_2WI 图像上仅少数病例可见信号轻度改变。但利用脂肪抑制扫描序列可使脂肪呈低信号，这对于诊断脂肪肝病变以及占位性病变鉴别有重要作用。

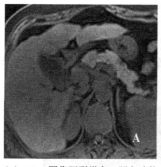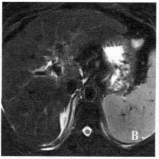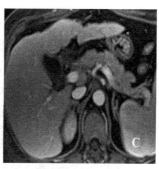

（a）T₁WI 图像肝裂增宽、肝左叶体　　（b）T₂WI 图像可见少量腹水　　（c）增强后肝内未见异常强化影
　　积相对增大，肝脏表面不光滑

图 3.2.34　肝硬化 MRI 图像

8）胆囊结石 MR 表现

多数结石在平扫 T₁WI 上与胆汁信号相似，少数结石明显高于胆汁。在 T₂WI 上胆汁一概显示为高信号，而结石在高信号胆汁的衬托下呈现低信号充盈缺损，在图 3.2.35 中胆囊体积增大，胆囊内可见多个类圆形低信号影像，与高信号的胆汁形成明显对比。

9）胆管结石 MRI 表现

MRCP 是诊断胆系结石的有效方法，可见肝内、外胆管走行区域信号异常，T₁WI 上结石表现为低于胆汁或高于胆汁信号，T₂WI 上结石在高信号胆汁的衬托下表现为低信号充盈缺损（见图 3.2.36）。MRCP

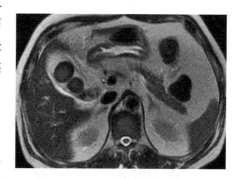

图 3.2.35　胆囊结石

的最大优点是能在一幅图像上充分展示整个胆系结石的分布，并能直观地显示结石的大小、形态、数目、位置，以及梗阻部位和梗阻程度，较大结石梗阻端呈杯口状，对于泥沙样结石，MR 无特异征象，容易漏诊。

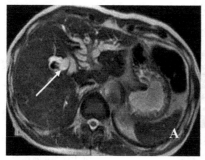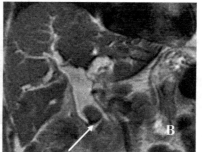

（a）T₂WI 胆总管扩张，其内可见　　　　　（b）冠状位 T₂WI 可见扩张的胆
　　类圆形低信号结石影像　　　　　　　　　　总管内有低信号结石影像

图 3.2.36　胆总管结石

10）胆管癌 MRI 表现

　　T_1WI 上表现为胆管走行区出现比肝实质稍低信号的肿块，T_2WI 上呈稍高信号，胆管内失去长 T_1 和长 T_2 的胆汁信号，在 MRCP 上可见胆管狭窄或完全中断，梗阻端呈锥形或不规则形，肝内胆管扩张呈"软藤状"（见图 3.2.37）。

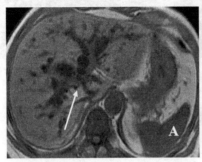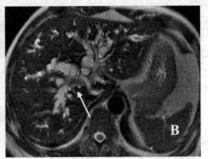

（a）T_1WI 肝内胆管走行区可见不规则软　　　　（b）T_2WI 胆管走行区病变呈稍高信
　　组织信号影像，肝内胆管不同程度扩张　　　　　号，肝内胆管扩张呈"软藤状"

图 3.2.37　胆管癌

11）胆囊癌 MRI 表现

　　肿瘤组织在 T_1WI 上呈不均匀性低信号，在 T_2WI 上为不均匀性高信号，增强扫描后可出现不均匀性强化，胆囊癌大多并发结石。

12）胰腺癌 MRI 表现

　　胰腺癌 MRI 表现主要为肿块，其轮廓不规则，与正常胰腺分界不清。肿块在 T_2WI 上可表现为不均匀高信号，在 T_1WI 上大多数为低信号。由于胰腺癌为少血管肿瘤，动态增强扫描早期癌肿强化不明显，而正常胰腺组织强化，二者形成明显对比（见图 3.2.38）。胰头癌还可出现"双管征"（胆管和胰管扩张）。癌肿侵犯周围血管以及淋巴结和肝脏转移等，均可清晰显示。

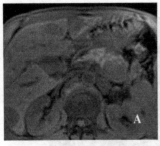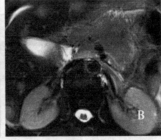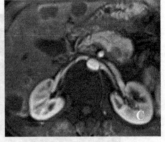

（a）T_1WI 胰腺体尾部可见低　　　（b）T_2WI 病灶呈略低信　　　（c）增强扫描后病灶强化程度
　　信号灶，边界较清晰　　　　　　　号，边界模糊　　　　　　　低于周围正常胰腺组织

图 3.2.38　胰腺癌

13）急性胰腺炎 MRI 表现

　　胰腺体积增大，形状不规则，边缘模糊不清，T_1WI 上表现为低信号，T_2WI 上为高信号，增强扫描后正常胰腺组织强化明显，而坏死组织区不强化。出血性胰腺炎 T_1WI 上呈高

信号，当炎症扩散至腹膜后，可形成蜂窝织炎，其信号强度与邻近肠袢相似，严重者可致腹膜后脓肿。

14）慢性胰腺炎 MRI 表现

胰腺增大、缩小或正常，整个胰腺信号正常或为不均匀性低信号，主胰管可见不同程度扩张，慢性胰腺炎可并发假性囊肿，表现为局限性圆形长 T_1 和长 T_2 信号，增强扫描后囊肿边缘更为清楚，囊肿内不强化。钙化灶显示为黑色低信号。

15）肾囊肿 MRI 表现

肾实质内显示边缘锐利的圆形水样信号灶，壁薄而难以显示，可为单发或多发，累及一侧或双侧肾脏，较大囊肿常向肾外突出。增强检查病变无强化（见图 3.2.39）。

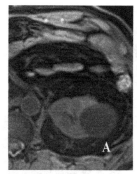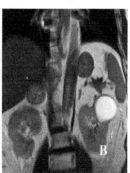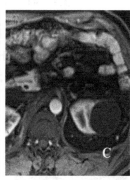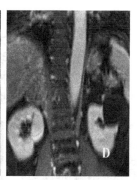

（a）T_1WI 左肾可见一个类　（b）T_2WI 病灶呈高信号　（c）增强各期病灶未见　（d）增强各期病灶未见
　　圆形长低信号影像　　　　　　　　　　　　　　　　异常强化　　　　　　　　异常强化

图 3.2.39　左肾囊肿

16）肾脏血管平滑肌脂肪瘤 MRI 表现

其 MRI 可显示肿瘤的组织特征，即肾实质不均质肿块内有脂肪性低信号灶。应用 T_1WI 脂肪抑制技术，高信号脂肪灶变为低信号。增强检查后病灶呈不均一强化（见图 3.2.40）。

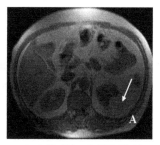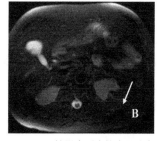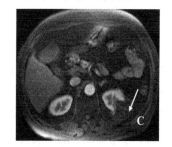

（a）左肾可见一个类圆形短高　（b）T_1WI 抑脂序列病灶内脂肪高　（c）增强扫描后病灶可见不均匀强化
　　信号肿块影像，界限清晰　　　　信号被抑制，病灶呈现低信号

图 3.2.40　左肾血管平滑肌脂肪瘤

17）肾癌 MRI 表现

其 MRI 表现类似 CT 所见。肿瘤在 T_1WI 上信号强度多低于肾皮质，在 T_2WI 上呈混杂信号，并常在病变周边可见低信号环，代表肿瘤假性包膜。增强检查肿瘤呈不均一强化（见图 3.2.41）。

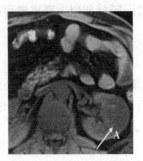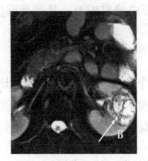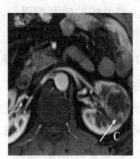

（a）T₁WI 左肾可见类圆形低信号　　（b）T₂WI 左肾肿块呈以长 T₂信号为主　　（c）增强扫描肿块可见不均匀
　　肿块影像，内部信号不均匀　　　　　的混杂信号，周围可见低信号包膜环　　　强化，周围包膜可见强化

图 3.2.41　肾癌 MRI 表现

18）膀胱癌 MRI 表现

膀胱癌的形态学表现与 CT 检查相仿，即自膀胱壁突向腔内的肿块和/或膀胱壁的不规则增厚。在 T₁WI 上，肿瘤与膀胱壁呈等信号，而在 T₂WI 上肿瘤则高于膀胱壁信号，增强扫描早期肿块多为均一强化（见图 3.2.42）。

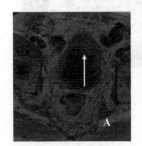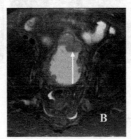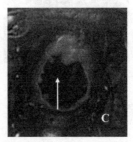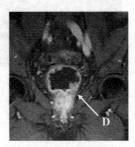

（a）T₁WI 膀胱壁多发不规则　　（b）T₂WI 膀胱壁局部可见肿　　（c）TI 抑脂序列，病灶内信号　　（d）冠状位增强后病灶可
　　　　　增厚　　　　　　　　　块影像形成，病灶呈略长 T₂信号　　　未见减低改变　　　　　见明显异常强化

图 3.2.42　膀胱癌

19）卵巢囊肿 MRI 表现

卵巢囊肿可分为单纯性囊肿、滤泡囊肿、黄素囊肿、巧克力囊肿等。MRI 上表现为类圆形长 T₁、长 T₂信号区，壁薄而光整，黄素囊肿常呈多房状长 T₁、长 T₂信号区。巧克力囊肿在 T₁WI 上呈明亮高信号，T₂WI 上为不均匀等或高信号。此外，MRI 能准确判断巧克力囊肿内是新鲜或陈旧性积血（见图 3.2.43）。

20）子宫肌瘤 MRI 表现

MRI 诊断子宫肌瘤不仅有较高的敏感性和定位的准确性（黏膜下、肌层或浆膜下），而且能判断肿瘤组织是否变性。未变性的平滑肌瘤信号均匀，在 T₁WI 上呈稍低或等信号，在 T₂WI 上呈低信号。变性的肿瘤信号不均匀，钙化在 T₁WI、T₂WI 上均呈低信号，脂肪变性均呈高信号（见图 3.2.44）。

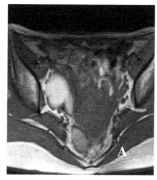
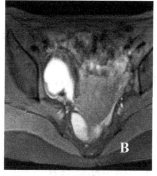
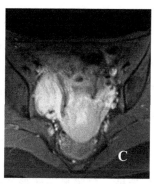

（a）T₁WI 右侧卵巢可见类圆形高信　　（b）T₂WI 右侧卵巢病变呈高信号　　（c）增强后病灶未见异常强化
号影像，界限清晰

图 3.2.43　卵巢巧克力囊肿

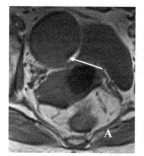
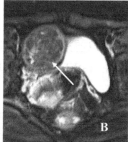
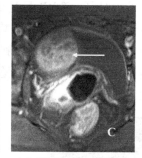
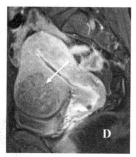

（a）T₁WI 子宫前壁处可见类　　（b）T₂WI 信号不均匀，　　（c）增强扫描后病变可见　　（d）矢状位显示病灶位于子
圆形肿块影像，界限清晰，　　可见高、中等、低多种　　异常强化　　宫前壁肌层间
周围可见包膜影　　信号，提示肿瘤变性

图 3.2.44　子宫肌瘤

21）子宫颈癌 MRI 表现

MRI 表现为宫颈增大，其正常解剖层次模糊、中断，常有信号异常。宫颈软组织肿块在 T₂WI 上多较正常宫颈信号高，但较子宫内膜及宫内分泌液信号低。T₁WI 肿块呈稍低或等信号，增强扫描肿瘤呈不规则或均匀强化，当肿块向宫旁或盆内其他脏器浸润时，可表现局部脏器壁增厚，脂肪界面消失，甚至见到不规则肿块影像。MRI 可显示肿瘤腔内生长情况，能分辨出器官的解剖层次（见图 3.2.45）。

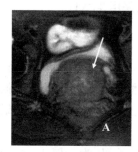
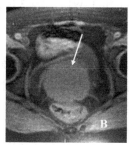
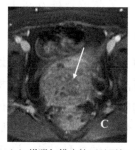
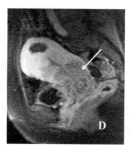

（a）T₁WI 显示宫颈部增大，局　　（b）T₂WI 呈长 T₂信号　　（c）增强扫描病灶可见不规　　（d）矢状位增强图像显示宫
部可见不规则肿块影像，呈低信号　　　　则异常强化　　颈癌侵及子宫全层

图 3.2.45　宫颈癌

22）子宫体癌 MRI 表现

早期子宫体癌在平扫 MRI 上的信号强度与正常子宫内膜相似，因而难以准确显示肿瘤的边界。子宫体癌的间接征象有宫腔增宽和分叶状改变。在 T_2WI 上，有时在高信号的内膜中见到肿瘤呈点或块状低信号区。增强扫描后，肿瘤呈不规则强化，其内可有变性坏死区，肿瘤显示更清楚。

23）前列腺增生 MRI 表现

增生的前列腺结节在 T_1WI 上一般呈均匀的稍低信号，在 T_2WI 上可呈低信号、等信号或高信号，包膜呈一环形低信号带。增生的结节使前列腺中央区、移行区体积增大，而边缘区受压变薄、萎缩。增强扫描时增生结节多呈不均匀明显强化。

24）前列腺癌 MRI 表现

前列腺癌结节多位于边缘区，T_1WI 呈稍低信号，T_2WI 癌结节信号增高，但在高信号的边缘区内仍呈低信号影像（见图 3.2.46）。增强扫描癌结节仅轻度强化，但仍较周边区正常组织强化明显，从而使病灶显示更清楚。肿瘤侵犯前列腺周围脂肪在 T_1WI 上表现为高信号的脂肪内出现低信号肿块影像。精囊腺受累在 T_2WI 上表现为单侧或双侧精囊信号减低，并出现体积的增大。

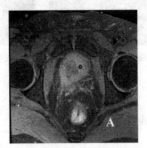 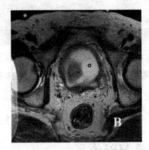

（a）T_1WI 显示前列腺左侧外周带可见类圆形低信号结节影像　　（b）T_2WI 呈略高信号

图 3.2.46　前列腺癌

3.2.5　骨关节病变

1. 骨关节、脊柱 MR 检查技术

平扫：横断、冠状、矢状或各种方向 T_1WI 和 T_2WI。增强扫描采用 T_1WI。

2. 关节、脊柱正常 MRI 表现

在任何扫描序列的 MR 图像中，骨皮质均表现为极低信号影像，但在骨髓腔组织和骨外软组织的衬托下仍可清楚显示其形态和结构。T_1WI 上新生儿红骨髓的信号强度等于或低于肌肉，儿童和成人的红骨髓信号高于肌肉但低于脂肪；在 T_2WI 上红骨髓的信号强度增高，类似皮下脂肪。黄骨髓的信号与皮下脂肪类似。

MRI 能较好地显示关节的各种结构。关节软骨位于关节骨端的最外层，为一厚 $1\sim6mm$ 的弧形中等或较高信号影像，信号较均匀，表面光滑。关节软骨下的骨性关节面为一薄层清晰锐利的低信号影像。骨性关节面下的骨髓腔在 T_1WI 和 T_2WI 上均为高信号。关节囊的纤维层

表现为光滑连续的低信号。关节囊内外韧带和关节盘在各种加权图像上均为低信号。关节腔内的少量滑液在 T_1WI 上呈薄层低信号影像，在 T_2WI 上表现为高信号（见图 3.2.47）。

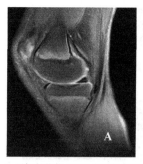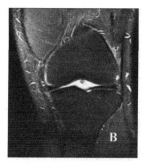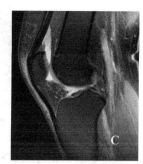

（a）平扫矢状位 T_1WI 脂肪抑制成像　　（b）平扫冠状位 T_2WI 脂肪抑制成像　　（c）平扫矢状位 T_2WI 脂肪抑制成像

图 3.2.47　膝关节 MRI 图像

MRI 矢状面和冠状面可显示脊柱的解剖结构。矢状面上椎体后缘中部有短的条状凹陷，为椎基静脉所致。椎间盘在 T_1WI 上呈较低的信号，分不清髓核和纤维环；在 T_2WI 上髓核呈高信号而纤维环呈低信号。位于椎体前缘和后缘的前、后纵韧带在各种序列上均呈低信号，与低信号的椎体骨皮质的椎间盘的最外纤维层不能区分。MRI 还能显示椎管内软组织，包括硬膜外脂肪、硬膜囊、脑脊液和脊髓等结构（见图 3.2.48）。

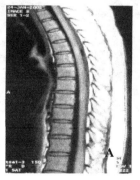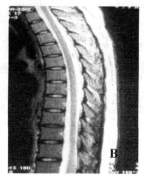

（a）矢状位 T_1WI 成像　　　　　　　　（b）矢状位 T_2WI 成像

图 3.2.48　正常胸椎 MRI 图像

3．常见疾病诊断

1）骨折 MRI 表现

MRI 在显示骨折线方面不如 CT，骨折在 T_1WI 上表现为线样低信号影像，与骨髓的高信号形成明显的对比，T_2WI 上为高信号影像，代表水肿或肉芽组织；骨挫伤是外力作用引起的骨小梁断裂和骨髓水肿、出血，T_1WI 上表现为模糊不清的低信号区，在 T_2WI 上为高信号（见图 3.2.49）。

2）椎间盘突出 MRI 表现

在横断面图像上，突出椎间盘呈半圆形突出于椎体后缘，边缘规则或不规则。在矢状面图像上，突出的椎间盘呈半球状、舌状向后方或侧后方伸出，其信号强度与其主体部分一致。其中腰椎间盘突出最多见（见图 3.2.50 和图 3.2.51），其次为颈椎间盘突出（见图 3.2.52）。

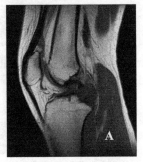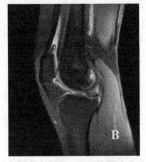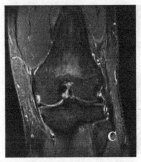

（a）平扫矢状位 T_1WI 成像　　（b）平扫矢状位 T_2WI 脂肪抑制成像　　（c）平扫冠状位 T_2WI 脂肪抑制
成像，显示股骨下端骨挫伤
的斑片状异常信号影像

图 3.2.49　膝关节骨挫伤

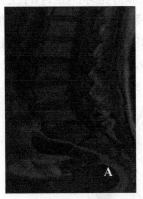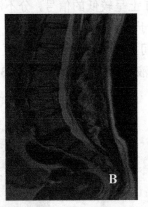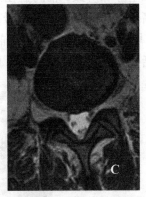

（a）矢状位 T_1WI 图像　　　（b）矢状位 T_2WI 图像　　　（c）轴位 T_2WI 图像，显示腰椎间
盘向周围膨出并压迫硬膜囊

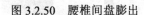
图 3.2.50　腰椎间盘膨出

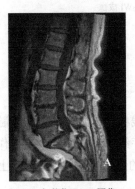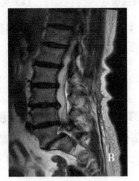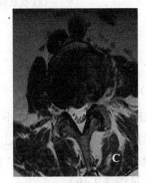

（a）矢状位 T_1WI 图像　　　（b）矢状位 T_2WI 图像　　　（c）轴位 T_2WI 图像显示腰椎间盘向后
突入椎管内并压迫硬膜囊

图 3.2.51　腰椎间盘突出

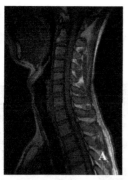
（a）矢状位 T_1WI 图像

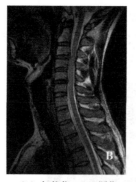
（b）矢状位 T_2WI 图像

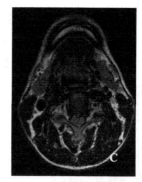
（c）轴位 T_1WI 图像显示颈椎间盘向后突出，突入椎管内并压迫硬膜囊

图 3.2.52　颈椎间盘突出

3）韧带和肌腱损伤 MRI 表现

可以直接显示韧带、肌腱。正常韧带、肌腱在所有 MRI 序列上都表现为低信号影像。不完全撕裂表现为在 T_2WI 上韧带低信号影像中出现散在的高信号，其外形可以增粗，边缘不规则。完全断裂者则可见到断端分离和退缩。两者的周围都可见水肿或/和出血（见图 3.2.53）。

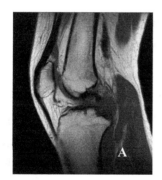
（a）矢状位 T_1WI 图像显示后交叉韧带断裂

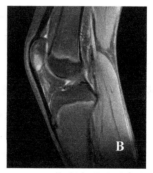
（b）矢状位 T_2WI 脂肪抑制图像显示前交叉韧带损伤

图 3.2.53　交叉韧带损伤

4）化脓性骨髓炎 MRI 表现

在确定急性化脓性骨髓炎的髓腔侵犯和软组织感染范围方面，MRI 明显优于 X 线和CT。骨髓的充血、水肿、渗出和坏死在 T_1WI 上均表现为低信号，与正常的骨髓信号形成明显的对比。在与骨干长轴平行的矢状或冠状层面上，骨髓腔受累的范围显示良好。在病变早期的 T_1WI 上病变区与正常骨髓分界模糊，出现骨质破坏后分界趋向清楚。受累骨周围软组织肿胀，肌间隙和皮下脂肪模糊不清，在 T_2WI 上充血水肿，肌肉和脓肿呈高信号，增强后脓肿壁可出现明显强化。

5）脊椎结核 MRI 表现

脊椎结核的椎体信号改变，大多数 T_1WI 上呈现均匀的较低信号，少数病灶呈现混杂低信号；T_2WI 上多呈现混杂高信号；增强检查以不均匀强化较为常见（见图 3.2.54）。受

累椎间盘 T_1WI 上多呈低信号，T_2WI 上常为不均匀混杂高信号。MRI 可清楚地显示脊椎结核沿前纵韧带下蔓延的特点。椎旁软组织包括脓肿和肉芽肿，T_1WI 上呈现低信号或等信号；T_2WI 上多呈现混杂高信号。脓肿壁薄且常有明显强化。

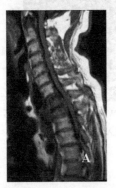

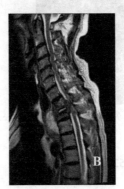

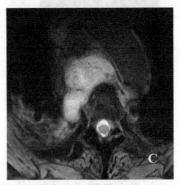

（a）颈胸段椎体矢状位 T_1WI 平扫　　（b）矢状位 T_2WI 平扫可见　　（c）轴位 T_1WI 增强扫描显示

显示胸 1～2 椎体骨质破　　　病变向后突入椎管内，　　　病变明显不均匀强化

坏，相应椎间隙狭窄　　　　椎旁梭形脓肿形成

图 3.2.54　胸椎结核

6）骨软骨瘤 MRI 表现

骨性基底各部分的信号特点与母体骨相同，软骨帽在 T_1WI 上呈低信号，在脂肪抑制 T_2WI 上为明显的高信号，信号特点与关节透明软骨相似。

7）骨巨细胞瘤 MRI 表现

MRI 能够观察到肿瘤与神经、血管的关系，以及有无关节腔受累，骨髓的侵犯和复发等。多数肿瘤在 MRI 图像上边界清楚，周围无低信号环影。瘤体在 T_1WI 上呈均匀的低或中等信号，瘤内有亚急性出血则出现高信号区。T_2WI 上信号多不均匀，呈混杂信号，瘤组织和出血信号较高，而含铁血黄素沉积则呈低信号，出血和液化坏死区可出现液-液平面。增强扫描可见不同程度的强化。

8）骨肉瘤 MRI 表现

骨质破坏、骨膜反应、瘤骨和瘤软骨钙化在 T_2WI 上显示最好，均表现为低信号，其形态与 CT 所见相似。增强扫描肿瘤呈不均匀强化，但软组织肿块较肿瘤骨的增强更明显（见图 3.2.55）。由于 MRI 有良好的软组织分辨力，能多方位扫描，可以清楚地显示肿瘤与周围组织如肌肉、血管、神经等的关系，也能显示肿瘤在髓腔内以及向骨骺和关节腔的蔓延，是发现跳跃性病灶的较理想检查方法。

9）骨转移瘤 MRI 表现

MRI 对含脂肪的骨髓组织中的肿瘤组织及其周围水肿非常敏感，因此能检出 X 线平片、CT 甚至核素骨显像不易发现的转移灶，能发现尚未引起明显骨质破坏的骨转移瘤，能明确转移瘤的数目、大小、分布和邻近组织是否受累，为临床及时诊断和评估预后提供可靠的信息。大多数骨转移瘤在 T_1WI 上呈低信号，在高信号的骨髓组织的衬托下显示非常清楚；在 T_2WI 上表现为不同程度的高信号，脂肪抑制序列可以清楚显示（见图 3.2.56）。

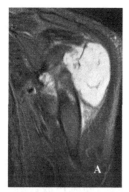
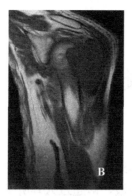
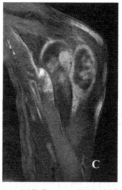
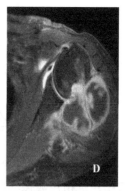

（a）冠状位 T_1WI 平扫显示
肱骨外侧可见不规则
形软组织肿块影像

（b）冠状位 T_1WI 脂肪抑制
平扫可见正常的骨髓已经
被软组织肿块所取代

（c）冠状位 T_1WI 脂肪抑制
增强，骨皮质内、外面可见
虫蚀状骨质破坏和中断

（c）轴位 T_2WI 脂肪抑制
增强，病变呈明显
不均匀强化

图 3.2.55　骨肉瘤

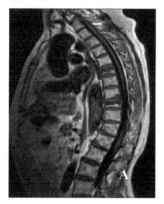
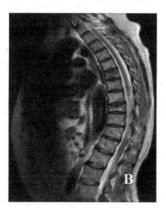
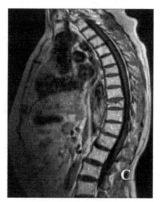

（a）胸腰段椎体矢状位 T_1WI 平扫

（b）矢状位 T_2WI 平扫

（c）矢状位 T_1WI 增强扫描显示胸椎
体多发跳跃式的骨质破坏

图 3.2.56　胸椎转移瘤

10）骨囊肿 MRI 表现

囊内容在 T_1WI 上为中等信号，在 T_2WI 上为高信号，如果其内有出血或含胶样物质，则在 T_1WI 和 T_2WI 上均为高信号。

第 4 章　超声诊断

4.1　超声诊断原理

　　超声医学是利用超声物理特性作用于人体组织器官来诊断和治疗疾病的一门学科。所谓超声是指声波振动频率超过两万赫兹的机械波，即超过人耳听觉上限的高频声波。利用超声在人体器官组织传播过程中产生透射、折射、反射等的信息，加以接收、放大和处理形成曲线的方法，称为超声诊断。超声波在生物组织中的传播规律是超声诊断的基础，对超声诊断最重要的生物组织是软组织和血液。当超声经过不同性质的软组织和血液或当组织发生病理变化时，其在组织器官中的传播发生相应的改变，最终体现为超声曲线或图像上的差异。

　　现在使用的超声诊断方法有 A 型诊断法、B 型诊断法、M 型诊断法和 D 型诊断法。A型诊断法即幅度调制显示法，以振幅高低表示界面反射信号的强弱，其中纵坐标显示回声的振幅和波形，横坐标显示检测的深度。B 型诊断法即辉度调制显示法，以辉度光点明暗表示界面回声反射信号的强弱。回声强则光点亮，回声弱则光点暗，如无回声则为暗区。M 型诊断法即运动显示法，是在单声束 B 型扫描中取样获得运动界面回声，再以慢扫描方法将运动界面展开，获得距离—时间曲线，反射光点在显示屏上自左向右移动显示。D 型诊断法即多普勒显示法，多用于检测心脏及血管内血流流速、性质、方向等，对心脏分流、瓣膜口有无狭窄及程度和反流性疾病有良好的定性及定量诊断价值。

4.2　超声临床应用

4.2.1　乳腺病变

1. 乳腺超声检查技术

使用二维超声，5.0～13MHz 的高频探头，以乳头为中心，探头长轴与乳管长轴平行，顺时针或逆时针检查，然后探头长轴垂直乳管横切，得到乳管断面与间质的图像。

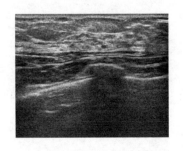

图 4.2.1　正常乳腺

2. 正常超声表现

　　正常乳腺超声图像由浅入深分为皮肤、皮下脂肪、腺体及乳腺后结构等四个部分。腺体层主要由三种成分组成：一是腺体组织，包括腺叶、腺泡、小叶和输乳管系统；二是脂肪；三是纤维结缔组织。正常乳腺为正常乳腺图像（见图 4.2.1）。

在图 4.2.1 中可见乳腺腺体回声均匀，层次结构清晰。

3. 常见疾病诊断

1）乳腺炎（mastitis）

【临床与病理】

乳腺炎多发生于产后哺乳期，多见于初产妇。发病初期，病人会有寒战、高热、乳房红肿及胀痛等表现。本病好发于乳腺的外下象限，发病区有硬结，按压有疼痛感。病变继续发展会形成脓肿。

【超声表现】

肿块内部回声增强，分布不均匀。肿块边缘局部增厚，但回声增强。肿块受挤压时，局部有压痛。当脓肿形成时，内部呈不均匀的无回声区，边界增厚。慢性炎症时内部可出现不均质的光点或光团。

彩色多普勒血流现象（color Doppler flow imaging，CDFI）显示肿块内部及周边散在分布点状血流（见图 4.2.2）。

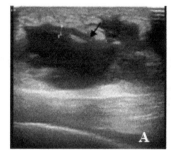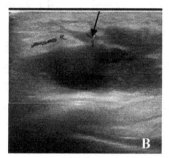

（a）可见乳腺内片状低回声，形状不规则　　　　（b）CDFI 图像中可见血流信号

图 4.2.2　乳腺炎

2）乳腺囊性增生症（cystic hyperplasia of breast）

【临床与病理】

本病好发于 30～40 岁女性，其症状是月经来潮前乳房一侧或两侧出现间歇性胀痛，逐渐加剧，可触及多个大小不等的结节，有压痛，月经过后症状立即减轻或消失。本病有自限性，一般 3 年后会好转或自愈。

【超声表现】

两侧乳房增大，但边界完整、光滑。内部回声分布不均匀，结构紊乱，呈粗大回声及回声斑。如有囊性扩张，乳房内可见大小不等的无回声区，其后壁回声稍强。

CDFI 中偶见血流信号增多，散在分布，无规律性（见图 4.2.3）。

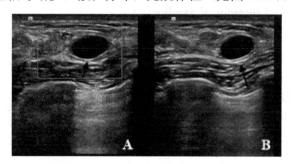

图 4.2.3　乳腺囊性增生症

在图 4.2.3 中乳腺囊性增生症有囊肿形成，乳腺内可见无回声区，其后壁回声增强，CDFI 中未见血流信号。

3）乳腺导管扩张症（mammary duct ectasia）

【临床与病理】

由于乳晕周围的乳腺导管阻塞，引流不畅，继而乳腺导管扩张，导管周围出现无菌性炎症。

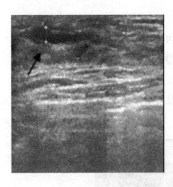

图 4.2.4　乳腺导管扩张症

【超声表现】

乳晕下导管扩张，形成无回声区，形状不规则，透声性差，后方回声不增强，而往往轻度衰减。CDFI 的低回声区内多见点状血流信号，检出率达 100%，血流多位于病灶的中心处。血流速峰值约为 17cm·s^{-1}，阻力指数为（RI）< 0.70（见图 4.2.4）。

由图 4.2.4 可见囊状扩张的导管。

4）乳腺纤维瘤

【超声表现】

（1）边界光滑、完整，有包膜。

（2）肿块内部呈弱—低回声，分布均匀，少数回声不均匀。

（3）后方回声增强或不增强。

（4）肿块呈圆形或椭圆形，有时呈分叶状或不规则形。

（5）少数可见颗粒状钙化。

（6）CDFI 上多数为无血流或少血流型（见图 4.2.5）。

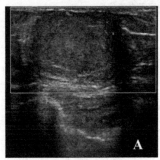
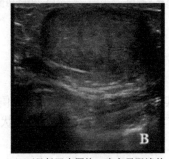
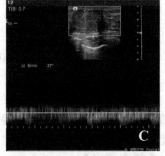

（a）CDFI 上可见少数血流　　　（b）可见低回声团块，病变界限清楚，　　（c）频谱多普勒显示肿瘤内血流速度偏低，
　　　　　　　　　　　　　　　　　　后方回声增强　　　　　　　　　　阻力指数偏低，提示肿瘤可能良性

图 4.2.5　乳腺纤维瘤

5）导管内乳头状瘤（intraductal papilloma）

【超声表现】

（1）乳晕下导管内可见中强回声团，呈沙粒状改变，近端导管扩张。

（2）乳腺导管造影检查可见圆形充盈缺损（见图 4.2.6）。

在图 4.2.6 中可见乳腺导管局限性扩张，扩张导管内可见略高回声光团，形态不规则。

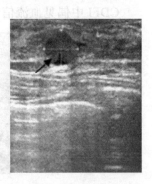

图 4.2.6　导管内乳头状瘤

6）乳腺癌

【超声表现】

（1）肿瘤处边界不整，凹凸不平，无包膜，边界呈"蟹足状"或"锯齿状"，界限不清。

（2）内部多为低回声，分布不均匀，少数呈等回声或强回声。

（3）肿瘤后壁回声减低（增强、不变也常见）。

（4）肿瘤内有针芒状钙化点（<0.5mm）。

（5）肿瘤向组织或皮肤浸润性生长。

（6）CDFI 显示肿瘤血运丰富、杂乱，并有新生血管及静脉瘘，形成高速高阻及动、静脉混叠现象，有穿支动脉血流（见图4.2.7）。

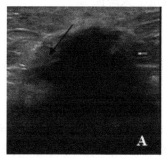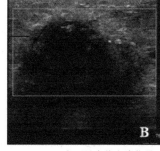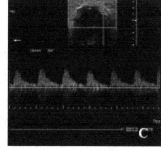

（a）可见低回声光团，内部回声不均匀，形态不规则、欠清晰，呈蟹足样浸润性生长，内部可见沙粒样强回声光点，病灶后方回声衰减　（b）CDFI上可见点状血流信号　（c）动脉频谱

图 4.2.7　乳腺癌

4.2.2　甲状腺超声诊断

1．甲状腺超声检查技术

一般采用高频线阵探头，探头频率一般以 5～10MHz 为佳。患者取仰卧位，充分暴露颈部，根据需要可让患者配合头向一侧倾斜或者侧卧位。

2．正常超声表现

正常甲状腺呈密集细点状中等强度回声，明显高于邻近的肌肉组织，也略高于颌下腺，边界清楚，其包膜呈强回声虚线状（见图4.2.8）。

图 4.2.8 中甲状腺大小正常，其内回声均匀。

3．常见疾病诊断

1）甲状腺肿（goiter）

一般分为三种：弥漫性甲状腺肿、单纯性甲状腺肿和结节性甲状腺肿。

（1）弥漫性甲状腺肿

【临床与病理】

表现为甲状腺弥漫性增生，腺体内血管增多、增粗，淋巴细胞浸润，滤泡细胞增生，滤泡腔内胶体含量减少。

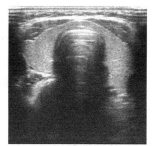

图 4.2.8　正常甲状腺

【超声表现】

甲状腺弥漫性肿大，包括甲状腺峡部，两侧对称，边缘多规则，内部回声为密集细小

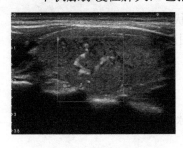

光点，低、中等回声增粗增强，分布均匀或不均匀，一般无结节；甲状腺肿大可为正常的 2～3 倍，有时可压迫颈动脉鞘，使血管移位。CDFI 上可见弥漫点状及分支状彩色血流分布，即"甲状腺火海征"。少数呈局限性分布，即"海岛征"（见图 4.2.9）。

图 4.2.9 中甲状腺体积弥漫性增大，内部回声不均匀，CDFI 中血流信号丰富，呈现典型"火海征"。

（2）单纯性甲状腺肿

图 4.2.9　弥漫性甲状腺肿

【临床与病理】

因缺碘代偿性增生或因甲状腺肿物等导致的代偿性甲状腺增生，且不伴有明显的功能异常。这里主要介绍地方性甲状腺肿。

【超声表现】

甲状腺呈不同程度对称性和均匀性肿大，常较甲亢增大明显。甲状腺腺体内部回声早期可类似正常，光点增粗，少数含有一至多个散在性边界模糊的低回声细小结节。CDFI 中腺体内可见散在点状及分支状血流信号，较正常甲状腺血流信号无明显增多。

（3）结节性甲状腺肿

【临床与病理】

多由在地方性甲状腺肿的基础上反复增生和不均匀的复原反应所致，形成增生性结节。结节的形成使甲状腺肿大、变形。

【超声表现】

甲状腺不同程度的不对称性增大，实质光点稍增粗，分布欠均匀，其内有多个结节，部分结节边界清楚，多为中等偏强回声，也可为低回声，结节内可见强光斑及液性暗区。结节周围常无正常甲状腺组织。

CDFI 上腺体内可见分布增多的点状血流信号，可见增大迂曲的分支状血管在大小不等的结节间穿行或绕行，并可见细小分支伸入结节内。小结节或有液性暗区的结节内无血流信号（见图 4.2.10）。

图 4.2.10 中甲状腺内部回声欠均匀，可见多个大小不等的低回声光团，边界清晰，形态规则。

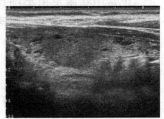

2）甲状腺炎（thyroiditis）

炎症累及区弥漫性肿大，两侧叶或单侧叶质地坚硬，超声特征为腺体增大和回声减低。

（1）急性甲状腺炎

【临床与病理】

图 4.2.10　结节性甲状腺肿

该病症较少见，多由于上呼吸道感染及颈部的感染扩展而来，少数为血行感染，以链球菌、葡萄球菌为多见。

【超声表现】

甲状腺肿大，内部见低回声区，有的可形成脓肿而呈无回声区，即急性化脓性甲状腺炎。甲状腺脓肿的脓腔内可见散在光点。

（2）亚急性甲状腺炎

【临床与病理】

该病症常继发于上呼吸道感染或流行性腮腺炎，发病初期咽痛、发热、甲状腺中度肿大和疼痛，数周后可自行缓解。

【超声表现】

甲状腺呈对称性中度肿大，病灶可呈类圆形或不规则形，无包膜和声晕，也有单叶局限性肿大的，轮廓正常，包膜可增厚。内部回声可见实质低回声或暗区，后期趋向慢性则不均质，有钙化者可见局灶性增强光点，弧形或小斑块状钙化强回声带伴声衰减现象。患侧甲状腺与其接近的颈前肌二者之间间隙消失，弥漫性粘连和疑为囊肿的低回声带，即假性囊肿征，后者也称为"洗出"征（wash-out sign）。

CDFI 表现为甲状腺内异常回声区周边有较丰富的血流信号，内部血流信号少数较丰富或无血流显示。频谱多普勒在低回声边缘可探及动脉频谱，而内部常无血流信号（见图 4.2.11）。

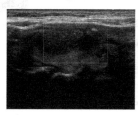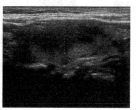

图 4.2.11　亚急性甲状腺炎

图 4.2.11 中甲状腺内可见片状低回声，边界不清晰，形态不规则，血运丰富。

3）甲状腺腺瘤（thyroid adenoma）

【临床与病理】

甲状腺腺瘤可分为滤泡性腺瘤、乳头状腺瘤、非典型腺瘤。病程缓慢，可达数月至数十年之久。多为单发，与周围组织无粘连，一般无自觉症状。

【超声表现】

甲状腺不大或局限性增大，瘤体呈圆形、椭圆形或边缘性肿块，边界清楚，包膜光带纤细、较完整，内部呈实质性低回声、等回声、增强回声、囊变或出血时呈混合性无回声；边缘多数可见晕征，等回声的腺瘤可通过晕征发现，晕征是由于小血管围绕或周边水肿所致。腺瘤的底部回声不衰减，周围组织正常。

CDFI 上腺瘤周边的声晕处可见较丰富的动静脉血流信号，呈环状分布，最窄处可见花色高速血流，内部乳头上可见少量血流分布。腺瘤所在侧的甲状腺上动脉血流最高流速高于健侧（见图 4.2.12）。

4）甲状腺癌（carcinoma of thyroid）

【临床与病理】

甲状腺癌可分为乳头状癌、滤泡状腺癌、未分化癌、髓样癌、转移癌等。

【超声表现】

癌肿侧甲状腺增大，形态失常，肿块形态不规则，以单发性为多，伴桥本甲状腺炎、结节性甲状腺肿，即良、恶性共存，多无包膜及晕环，大多甲状腺癌以实质不均质低回声为主，若内部回声呈均质低回声且边界清晰应考虑为髓样癌，而底部回声明显减低或消失者则多见于滤泡状腺瘤。未分化癌边界可呈"蟹足样"向周边组织浸润，但髓样癌和微小癌（直径<1cm）表现为边界清晰。肿瘤内部多见粗糙不规则钙化和沙粒状微钙化。

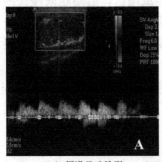 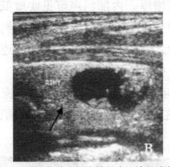 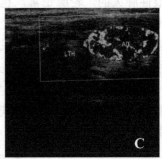

（a）频谱呈动脉型 　（b）可见甲状腺内混合性回声，边界清楚，　（c）CDFI上可见肿瘤内部血流略丰富
　　　　　　　　　　　　　形态规则，边缘可见晕征

图 4.2.12　甲状腺腺瘤

CDFI 显示肿瘤内部血流丰富，边缘血流信号缺乏，部分肿瘤边缘血流丰富而内部血供少，如图 4.2.13 所示。

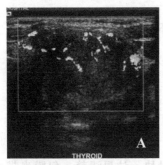 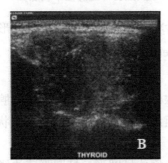 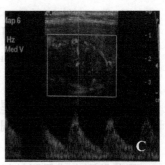

（a）CDFI上可见血流信号丰富　（b）甲状腺内部可见低回声，内部回声不均匀，　（c）频谱呈动脉型
　　　　　　　　　　　　　　　　形态不规则，边界不清晰，内部可见沙粒样强
　　　　　　　　　　　　　　　　回声光点，后方回声衰减

图 4.2.13　甲状腺癌

4.2.3　腹部病变超声诊断

1）肝胆脾胰及肾脏超声检查技术

患者取仰卧位，有时可取左或右侧卧位，探头频率为 3.5～5.0MHz。

2）正常超声表现

① 正常肝实质回声为分布均匀细小密集的光点，中等回声强度，稍低于或基本等同于胰腺实质，略高于肾实质，接近脾脏回声（见图 4.2.14（a））。

② 胆囊轮廓清楚、壁薄，内含液体，胆囊壁呈线样高回声，且厚薄均匀一致。

③ 胰腺内部回声为均匀的细小光点，其回声强度比正常肝脏略强（见图 4.2.14（b））。

④ 脾脏表面光滑，轮廓清楚，被膜呈线状高回声，脾实质呈均匀的中等回声，略低于肝脏。

⑤ 肾脏纵轴面可呈圆形、卵圆形或豆状，肾被膜呈光滑的线状高回声。肾皮质和肾柱呈略低回声，肾锥体呈锥形、卵圆形或圆形的更低回声。肾窦脂肪呈不规则高回声（见图 4.2.14（c））。

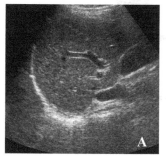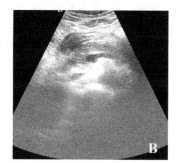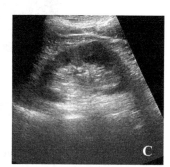

（a）正常肝脏图像可见肝脏回声分布均匀，中等回声强度　　（b）正常胰腺图像可见胰腺边界清楚，内部回声均匀　　（c）正常肾脏图像可见肾脏大小正常，皮、髓质界限清晰

图 4.2.14　正常肝脏及胰腺、肾脏

3）常见病诊断

（1）肝囊肿超声表现

肝内可见类圆形无回声区，囊壁菲薄，光滑整齐，呈高回声，与周围肝组织界限清楚，囊肿后方回声增强。小的囊肿侧壁可有淡的侧方声影，有时仅显示前后壁，而侧壁可出现回声失落，此时囊肿的壁呈"等号"状，如图 4.2.15 所示。

囊肿较大或靠近浅表部位时，肝表面可见局限性隆起，囊肿小时肝脏形态可无改变。

囊肿合并出血感染时，囊壁增厚，不光滑，囊内可见细小光点或光带漂浮。

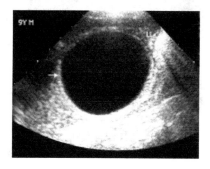

图 4.2.15　肝囊肿

CDFI 中偶尔可见囊壁少量血流信号，主要为静脉血流。

在图 4.2.15 中肝内可见无回声区，边界清楚，形态规则，后方回声增强。

（2）肝脓肿超声表现

脓肿早期，肝脏病变区充血水肿，出现边界模糊的低回声区，内部回声欠均匀，与周围肝组织相延续。当肝内出现肝组织出血和坏死时，病灶内出现点、片状高回声区。

脓肿形成时，表现为边界清楚的无回声区，大多数具有厚的脓肿壁，呈高回声，厚薄不均匀，外壁整齐，而内壁不光滑。脓肿内部回声与其液化及脓汁的均匀程度有关。当脓肿液化充分时，呈无回声，内为稀疏的细点状回声，并可见散在分布的片状高回声，有悬浮感，变动体位后明显；脓汁液化不完全时，内可见分隔状高回声，有的呈小蜂窝样改变；脓汁黏稠而分布均匀时，内部呈均匀的低回声。有时可探及脓肿区有分层现象，并出现液气平面（见图 4.2.16）。

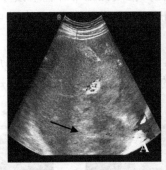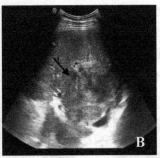

图 4.2.16　肝脏图像

在图 4.2.16 中，肝内可见一个形状不规则、边界不清晰的病灶，其内回声不均匀，并可见无回声区。

（3）淤血肝（congestive liver）

【临床与病理】

由于各种原因引起的心功能不全，尤其是右心功能不全后的肝静脉充血性改变，造成的肝脏淤血性肿大。

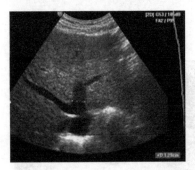

图 4.2.17　淤血肝

【超声表现】

肝脏增大，肝实质回声正常略显粗糙，三支肝静脉及下腔静脉内径均增宽，肝静脉内径常达 1cm 以上，严重者肝静脉内径可达 1.5cm 以上，管腔内可出现"云雾"状回声，是由于腔内血流缓慢所致（见图 4.2.17）。

由图 4.2.17 可见肝脏体积弥漫性增大，肝脏回声减低，三支肝静脉及下腔静脉内径增宽。

（4）脂肪肝超声表现

局限性脂肪肝时，脂肪浸润呈高回声团块，可单发或多发，形态欠规则，边界清晰（见图 4.2.18（a））。

肝脏体积轻度或中度增大，各径线测量都超过正常值，肝脏轮廓整齐平滑，边缘处有时可较圆钝。

肝实质回声增多增强，可见密集增强的细小点状回声，称为"明亮肝"（见图 4.2.18（b））。

肝内管道分布走向常不太明显，各级分支多不易显示。

（5）肝血管瘤超声表现

① 大部分病变区境界清晰，回声较高而分布较均匀，少数病变区回声低于肝组织回声，仅与周围肝组织之间有回声较高而明显的线状境界。

② 病变区内部可看到细小如大头针状圆形或管状无回声区，形成筛状结构，并可看到有些肝组织的小血管直接通入病变内部，使病变区边缘出现凹陷性缺损。

③ 病变远侧回声多无明显变化。随访时病变短期内多无明显变化。

④ CDFI 上大多数较小肝血管瘤内血流难以显示，少数病例可见病变内及病变周围有相连的细小静脉血流，血流分布稀少或较密，对低回声型血管瘤诊断有帮助（见图 4.2.19）。

由图 4.2.19 可见，肝脏内略高回声光团，边界清楚，形态规则。

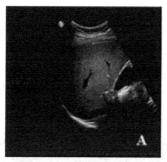 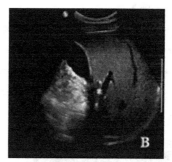

（a）局灶性脂肪肝　　　　　　　　　（b）弥漫性脂肪肝，超声图示肝脏回声

细密增强，管道结构欠清晰

图 4.2.18　脂肪肝

（6）胆囊结石超声表现

胆囊腔内出现形态稳定的强回声团。

① 后方伴有声影，在结石强回声后方出现一条无回声暗带即声影。

② 变动体位，结石回声团依重力方向移动。

③ 胆囊内充满结石时，位于胆囊窝的正常胆囊的液性透声腔消失，胆囊轮廓的前壁呈弧形或半月形中等或强回声带，其后托有较宽的声影带，使胆囊后半部和后壁轮廓完全不显示，如图 4.2.20 所示。

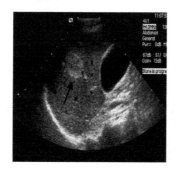 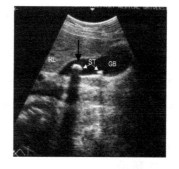

图 4.2.19　肝血管瘤　　　　　　　　　图 4.2.20　胆囊结石

由图 4.2.20 可见，胆囊内可见强回声光团，声影呈阳性。

（7）急性胆囊炎（acute cholecystitis）

【临床与病理】

急性胆囊炎可分为单纯性胆囊炎、化脓性胆囊炎和坏疽性胆囊炎。本病是由结石梗阻、细菌感染、胰液反流等因素所致的一种化脓性炎症。

【超声表现】

胆囊肿大，轮廓线模糊，外壁线不规则。胆囊壁增厚，呈强回声带，其内出现连续或间断的弱回声带，形成"双边征"。胆囊收缩功能差或是丧失。探头通过胆囊表面区域时有触痛。穿孔时刻显示胆囊壁局部膨出或缺失。胆囊炎时多伴有胆囊结石，如图4.2.21所示。

由图4.4.21可见胆囊体积增大，胆囊壁毛糙，壁增厚，可见双边影。

（8）胆囊息肉（cholecystic polypus）

【临床与病理】

胆囊息肉在病理上可分为肿瘤性息肉和非肿瘤性息肉，在所有类型中胆固醇息肉最常见。

【超声表现】

胆囊息肉可单发或多发，病变呈球形、桑葚形或乳头状，可为强回声或中等回声，位置恒定，不随体位改变而移动。病变后方不伴有声影。病变体积一般较小，一般不超过1.5cm，如图4.2.22所示。

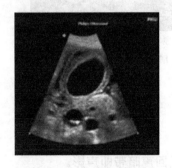

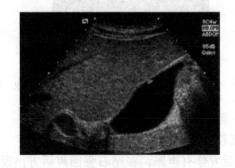

图4.2.21　急性胆囊炎　　　　　　　　图4.2.22　胆囊息肉

由图4.2.22可见，胆囊壁可见一略高回声光团，声影呈阴性。

（9）胆囊癌（carcinoma of gallbladder）

【超声表现】

① 小结节型，早期胆囊癌表现为乳头状中等回声，向腔内突出，基底较宽，表面不平整。

② 厚壁型，胆囊壁不均匀增厚，可以为弥漫性或局限性。

③ 蕈伞型，宽基底而边缘不整齐的蕈伞肿块突入胆囊腔，呈弱回声或中等回声。

④ 混合型，胆囊壁不均匀增厚，早期仅轻度增厚，不易与胆囊炎所致的囊壁增厚相区别。

⑤ 实块型，胆囊肿大，正常液性腔消失，呈现出一个弱回声或回声粗而不均匀的实性肿块，如图4.2.23所示。

在图4.2.23中，胆囊内可见一略高回声光团，形态不规则，边界不清晰。

（10）胰腺炎超声表现

① 急性胰腺炎

胰腺弥漫性肿大，以前后径为主，水肿型胰腺炎多数边缘光滑清楚，而出血性胰腺炎常边缘模糊，欠规则。胰腺形态肿胀饱满，重者呈球形或椭圆形。水肿型胰腺炎的胰腺实质呈典型的低回声，部分严重者可呈无回声区，也有呈高回声改变者。出血性胰腺炎多数因出血坏死而实质呈分布不均、增粗的高回声。主胰管一般无扩张，胰腺周边可见无回声区为重要的间接征象，主要原因为炎性或血性渗出所致。可合并胸、腹水，量较少。

② 慢性胰腺炎

早期体积一般无变化，后期可萎缩。边缘不整齐，边界欠清晰。实质回声增强，呈分布不均的粗大点状或线样强回声。合并钙化时可见局限性强回声斑，后方伴声影。主胰管不规则扩张，呈囊状或串珠样改变。可合并胰管内结石，为主要诊断参考依据，声像图表现为强回声光斑，呈圆形或椭圆形，后方伴声影。可合并胰腺假性囊肿，图像表现为胰腺周围呈现无回声区，如图 4.2.24 所示。

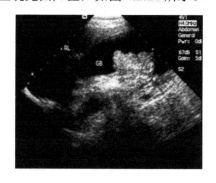

图 4.2.23　胆囊癌

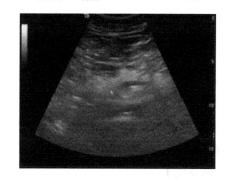

图 4.2.24　胰腺炎

由图 4.2.24 可见，胰腺回声增强，内部回声不均匀，可见强回声光斑。

（11）胰腺癌超声表现

① 直接征象

胰腺内可见不规则团块状低回声，肿块形态不规则，边界欠清晰，呈蟹足样周边浸润改变，肿块所在部位的胰腺体积局限性肿大，后方回声衰减，多普勒超声显示肿块内部血运不丰富，可见点状或线样血流信号，频谱为动脉或静脉型；若为弥漫性胰腺癌，则表现为胰腺弥漫性肿大，失去正常形态，内可见不规则、欠均匀的粗大点状强回声。

② 间接征象

主胰管扩张：因胰头癌压迫主胰管造成主胰管扩张；胆道扩张，因胰头癌压迫造成梗阻以上部位的肝内外胆管扩张和胆囊体积增大。

胰腺周围血管和脏器受压移位，如下腔静脉、肠系膜上动脉和脾静脉受压或胃、左肾及脾脏受压移位等。

转移征象：肝脏及胰腺周围淋巴结转移，如腹主动脉、下腔静脉及肝门、脾门周围淋巴结，图像表现为圆形或椭圆形低回声，如图 4.2.25 所示。

由图 4.5.25 可见，胰头区可见一低回声光团，与胰腺分界不清，形态尚规则，脐周下腔静脉及肠系膜上动脉受压。

（12）肾囊肿超声表现

囊肿呈圆形或椭圆形，位于肾的实质部，往往向肾的表面隆起、突出。囊壁薄、光滑。囊肿内部呈无回声。囊肿后方回声明显增强，囊肿部分内收。有时囊肿两侧壁的后方会出现细狭声影，此即边界效应（见图 4.2.26）。

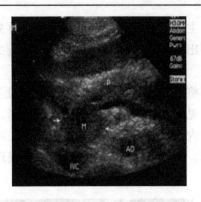
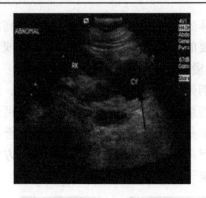

图 4.2.25　胰腺癌　　　　　　　　　　　图 4.2.26　肾囊肿

由图 4.2.26 可见，右肾下极可见无回声区，边界清楚，形态规则，向肾外突出。

（13）多囊肾（polycystic kidney）

【临床与病理】

多囊肾是一种先天性发育性疾病，分为成人型和婴儿型两种。成人型多囊肾属常染色体显性遗传病。婴儿型为常染色体隐性遗传病。

【超声表现】

肾脏增大，肾内可见多发大小不等的囊肿，肾实质回声增强，如图 4.2.27 所示。

由图 4.2.27 可见，肾脏体积增大，失去正常肾实质结构，皮、髓质界限不清，内部可见大小不等的无回声区。

（14）肾积水（hydronephrosis）

【临床与病理】

尿路梗阻后发生的肾盂肾盏内尿液潴留、肾脏扩大及肾实质萎缩称为肾积水。肾积水本身，除积水巨大时在腹部出现肿块外，并无典型的症状。

【超声表现】

肾窦回声分离，肾形增大，肾实质萎缩菲薄，输尿管积水（见图 4.2.28）。

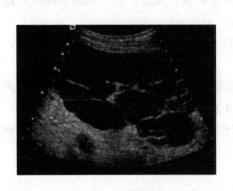
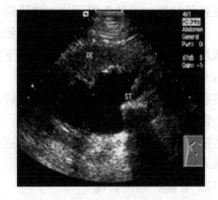

图 4.2.27　多囊肾　　　　　　　　　　　图 4.2.28　肾积水

由图 4.2.28 可见，右肾集合系统分离，肾下盏可见强回声光团，声影呈阳性，输尿管上段扩张。

（15）肾癌超声表现

肾内出现圆形或椭圆形的占位性病变，有球体感，病灶部位的肾结构不清楚，内部回声有较多变化。肾癌内部回声最常见的是低回声，所谓低回声是与肾窦相比，实际上高于肾实质的回声，如图 4.2.29 所示。CDFI 上可表现为抱球型、星点型、丰富血流型、少血流型四种类型。

（16）肾结石超声表现

肾结石超声表现主要为强回声光团和其后方的伴随声影，如图 4.2.30 所示。

由图 4.2.30 可见，肾上极集合系统内可见强回声光团，后方可见声影。

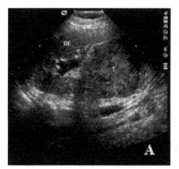
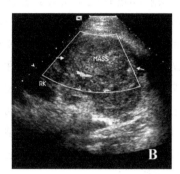
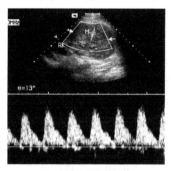

（a）右肾下极可见一低回声光团，　　　　　（b）血运丰富　　　　　　　（c）频谱呈动脉型
　　内部回声不均匀，界限清晰

图 4.2.29　肾癌

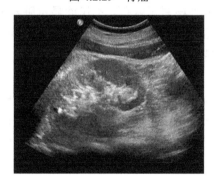

图 4.2.30　肾结石

第 5 章 核素显像诊断

5.1 核素显像原理

核医学（nuclear medicine）是研究核技术在医学中应用及其理论的学科，主要是应用放射性核素或核射线诊断、治疗疾病和进行医学研究。核医学是多学科相互融合的产物，它涉及核物理学、电子学、化学、生物学、计算机技术以及医学本身。

核医学以其应用核研究的范围侧重点不同，可分为实验核医学和临床核医学两部分。前者主要包括放射性药物学、放射性核素示踪技术、放射性核素药物代谢动力学、体外放射分析、放射自显影、小动物成像应用等，它的任务是发展和创立新的诊疗技术和方法，利用示踪技术进行医学研究。它为核医学临床前研究、靶向治疗的基础研究以及新的诊断方法提供了非常重要的理论依据和方法学基础。临床核医学是利用开放型放射性核素诊断和治疗疾病的临床医学学科，由诊断和治疗两部分组成。它有核素显像、功能检查、体外放射分析和治疗核医学四大诊疗内容。

核素显像，又称为影像核医学，其基本原理是将具有放射性核素标记的示踪剂引入人体内，通过成像设备在体外对放射性核素发射的 γ 射线进行采集和处理后获得图像。由于可以选择不同作用机制的放射性核素示踪剂，不仅能显示脏器和病变的位置、形态、大小，更重要的是能够提供有关脏器和病变部位的血流、功能、代谢和受体等方面的信息，可达到分子水平的诊断。其主要特点包括以下四个方面。

（1）功能显像

核素显像主要反映放射性核素示踪剂在体内脏器组织的分布与浓度变化及异常，器官或组织及病灶的放射性浓度状况不仅与细胞功能有关，也与血流量、细胞数量、代谢率及排泌状况有关。核素显像不仅显示器官的形态、位置、大小及放射性分布，更重要的是提供有关脏器和病灶的功能、血流和代谢情况，所以称为功能显像。

（2）分子显像

放射性核素示踪剂不仅可以标记一般化合物，也可以通过对正常机体所具有的分子物质如葡萄糖、蛋白质、多肽等进行标记，进而反映组织细胞内分子与基因水平的改变，从分子水平的角度解释图像和诊断病变。

（3）动态显像

核素显像可通过连续采集获得显像剂在体内随时间动态变化的图像。这些图像可以提供不同时间的信息，还能以电影形式显示靶器官的活动情况。由于引入了时间—放射性活性曲线的概念，非常适用于脏器功能的判断。

（4）动态分析

核素显像可通过计算机处理获得一些局部定量或半定量参数。这些参数能客观地评价病灶部位的放射性变化，并获得病灶组织的量化信息，更为精确地分析病变性质。如脑葡萄糖摄取率、标准化摄取值（standardized uptake value，SUV），放射性受体的密度等。

1. 核物理基础

1）原子的基本概念

（1）原子结构

原子是物质结构的基本组成单位，主要由位于原子中心的原子核（nucleus）及带负电荷的核外电子（electrons）组成，原子核由带正电荷的质子（proton）和不带电荷的中子（neutron）组成。通常采用 $_Z^A X_N$ 表示原子的核结构。其中，X 代表元素符号，A 代表原子的质量数（mass number），Z 代表质子数，N 代表中子数。因为元素符号本身就确定了质子数，并且 $N=A-Z$，故原子结构也可简便地只标记元素符号和质量数，如 ^{131}I 和 ^{18}F。

原子核的能级状态包括基态和激态。①基态（ground state）：原子能量处于最低的稳定能级状态。②激态（excited state）：原子核在核反应、核裂变及放射性衰变等后仍处于高能状态，表示为 ^{Am}X，如 ^{99m}Tc。激态的原子一般不稳定，它通过释放过剩的能量再回到基态。

（2）核素、同位素、同质异能素

核素（nuclide）：原子核的质子数、中子数以及原子核所处的能量状态均相同的原子属于同一种核素。

同位素（isotope）：原子核具有相同的质子数而中子数不同的元素互为同位素。如 ^{125}I、^{127}I、^{131}I 均有 53 个质子，但中子数不同，在元素周期表中处于同一位置，是同一元素——碘元素。一种元素往往有几种甚至几十种同位素。一个元素所有同位素的化学和生物性质几乎一样，但物理性质可能不同。

同质异能素（isomer）：原子核内质子数和中子数都相同，但能量状态不同的核素互称为同质异能素。如 ^{99m}Tc 是 ^{99}Tc 的激态，^{99m}Tc 与 ^{99}Tc 互为同质异能素。

2）放射性衰变（radioactive decay）的类型

原子核的稳定性由核子之间的核力和质子之间的静电排斥力的相对大小决定，与核内质子和中子的比例有关。原子核稳定，不会自发衰变的核素称为稳定核素（stable nuclide）；原子核处于不稳定状态，通过核内结构或能级调整才能趋于稳定的核素称为放射性核素（radionuclide）。放射性核素的原子由于核内结构或能级调整，自发地释放出一种或一种以上的射线并转化为另一种核素的过程称为放射性衰变。

放射性衰变的类型主要有以下几种。

α 衰变（alpha decay）：不稳定原子核自发地放射出 α 粒子而转变成另一种核素的过程称为 α 衰变。α 粒子是由两个质子和一个中子组成，实际上就是氦原子核 $_2^4$He。

β 衰变（beta decay）：核衰变时放射出 β 粒子或俘获轨道电子的衰变称为 β 衰变。β 衰变分为 β⁻衰变、β⁺ 衰变和电子俘获三种形式。

（1）β⁻衰变：放射性核素原子核内的中子数相对过多，发射 β⁻粒子即电子，并转换成另一种核素的过程。

（2）β⁺ 衰变：放射性核素原子核内质子数相对过多，发射 β⁺粒子即正电子，并转换成另一种核素的过程。

（3）电子俘获（electron capture）：放射性核素原子核从核外电子壳层中俘获一个电子，使核内的一个质子转变为一个中子和放出一个中微子，并转变为另一种核素的过程。

特征 X 射线（characteristic X ray）和俄歇电子（auger electron）：电子俘获导致核结构的改变可能伴随放出多种射线。在原子核外，最内层电子被俘获进入核内，外层轨道电子补入，两轨道之间的能量差转换成原子核的特征 X 射线释放出来。能量也可以传给更外层轨道电子，使之脱离轨道束缚而释放出来，这种电子称为俄歇电子。

γ 衰变（γ decay）和内转换（internal conversion）：激态的原子核以放出 γ 射线（光子）的形式释放能量而跃迁到较低能量级的过程称为 γ 衰变。γ 射线的本质是中性的光子流，电离能力很小，穿透能力强。在 γ 衰变的过程中，核的原子序数质量数不变，仅能级改变，又称为同质异能跃迁（isomeric transition）。核素的原子核由激态向基态或由高能态向低能态跃迁时，将多余的能量直接传给核外壳层电子，使壳层电子获得足够的能量后发射出去，这一过程称为内转换。因内转换放射出的电子称为内转换电子（internal conversion electron）。

3）放射性核素衰变的基本定律

放射性核素的衰变过程并非随机的无序进行，而是按指数规律衰变。在衰变过程中，初始母核数的减少遵循指数函数规律，即放射性衰变定律（decay law）。若以公式表示，则为

$$N = N_0 e^{-\lambda t}$$

式中，N_0 为 $t = 0$ 时的放射性核素的原子核数；N 为经过一定时间 t 后的放射性核素的原子核数；e 为自然对数的底（e≈2.718）；λ 为衰变常数，每种放射性核素都有自己的衰变常数，其公式为 $\lambda = 0.693/T_{1/2}$。

① 半衰期

在核医学中常用的半衰期有物理半衰期、生物半衰期和有效半衰期。

物理半衰期（physical half life，记为 $T_{1/2}$）：放射性核素数目因衰变而减少到原来一半所需的时间。物理半衰期是每一种放射性核素所特有的。

生物半衰期（biological half life，记为 T_b）：进入生物体内的放射性核素或其化合物，由于生物代谢从体内排出到原来的一半所需的时间。

有效半衰期（effective half life，记为 T_{eff}）：由于物理衰变与生物的代谢共同作用而使体内放射性核素减少一半所需要的时间。

三者关系为 $\dfrac{1}{T_{eff}} = \dfrac{1}{T_{1/2}} + \dfrac{1}{T_b}$。

② 放射性活度

放射性活度（radioactivity，A）是用来描述放射性核素的放射性强度，表示单位时间内发生衰变的原子核数。国际单位为贝可（becquerel，Bq），定义 1Bq 等于每秒发生一次核衰变，可写为 1Bq=1s^{-1}。常用单位为居里（curie，Ci）。两者换算关系为

$$1Ci = 3.7×10^{10}Bq, \qquad 1Bq = 2.703×10^{-11}Ci$$

③ 比活度及放射性浓度

比活度（specific activity）定义为单位质量或单位摩尔物质中含有的放射性活度，单位是 $Bq \cdot g^{-1}$、$MBq \cdot g^{-1}$、$MBq \cdot mol^{-1}$ 等。

放射性浓度（radioactivity concentration）定义为单位体积溶液中所含的放射性活度，单位是 $Bq \cdot ml^{-1}$、$mCi \cdot ml^{-1}$ 等。

4）射线与物质的相互作用

射线运动的空间充满介质，射线就会与物质发生相互作用，射线的能量不断被物质吸收。这种相互作用称为射线的物理效应，是了解辐射生物效应、屏蔽防护以及放射性检测、核素显像和治疗的基础。

（1）带电粒子与物质的相互作用

电离与激发：带电粒子（α 或 β 射线）与物质的原子相互作用，使核外轨道电子获得足够的能量而脱离原子成为自由电子的过程叫作电离（ionization）。如果带电粒子与物质的原子相互作用中传递给轨道电子的能量不足以使原子电离，相互作用的结果是轨道电子运动到更高的壳层，这个过程叫作激发（excitation）。激发后的原子极不稳定，退激时放出特征 X 射线或产生俄歇电子回到基态。

散射（scattering）：带电粒子通过物质时，与物质的原子核碰撞而改变运动方向的过程叫作散射。如果能量也不变则称为弹性散射。一般来说，带电粒子的质量越小，散射越明显。

韧致辐射（bremsstrahlung）：带电粒子通过物质的时候，当接近原子核时与原子核的库仑电场相互作用，使其运动方向及速度都发生改变，能量降低，多余的能量以 X 射线的形式辐射出来，这一过程叫作韧致辐射。

湮灭辐射（annihilation radiation）：β⁺ 粒子在介质中运行一定距离后能量耗尽，与物质中的自由电子（e⁻）结合后，正负电子同时消失，转化为两个方向相反，能量相等（511keV）的 γ 光子，这一过程叫作湮灭辐射。湮灭辐射是 PET 的成像基础。

（2）光子（X 或 γ 射线）与物质的相互作用

光电效应（photoelectric effect）：能量较低的 γ 光子通过物质时，与介质轨道最内层电子碰撞，把全部能量交给轨道电子，并使之脱离原子形成光电子，γ 光子消失，这一过程叫作光电效应。

康普顿效应（compton effect）：具有中等能量的 γ 光子通过物质时，与原子核外电子碰撞，把一部分能量交给电子，使之脱离原子，而 γ 光子本身能量降低，运行方向发生改变，这一过程叫作康普顿效应。其中发射出去的电子称为康普顿电子。

电子对生成（electron pair production）：能量大于 1.022MeV 的 γ 光子通过物质时，其中 1.022MeV 的能量在物质原子核电场的作用下转化成一个正电子和一个负电子，生成电子对，这一过程称为电子对生成或电子对效应。

2. 放射性核素示踪技术与显像

放射性核素示踪技术（radionuclide tracing technique）：是以放射性核素或其标记化合物为示踪剂，应用射线探测方法来检测它的行踪，以研究示踪剂在生物体系或外界环境中的客观存在及其变化规律的一门核医学技术。

示踪原理：放射性核素示踪技术是根据研究的需要，选择适当的放射性核素标记到待测研究物质的分子结构上，将其引入生物机体或生物体系（如立体细胞、无细胞酶系等）之后，标记物将参与代谢及转化过程。由于放射性核素标记化合物与被研究的非标记化合物具有相同的化学性质和生物学行为，通过检测标记物发出的核射线，并且对数据进行处理分析，就可以间接了解被研究物质在生物机体或生物体系中的动态变化规律，从而得到定性、定量及定位结果，结合研究目的就可做出客观评价。

放射性核素示踪技术的核心是基于放射性核素示踪物与被研究物质的同一性和放射性核素的可测性这两个基本性质。

3．放射性核素显像

放射性核素显像（radionuclide imaging）是根据放射性核素示踪原理，利用放射性核素或其标记化合物在体内分布的特殊规律，从体外获得脏器和组织功能结构影像的一种核医学技术。用于脏器、组织或病变显像的放射性核素或其标记的化合物称为显像剂（imaging agent）。放射性核素显像技术作为临床核医学的重要组成部分，其发展主要取决于显像剂和显像设备的不断进步。

1）方法学原理

放射性核素显像是根据放射性核素示踪原理，不同的放射性核素显像剂在体内有其特殊的分布及代谢规律，能够选择性聚集在特定的脏器、组织或病变部位，使其与邻近组织之间的放射性分布形成一定浓度差，而显像剂中的放射性核素可发射出具有一定穿透力的 γ 射线，可用放射性测量仪器在体外探测，记录到这种放射性浓度差，从而在体外显示出脏器、组织或病变部位的形态、位置、大小以及脏器功能变化。在短时间内自动连续成像，可以获得特定脏器、组织的系列图像，通过计算机处理出特定区域的时间—放射性曲线（time-activity curve，TAC）及相应的参数，从而对其进行定量分析，将定位和定性分析有机地结合起来。

2）显像剂定位机制

放射性核素显像是建立在脏器组织和细胞对显像剂特异性结合或分子代谢的基础之上。不同的显像剂在特定的脏器、靶组织中选择性聚集的机制各不相同，主要包括以下几种类型。

① 特异性结合：某些放射性核素标记化合物具有与组织中特定的分子结构特异性结合的特点，通过显影达到定位和定性诊断的目的。如通过放射性核素标记某些抗体或抗体片段，通过抗原与抗体结合，测定抗原含量的放射免疫显像；通过标记配体与受体结合，了解受体的分布部位、数量和功能状态的放射受体显像等。

② 合成代谢：脏器和组织的正常代谢或合成功能需要的某种核素或一定的化合物，若将该元素的放射性核素或放射性核素标记特定的化合物引入体内，可被特定的脏器和组织选择性摄取，参与代谢过程。如甲状腺具有选择性摄取碘元素以合成甲状腺激素的功能，利用放射性 ^{131}I 作为示踪剂，根据甲状腺内 ^{131}I 分布的影像可判断甲状腺的位置、大小、形态及功能状态。^{18}F 标记的脱氧葡萄糖经常作为观察心肌、脑和肿瘤葡萄糖代谢状况的正电子显像剂。

③ 细胞吞噬：单核—巨噬细胞具有吞噬异物的功能，将放射性胶体颗粒（如 ^{99m}Tc-硫胶体）经静脉注入人体内，将作为机体的异物被单核—巨噬细胞所吞噬，常用于单核—巨噬细胞丰富的组织如肝、脾和骨髓的显像。

④ 循环通路：某些显像剂进入血管、蛛网膜下腔或消化道等生理通道时既不被吸收，也不会渗出，仅借此解剖通道经过，经过动态显像可获得显像剂流经该通道及有关脏器的影像。如静脉注射 ^{99m}TC 标记的红细胞进行心血池显像。

⑤ 选择性浓聚：病变组织对某些放射性药物有选择性浓聚作用。静脉注射该药物后在一定时间内能聚集于病变组织使其显像。如 ^{99m}Tc-焦磷酸盐（^{99m}Tc-PYP）可渗入或结合于急性心梗患者坏死的心肌组织中而不被正常心肌所摄取，据此可进行急性心肌梗死的定位诊断。

⑥ 选择性排泄：肾和肝对某些放射性药物有选择性摄取并排泄的功能，这样不仅可以显示脏器的形态，还可观察其分泌、排泄的功能状态以及排泄同代的通畅情况。如静脉注入经肾小管上皮细胞分泌（^{99m}Tc-EC）或肾小球滤过（^{99m}Tc-DTPA）的放射性药物后进行动态显像，可以显示肾的形态、分泌或滤过功能以及尿路通畅情况。

⑦ 通透弥散：进入体内的某些放射性药物借助简单的通透弥散作用可使脏器和组织显像。如某些不带电荷、脂溶性、小分子放射性药物（如 ^{99m}Tc-ECD），能通过正常的血脑屏障并较长期地滞留于脑组织，其在脑组织中的聚集量与血流量成正比，据此可进行脑血流显像。

⑧ 离子交换和化学吸附：骨组织由无机盐、有机物及水组成，构成无机盐的主要成分是羟基磷灰石晶体，占成人骨干重的 2/3，有机物主要是骨胶原纤维和骨黏蛋白等。^{89}Sr 和 ^{18}F 分别是钙和氢氧根离子的类似物，可与骨羟基磷灰石上的 Ca^{2+} 和 OH^- 进行粒子交换，因此使晶体含量丰富的骨骼显像。^{99m}Tc 标记的膦酸盐类化合物（如 ^{99m}Tc-MDP）主要吸附于骨的无机物中，少量与有机物结合，可使骨骼清晰显像。

3）显像类型与特点

放射性核素显像的方法很多，同一种方法从不同角度出发，可以归为不同的类型。

（1）根据影像获取的状态分为静态显像和动态显像

静态显像（static imaging）：是指当显像剂在脏器或病变处的核素分布于稳定状态时清晰的显像。这种显像方法允许采集到足够多的放射性计数用以成像，故所得影像清晰而可靠，可以详细观察脏器和病变的位置、形态、大小和放射性分布。

动态显像（dynamic imaging）：是显像剂引入人体后，迅速以设定的显像速度动态采集脏器的多帧连续影像。动态显像不仅可以反映脏器的动脉血流灌注和组织内早期血液分布情况，还可以通过各种参数定量分析脏器和组织的运动状况和功能情况，成为核医学显像的一个突出特点。

（2）根据影像获取的部位分为局部显像和全身显像

局部显像（regional imaging）：仅限于身体某一部位或某一脏器的显像称为局部显像。

全身显像（whole body imaging）：利用放射性探测器沿体表做匀速移动，从头至足依序采集全身各部位的放射性，将它们合成为一幅完整的影像称为全身显像。注射一次显像剂即可完成全身显像是放射性核素显像的突出优势之一，可在全身范围内寻找病灶，并且有利于机体不同部位或对侧部位放射性分布的比较分析，常用于全身骨骼显像、全身骨髓显像、肿瘤或炎性病灶显像等。

（3）根据影像获取的层面分为平面显像和断层显像

平面显像：将放射性探测器置于体表的一定位置采集脏器或组织放射性影像。平面显像是由脏器或组织在该方位上各处的放射性叠加所构成，可能掩盖脏器内局部的放射性分布异常，为弥补这种不足，常采用前位、后位、侧位和斜位等多体位显像的方法，达到充分暴露脏器内放射性分布异常的目的。

断层显像：用可旋转的或环形的探测器，在体表连续或间断采集多体位平面影像数据，再由计算机重建成为各种断层影像的方法称为断层影像。断层影像在一定程度上避免了放射性重叠，能比较正确地显示脏器内放射性分布的真实情况，有助于发现深在结构的放射性分布轻微异常，检出较小的病变，并可进行较为精确的定量分析，是研究脏器局部血流量和代谢率必不可少的方法。

（4）根据影像获取的时间分为早期显像和延迟显像

早期显像：是显像剂注入体内后 2h 以内所进行的显像，主要反映脏器血流灌注、血管床和早期功能状况。

延迟显像：是显像剂注入体内 2h 以后，或在常规显像时间之后延迟数小时至数十小时所进行的再次显像。

（5）根据显像剂对病变组织的亲和力分为阳性显像和阴性显像

阳性显像：指显像剂主要被病变组织所摄取，而正常组织不摄取或摄取很少，在静态显像上病灶组织的放射性比正常组织高而呈"热区"改变，如心肌梗死灶显像、亲肿瘤显像、放射免疫显像等。

阴性显像：指显像剂主要被有功能的正常组织所摄取，而病变组织基本上不摄取，在静态显像上表现为正常组织器官的形态，病变部位呈放射性分布稀疏或缺损，如心肌灌注显像、肝胶体显像、甲状腺显像等。

（6）根据显像时机的状态分为静息显像和负荷显像

静息显像：是当显像剂引入人体或影像采集时，受检者在没有受到生理性刺激或药物干扰的安静状态下所进行的显像。

负荷显像：是受检者在药物或生理性活动干预下所进行的显像。借助药物或生理刺激等方法增加某个脏器的功能或组织对刺激的反应能力，可以判断脏器或组织的血流灌注储备功能，并增加正常组织与病变组织之间放射性分布差别，有利于发现在静息状态下不易观察到的病变，从而提高显像诊断的灵敏度。临床检查时常用的负荷方法有运动负荷试验、药物负荷试验和生理性负荷试验，如心脏运动负荷试验，脑血流药物负荷显像等。

（7）根据显像剂发出射线的种类分为单光子显像和正电子显像

单光子显像：是用于探测单光子的显像仪器（如 γ 照相机、SPECT）对显像剂中放射性核素发射单光子进行的显像。

正电子显像：是用于探测正电子的显像仪器（如 PET、符合线路 SPECT）对显像剂中放射性核素发射的正电子进行的显像技术。用于正电子显像的仪器并非探测正电子，而是探测正电子产生湮没辐射时发出的一对能量相等（511keV）、方向相反的光子。正电子显像主要用于代谢、受体和神经递质显像。

放射性核素是对脏器组织血流、功能和代谢变化的示踪，与 CT、MRI 和超声等影像学方法比较，有以下几个显著特点：①可同时提供脏器组织的功能和结构变化，有助于疾病的早期诊断；②可用于定量分析；③具有较高的特异性；④安全、无创。总之，放射性核素显像是一种有较高特异性的功能性分子影像，除显示形态结构外，它更主要的是提供有关脏器、组织和病变的功能，甚至是分子水平的代谢和化学信息。

5.2　核医学显像仪器

5.2.1　γ照相机

γ照相机是一种能对脏器中放射性核素的分布进行一次成像和连续动态成像的仪器，由探头、电子学线路、显示记录装置及显像床四部分构成，其中探头是γ照相机的核心，主要由准直器、γ闪烁探测器、定位电路和支架等部件构成。

1）准直器（collimator）

引入机体内的放射性核素发出的γ射线是随机向各个方向发射的，如果直接使用闪烁探测器进行成像，则邻近器官或组织中的射线将相互干扰，难以形成清楚的影像。准直器通常由单孔或多空的铅或铅合金制成。其作用是只允许与准直器孔角度相同的射线到达晶体并被探测，其他方向的射线则被吸收或阻挡。

准直器的主要参数有孔数、孔径、孔长（或称为孔深）及孔间壁厚度，这些参数决定了准直器的空间分辨率、灵敏度和适用能量范围等指标。准直器按照准直孔的排列方式和适用核素的能量范围进行分类。按照准直孔的几何形状分为针孔、汇聚孔、扩散孔和平行孔准直器，其中平行孔准直器根据临床用途又分为高分辨率、高灵敏度和通用型三种。根据适用核素的能量范围，准直器又分为低能（<150keV）、中能（150～350keV）、高能（350～500keV）和超高能（>500keV）准直器，如表 5.2.1 所示。

表 5.2.1　常用准直器

准直器名称	对应英文全称	适用情况
针孔准直器	general purpose pinhole, Pinhole	表浅小器官
低能通用准直器	low energy purpose, LEGP	快速动态
低能高分辨率准直器	low energy high resolution, LEUHR	大多数的低能图像采集
低能高分辨率扇形准直器	low energy high resolution fan beam, LEUHR-FB	脑成像
高能通用准直器	high energy general purpose, HEGP	^{131}I 等高能核素显像
超高能高分辨率准直器	ultra energy high resolution, UHEHR	^{18}F 等超高能放射性核素单光子显像

2）γ闪烁探测器

γ闪烁探测器是使用特定材料（闪烁体）将射线能量转换成可见荧光并用光电倍增管放大后转换成电信号的部件。

　　晶体：γ照相机的晶体基本都采用大型NaI(Tl)晶体，晶体的直径可从28.0cm到56.4cm，厚度从6.35mm（1/4inch）到15.9mm（5/8inch）。晶体的直径与探头的有效视野有关，而晶体的厚度则与探测固有效率和固有分辨率有关。NaI（Tl）晶体容易因热胀冷缩或碰撞而碎裂，在使用时必须避免温度骤变和剧烈振动。机房室温要在21～25℃之间，每小时温差不超过3℃。在更换晶体或移机时必须保证晶体避光、防振和防止温度骤变。

　　光电倍增管：光电倍增管阵列用于把闪烁荧光转换成电信号并在阳极上输出，放大倍数可达到10^6～10^9。根据γ照相机探头尺寸的不同，由数目不等的光电倍增管组成阵列，均匀地排列在整块晶体的后面，每个光电倍增管均相互避光屏蔽，与晶体使用硅脂紧密连接，保证信号良好传输。探头的系统均匀性、分辨率和线性度的稳定性取决于各个光电倍增管的性能参数是否一致，工作电压是否稳定以及是否有足够长的预热时间。为了保证系统性能的稳定，光电倍增管的高压要24小时不间断，而且基于光电倍增管的光敏感性和磁敏感性，加电时不能暴露在强光下，而且电磁屏蔽要好，周围应无大的变压器等磁场强的设备，否则由于探头的位置和方位变化会导致光电倍增管性能改变，最终影响图像的质量。

　　位置电路和能量电路：一个γ光子在晶体中产生多个闪烁光子，可被多个光电倍增管接收。各个光电倍增管接收的闪烁光子数目与其闪烁中心（γ光子处）的距离成反比，最靠近闪烁中心的光电倍增管接收到的光子数最多，输出的电脉冲幅度最大，离得较远者则接收到的光子数较少，输出的电脉冲幅度也较小。因此，在晶体中发生一个γ闪烁时间，就会使排列有序的光电倍增管阳极端输出众多幅度不等的电脉冲信号。这些信号经过位置电路和能量电路的权重处理，就可以得到这一闪烁时间的位置信号和能量信号。

　　γ照相机的显像原理：注入人体的放射性核素发射出的γ射线首先经过准直器准直，然后打在碘化钠晶体上，晶体产生的若干荧光光子由一组光电倍增管收集并输入众多幅度不等的电脉冲信号，经过位置电路和能量电路的权重处理后，获得这一闪烁时间的位置和能量信号。位置信号确定了闪烁时间发生的位置，能量信号经过PHA分析确定哪些闪烁时间应该启辉，哪些闪烁时间不应该启辉。经过上述处理的信号称为一个有效计数被记录。经过一定的时间，成像记录装置记录了大量的闪烁光点，即在余辉显示屏上形成一个闪烁图像，或者通过计算机采集和处理后，以不同灰度或色阶显示的二维图像，如实反映出体内脏器或组织的放射性分布情况，如图5.2.1所示。

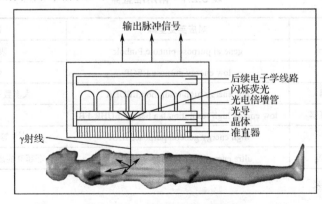

图5.2.1　γ照相机的基本结构

5.2.2　SPECT 与 SPECT/CT

单光子发射型计算机断层扫描仪（single photon emission computed tomography，SPECT）是在 γ 照相机的基础上发展起来的核医学影像设备，它实际上是在一台高性能 γ 照相机的基础上增加了探头旋转装置和图像重建的计算机软件系统。

1）SPECT 结构及工作原理

SPECT 的基本结构主要由探头、旋转运动机架、计算机及其辅助设备等三部分构成。SPECT 的探头借助运动机架围绕身体或受检器官旋转 360° 或 180° 进行完全角度或有限角度的放射性探测，从多角度、多方位采集一系列平面图像，然后利用专用的计算机软件处理，可以获得符合临床要求的各种断层图像。

SPECT 是在体外从不同角度采集体内某脏器放射性核素分布的二维影像数据，经计算机处理重建为三维数据，根据需要可获得脏器的横断面、冠状面、矢状面或任意角度的体层影像，清除了不同体层放射性的重叠干扰，可以单独观察某一体层内的放射性分布，这不仅有利于发现较小的异常和病变，还使得局部放射性核素定量分析进一步精确。

2）SPECT 数据采集和断层图像重建

SPECT 的数据采集方式有静态采集、动态采集、全身采集、门控采集、断层采集和门控断层采集。断层采集要设定其特殊的要求，如采集矩阵大小、断层采集的方式（步进或连续采集）和角度，旋转半径、采集时间等。如临床上采用探头围绕受检者旋转，每 3°～6° 采集一帧，共采集 120～160 帧图像，然后由计算机进行断层重建。此外，目前用于 SPECT 显像所用的放射性核素 γ 射线能量低，人体组织对这个能量范围内的射线有明显的衰减作用，因此 SPECT 图像在图像重建前需要进行衰减校正（attenuation correction）。

SPECT 断层重建是指从已知每个角度上的平面投影值（测量值），求出断层平面内各像素的放射性分布值。目前图像重建的主要方法有两种：滤波反投影法（filter back-projection，FBP）和有序子集最大期望值法（ordered subset expectation maximization，OSEM）。

FBP 是 SPECT 图像重建方法中最常用的一种重建算法。反投影就是将采集获得的原投影值均匀分配给投影线所经过的矩阵中每个像素单元中，然后将每个矩阵单元中的值相加后生成断层图像。滤波则是对投影值做高频提升预处理，使反投影生成的图像清晰化。FBP 的步骤：①傅里叶变换；②滤波；③傅里叶逆变换；④反投影运算。完整的 SPECT 的 FBP 断层重建还包括采集时对原始投影图的能量、线性、均匀性和旋转中心的校正，对重建后断层图像的衰减校正以及对心脏、脑等脏器的斜转轴处理获得其他任意方向的断层图像的过程。

总之，FBP 法首先在频率空间对投影数据进行滤波，再将滤波后的投影数据反投影得到重建断层图像，滤波器选为斜坡函数和某一窗函数的乘积，窗函数用于控制统计噪声和空间分辨率。

OSEM 是应用前景最广的一种快速迭代重建算法。它在每一次迭代过程中将投影数据分成 N 个子集，每一个子集对重建图像各像素点值校正以后，重建图像被更新一次，所有的子集运算一遍,称为一次迭代过程。OSEM 算法中子集的选取和划分有很多种,在 SPECT 中投影数据可以根据每个采样角度实时地进行划分和重建,也可以在全部投影数据采集完毕后划分子集。不同子集的重建顺序也可以有选择地进行。

许多厂家将 FBP 和 OSEM 结合起来,如用 OSEM 进行衰减、散射、分辨率恢复等预处理,然后用 FBP 重建图像,使运算速度和图像质量均得到更好的提升。

3) SPECT/CT 与图像融合技术

医学图像融合是将不同的医学影像或同一类型的医学影像采用不同方法获得的图像进行空间匹配或叠合,使两个或多个图像数据集融合到一幅图像上。SPECT/CT 是将 SPECT 和 CT 这两种设备安装在同一个机架上,两种显像技术的定位坐标系统相互校准,在两次扫描期间受检者处在同一个检查床上且保持体位不变,可以防止因受检者移动产生的误差,在一定程度上也解决了时间配准的问题。通过 SPECT/CT 图像融合技术,可以将 SPECT 灵敏反映体内组织器官生理、生化和功能的变化与 CT 提供的精确解剖结构信息相结合,真实体现了功能、代谢、生化影像与解剖结构影像的实时融合,为临床提供了更加全面、客观、准确的诊断依据。同时,CT 提供的数据图像还可用于 SPECT 衰减校正,有效提高 SPECT 的图像质量。

5.2.3　PET 与 PET/CT、PET/MRI

正电子发射型断层扫描仪(positron emission tomography,PET)的基本结构与 SPECT 相似,但其显像原理、探测器的结构以及性能指标等要求,都与 SPECT 有很大区别。

1) PET 显像原理和基本结构

采用正电子核素标记的药物为示踪剂引入机体后定位于靶器官,其所发射的正电子在组织内穿行 1~3mm 后与周围物质中的自由电子相互作用,发生湮灭辐射,产生一对方向相反(互成 180°)、能量相等(511keV)的 γ 光子对,PET 探测是采用一系列成对的互成 180° 排列并与符合线路相连的探测器来探测湮灭辐射光子,从而获得机体正电子核素的断层分布图。这种利用湮灭辐射的特点和两个相对探测器输出脉冲的符合来确定闪烁时间位置的方法称为电子准直(electronic collimation),如图 5.2.2 所示,这种探测方式称为符合探测(coincidence detection)。

PET 的总体结构主要包括环形探测器、电子学线路、数据处理计算机、操作控制台及检查床等。机架的主要部分是由探头以及电子学线路组成,其主要功能就是采集数据;数据处理计算机的主要功能是图像重建及数据存储;操作控制台是由计算机和软件组成,主要是控制整个设备运行;检查床是承载患者的装置,也用于盛放质控模型等。

PET 环形探测器:PET 探测器采用高密度晶体(如 BGO、LSO 或 LYSO 等),并将其切割成体积很小的方块。一个晶体组块(如 6×6 或 8×8)和与其相连的光电倍增管组成一个探测器组块(detector block),最经典的是 64×64 组合,即探测器组块由 4 个光电倍增管和 64 个微小晶体组成。将多个探测器组块精密排列组合成环状,若干个探测器环再排列成一个圆筒。探测器环数越多,轴向视野越大,一次采集获得的层面也越多。

数据校正:由于 PET 使用短半衰期核素,采用电子符合准直的探测方式,并且出于对影像进行绝对定量或半定量分析的要求，必须通过对采集到的各种数据和影像因素进行更为复杂的校正，以达到提高影像质量和消除图像伪影的目的。这些校正包括放射性核素衰变校正、随机符合校正、死时间校正及脏器运动校正等。

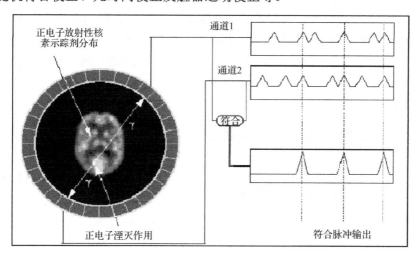

图 5.2.2　电子准直

2）PET/CT

PET/CT 由 PET 和 CT 两部分构成，两者组合在同一个机架内，PET 和 CT 的空间位置一般 CT 在前，PET 在后。PET 和 CT 是各自独立的设备，并没有使用共同的探测器、共同的旋转平台。完成 CT 及 PET 扫描后，后台的 PET/CT 融合工作站可以分别重建 CT 和 PET 的断层图像以及两者的融合图像，如图 5.2.3 所示。

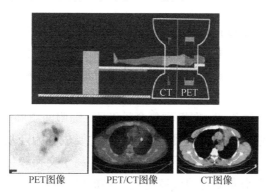

图 5.2.3　PET/CT

患者注入正电子药物一定时间后，首先进行 CT 扫描，获得解剖结构的断层图像，并建立衰减系数分布图，经过能量校正后对 PET 图像进行衰减校正；然后进入 PET 视野完成核医学图像的采集。原始图像经过散射符合、随机符合、衰减等各种校正后传送给计算机进行断层图像重建。在处理工作站上将 CT 和 PET 断层图像同机融合后产生的 CT 图像以灰度显示、PET 图像以彩色表示，共同形成融合图像供临床使用。PET/CT 具有 PET 和 CT 各自的全部功能，但它绝不是两者功能的简单叠加。PET 有很高的灵敏度，可以显示病变部位的病理生理特征，更容易在早期发现病灶；CT 有良好的空间分辨率，可以对病灶进行精确定位，并且显示病灶内部的结构变化。PET/CT 可以实现 PET 和 CT 图像的同机融合，充分发挥两者的优势，同时反映病灶的病理生理变化及形态结构，明显提高了诊断的准确性。PET/CT 是以 CT 的图像进行衰减校正，与传统的 PET 透射扫描所使用的棒源相比，极大地缩短了全身显像的时间。PET/CT 检查已经得到了临床医师的高度认可，广泛用于恶性肿瘤的诊断、鉴别诊断、分期、疗效评估和随访监测，并采用功能代谢图像和 CT 解剖结构图像相结合确定放射治疗靶区。

3）PET/MR

PET/MR 一体机是当前最高端的影像融合设备，实现了在同一设备上同时进行 PET 和 MR 信号采集，并且通过一次扫描得到融合 PET 和 MR 信息的全身图像。PER/MR 系统可以实现 PET 扫描与 MR 信号采集同步进行，不仅避免了 PET 与 MR 二次扫描所导致的定位偏差可能性，还真正实现了代谢与生理功能上的同步，有助于对疾病的精确诊断。与 CT 相比，MR 具有更好的软组织对比度，尤其适用于颅脑、头颈部、乳腺、肝脏、前列腺等软组织内病变的探测，从而为肿瘤患者提供更加准确的分期。MR 可以实现多参数及多功能成像，如动态增强成像及 DWI 成像，弥补了 PET 常规 ^{18}F-FDG 显像不善于探测输尿管和膀胱病变的不足。MR 成像软件可使多次扫描的定位一致，便于治疗前后随访观察比较。PET/MR 辐射剂量低，尤其适用于儿童相关疾病或是希望累积辐射剂量尽量达到最低的患者。PET/MR 显像属于"一站式"影像学诊断，减少了患者的焦虑及总体检查时间。

5.2.4　临床应用

1. 骨骼系统

放射性核素骨显像（bone imaging）是核医学 SPECT 显像中应用频率最高的检查项目之一。对骨转移癌的诊断灵敏度很高，对骨转移癌治疗后的评价、随访具有十分重要的意义，对原发性骨肿瘤、骨良性病变的诊断也有独特价值，如代谢性骨病和骨创伤的诊断等，核素骨显像的适应证还在不断扩展中。

骨骼由有机物和无机物组成。有机物包含骨细胞、细胞间质和胶原，占骨骼组成的 1/3。无机物由占骨骼组织干重 2/3 的矿物质组成，其中主要成分为羟基磷灰石晶体，其表面积相当大，全身骨骼如同一个巨大的离子交换柱，通过离子交换和化学吸附两种方式从体液中获得磷酸盐和其他元素来完成骨的代谢更新。将放射性核素（如 ^{99m}Tc）标记于磷（膦）酸盐上，形成 ^{99m}Tc-MDP 或 ^{99m}Tc-PYP，经静脉注射后，与骨的主要无机盐成分羟基磷灰石晶体发生离子交换、化学吸附以及与骨组织中有机成分相结合而使带有放射性核素的化合物（如 ^{99m}Tc-MDP）沉积于入骨组织内，利用 SPECT 获得放射性核素显像剂在骨骼内的分布情况而形成骨骼的影像。

骨骼各部位摄取显像剂的多少主要与骨的局部血流灌注量、无机盐代谢更新速度、成骨细胞活跃的程度有关。当局部骨骼血流灌注量和无机盐代谢更新速度增加、成骨细胞活跃和新骨形成时，可较正常骨骼聚集更多的显像剂，在图像上就呈现异常的显像剂浓聚区（称为"热区"）。当局部骨骼血流灌注量和无机盐代谢更新速度减少，破骨细胞活性增强发生溶骨时，骨显像剂在病变区聚集减少，呈现显像剂分布稀疏或缺损（称为"冷区"）。显像剂在骨骼的聚集可反映骨骼的血流量、代谢更新、成骨和破骨的状态，从而可对病变进行定位、定量及定性的诊断，如图 5.2.4 和图 5.2.5 所示。

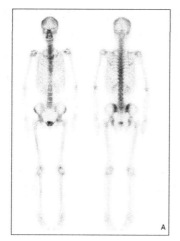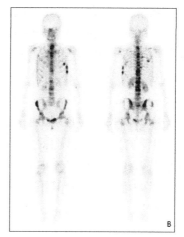

（a）正常成人骨显像　　　　　（b）异常放射性浓聚（热区），全身多发骨转移

图 5.2.4　全身骨显像

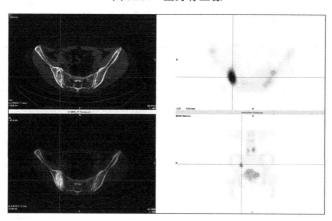

图 5.2.5　骨断层融合显像

图像采集方法：^{99m}Tc-MDP 各种图像采集，均配置 LEHR 或 LEGP 探头，能量峰为 140keV，能量窗为 20%，ZOOM 值为 1.0，探头尽量贴近患者表面。采集方式有三时相骨动态图像采集、全身骨图像采集、平面骨图像采集、局部骨断层和融合成像。

2. 内分泌系统

甲状腺、甲状旁腺、肾上腺等是人体重要的内分泌腺体，它们分泌微量的生物活性物质——激素，调节机体多种重要的生理功能和活动，维持内环境的稳定。当内分泌腺体发生器质性或功能性病变导致激素分泌异常时，可引起多种临床疾患。因此，对内分泌腺体功能及其分泌的生物活性物质进行检测具有重要的临床价值。

1）甲状腺显像

（1）甲状腺静态显像

正常甲状腺组织具有选择性摄取和浓聚碘的能力，将放射性 ^{131}I 或 ^{123}I 引入人体后，即可被有功能的甲状腺组织所摄取。锝与碘属于同一族元素，也能被甲状腺组织摄取和浓聚。在体外使用 γ 照相机或 SPECT 进行成像即可评价甲状腺的位置、大小、形态以及放射性分布。目前用于①了解甲状腺的位置、形态、大小及功能状态；②甲状腺炎的辅助诊断；③甲状腺结节功能状态的判断；④寻找甲状腺癌转移灶及疗效评价；⑤甲状腺术后残余甲状腺组织及其功能的估计；⑥ ^{131}I 治疗前计算甲状腺功能组织的重量；⑦异位甲状腺的诊断；⑧颈部包块与甲状腺关系的鉴别。

（2） $^{99m}TcO_4^-$ 颈部甲状腺静态显像

患者静脉注射 $^{99m}TcO_4^-$ 74～185MBq，20～30min 后进行采集，患者取仰卧位，充分暴露甲状腺，探头尽量贴近患者并嘱其不动，常规取前位，必要时增加斜位、侧位或断层采集。甲状腺及甲状腺癌显像常用采集条件如表 5.2.1 所示。

表 5.2.1　甲状腺及甲状腺癌显像常用采集条件

显像类型	放射性药物	采集条件	
甲状腺静态平面显像	$^{99m}TcO_4^-$	能量窗	140keV
		准直器	LEHR 或针孔准直器
		矩阵	256×256 或 128×128
		计数	200k～500k
甲状腺静态断层显像	$^{99m}TcO_4^-$	旋转角度	360°，6°·帧$^{-1}$
		矩阵	64×64 或 128×128
		每帧时间	20～30s·帧$^{-1}$ 或 200k·帧$^{-1}$
异位甲状腺显像	^{131}I	能量窗	364keV
		准直器	HEGP
		矩阵	256×256
		计数	200k～300k
	^{123}I	同 $^{99m}TcO_4^-$ 甲状腺静态显像	
分化型甲状腺癌全身显像	^{131}I	能量窗	364keV
		准直器	HEGP
		矩阵	256×1024
		扫描速度	10～13cm·min^{-1}
		如发现可疑病灶可进行 SPECT/CT 断层融合显像	

（3）正常图像与异常图像

正常甲状腺形态如蝴蝶，位于颈部正中，分左、右两叶，下 1/3 处由峡部相连。两叶甲状腺显像剂分布均匀，右叶常大于左叶，峡部及两叶周边因组织较薄而显像剂分布略稀疏。甲状腺疾病可表现为甲状腺的大小、位置、形态以及放射性核素的分布异常。如 Graves

病的患者甲状腺弥漫性增大，腺体内显像剂分布弥漫性增强。急性和亚急性甲状腺炎患者腺体的显像剂摄取可减少。甲状腺结节的功能状态不同，核素摄取可表现为增高"热结节"、减低"冷结节"或无明显变化"温结节"。如图 5.2.6 所示。

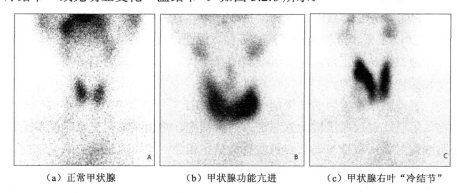

（a）正常甲状腺　　　　　（b）甲状腺功能亢进　　　　　（c）甲状腺右叶"冷结节"

图 5.2.6　甲状腺静态显像

2）甲状旁腺显像

正常人的甲状旁腺有 4 个，位于颈部两侧，甲状腺后方。甲状旁腺的功能主要是分泌甲状旁腺激素，维持体内钙的平衡。甲状旁腺显像最常用的方法是 ^{99m}Tc-MIBI 双时相法。^{99m}Tc-MIBI 在功能亢进的甲状旁腺组织中清除比在正常甲状腺组织中缓慢，通过双时相延迟显像，正常甲状腺组织显影消退快，而功能亢进的甲状旁腺组织仍然持续显影。

^{99m}Tc-MIBI 采集方法：静脉注射 ^{99m}Tc-MIBI 后分别于 20min、120min 进行早期和延迟平面显像的采集，并于 120min 进行 SPECT/CT 甲状旁腺部位断层显像。如怀疑有异位甲状旁腺存在，需加做全身显像。

正常图像和异常图像：甲状旁腺功能正常时，由于甲状旁腺体积较小，目前显像方法一般不能被显示，所以，延迟后显影，甲状腺取无局限性放射性浓聚影像。甲状旁腺功能亢进或增生时可见病变区放射性浓聚。异位甲状旁腺患者，甲状腺部位不见甲状旁腺显影，而在纵隔区或其他异位处出现局限性放射性浓聚影像。如图 5.2.7 所示。

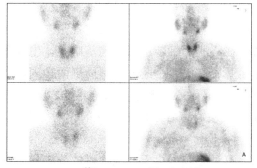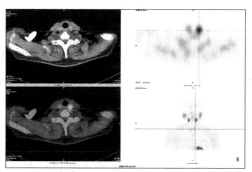

（a）^{99m}Tc-MIBI 双时相平面显像　　　　　（b）^{99m}Tc-MIBI 断层融合显像

图 5.2.7　左上甲状旁腺功能亢进

3. 循环系统

核医学在心血管系统中的应用即心血管核医学，也称为核心脏病学，是临床核医学的重要组成部分，其主要包括心肌灌注显像、心肌代谢显像、心血池显像等，目前核心脏病学在心血管疾病的诊断及预后判断等方面发挥着不可替代的作用。

正常心肌细胞具有摄取某些放射性药物的功能，静脉注射这些特定的显像剂随血流到达冠状动脉后，能被正常心肌细胞选择性摄取，而且心肌细胞摄取的量与心肌局部血流量成正比，通过 SPECT 采集成像即心肌灌注显像。因此，依据心肌细胞摄取显像剂的量，来判断心肌的血液供应是否正常以及心肌细胞的存活状态，达到诊断冠心病、危险度分层、疗效评价及预后评估等目的。

显像剂：目前临床最常用的显像剂是 ^{99m}Tc-MIBI。^{99m}Tc-MIBI 是脂溶性、正一价的阳离子络合物，静脉注射后通过被动弥散进入心肌细胞，再由主动转运机制浓聚于细胞线粒体中。心肌细胞对其摄取量与局部心肌血流量呈正相关，即可以根据心肌局部的核素分布来判断有无心肌缺血。

负荷试验：负荷试验通过增加心肌细胞的耗氧量或扩张冠状动脉来提高对病变心肌的检出率。核素心肌灌注显像的负荷试验分为运动负荷及药物负荷试验两种。药物负荷试验分为正性肌力药物和扩张血管药物。核医学医生需要根据患者的具体情况选择不同的负荷方式。

显像方法：^{99m}Tc-MIBI 负荷-静息隔日法。患者达到运动终止条件或满足药物负荷条件后静脉注射 ^{99m}Tc-MIBI，1.0～1.5h 后显像，即负荷显像；隔日再于静息状态下相同条件显像，即静息显像。

图像采集：患者取仰卧位，双上臂上举过头并固定，使用自动轮廓跟踪技术使探头始终贴近患者，视野包括整个心脏，双探头垂直成 L 模式，进行断层或门控断层采集。采集时，探头配置 LEHR 或 LEGP 准直器，能量峰为 140keV，矩阵为 64×64 或 128×128，ZOOM值为 1.3～1.6。采集总角度为 180°，每步采集角度为 3°～6°，每步采集时间为 20～30s。门控心肌采集需要连接心电图，采用心电图 R 波作为触发信号，平均每个心动周期采集 8～16 帧图像。

图像重建：图像采集结束后，将从每个角度得到的投影图像通过 FBP 或 OSEM 重建得到左心室短轴、水平长轴和垂直长轴三个层面的心肌灌注断层图像。门控心肌断层显像采集结束后，经专用处理程序重建处理图像，可以获得 8～16 组心脏短轴、水平长轴和垂直长轴三个层面的图像，经计算机处理即可得到左心室射血分数、左心室舒张末期容积和左心室收缩末期容积等反映左心室功能的参数。在心肌短轴断层图像的基础上，生成各个短轴心肌断面的圆周剖面图，然后将从心尖部至基底部的各个断面的圆周剖面按同心圆的方式排列，形成左心室展开后的全貌平面图，这种显示心肌放射性分布的方式，称为靶心图法。在靶心图上通常以不通过颜色或色阶代表左心室各壁的放射性的相对分布情况，如图 5.2.8 所示。

正常图像与异常图像：在心脏的三个轴面上可见心腔中央无明显放射性分布且体积无扩大；左心室各壁放射性分布大致均匀。在分析心肌断层显像时，确定一个真正的异常分布必须是同一位置的稀疏缺损取在两个轴向、至少在三个连续层面见到。异常核素心肌灌注显像的表现及临床意义如表 5.2.3 所示。

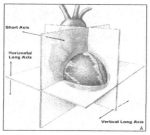
（a）心脏断层示意图

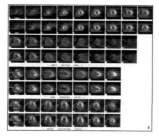
（b）心脏短轴、垂直长轴和水平长轴图像

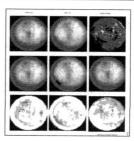
（c）靶心图

图 5.2.8　核素心肌灌注显像

表 5.2.3　异常核素心肌灌注显像的表现及临床意义

	负 荷 影 像	静 息 影 像	临 床 意 义
可逆性缺损	稀疏或缺损	放射性填充	可逆性心肌缺血
不可逆性缺损	稀疏或缺损	不填充	心肌梗死、心肌瘢痕、心肌冬眠
部分可逆性缺损	稀疏或缺损	部分填充	心肌梗死伴缺血或侧支循环形成
花斑型改变		斑片状稀疏	心肌病、心肌炎
反向再分布	正常或稀疏	稀疏更明显或缺损	重冠脉狭窄、稳定性冠心病及急性心梗、接受血管再通治疗后、个别正常人；技术因素

4. 泌尿系统

　　肾动态显像（renal dynamic imaging）是检测泌尿系统疾患的常规核医学检查方法，它不同于常规形态影像学检查 CT、MRI、超声等，除可以了解肾脏的形态、大小、位置及尿路通畅情况外，还能判断肾脏血流及功能情况，特别是能够提供分肾功能，作为其最大的优势而广泛应用于临床，对临床治疗策略的选择及疗效评价具有重要的价值。

　　肾小球滤过型显像剂静脉注射后，随血液到达肾脏，迅速经肾小球滤过，且不被肾小管重吸收和分泌，随尿液排出体外，因此能反映肾小球的功能。

　　肾动态显像是从静脉以"弹丸"方式注入能被肾实质摄取、浓聚而又迅速经尿液排泄的放射性显像剂（如 ^{99m}Tc-DTPA），应用 SPECT 或 γ 照相机连续采集系列影像，观察显像剂通过腹主动脉、肾动脉、肾实质和尿路的一系列动态过程。经计算机影像处理后，可获得肾血流灌注影像、动态功能图像以及双肾时间–放射性活度曲线即肾图曲线，据此可以计算出衡量肾功能的重要定量指标 GFR 和 ERPF。肾动态显像采集程序设置如表 5.2.4 所示。

表 5.2.4　肾动态显像采集程序设置

序 列 名 称	矩　　阵	时间（时相）	备　　注
满针采集	128×128	10s	
动态采集	64×64	第一时相：2s·帧$^{-1}$，共 60s 第二时相：30s·帧$^{-1}$，共 20min	
注射部位采集	128×128	10s	监测有无药物渗漏
空针采集	128×128	10s	

图像处理：根据处理工作站所带的程序，分别输入患者的年龄、身高、体重、选用的显像剂，儿童应选择儿童状态，利用感兴趣区（region of interest，ROI）技术分别勾画双肾、本底及腹主动脉的感兴趣区，获得肾脏血流灌注、功能动态、肾图曲线及一些定量的参数。

正常图像及异常图像表现如下。

① 血流灌注影像：正常的图像为腹主动脉上段显影后 2～4s，双肾开始显影，4～6s 后，肾影逐渐清晰，双肾大小基本一致，形态完整，双肾内显像剂分布大致均匀、对称。肾脏的多种疾病可导致肾脏血流灌注异常，表现为局部或整个肾脏显像剂分布稀疏或异常浓聚。

② 功能动态影像：静脉注入显像剂后 2～4min 双肾显影清晰，形态完整，此为皮质功能相，其后肾影逐渐减淡，20～25min 肾影基本消退，大部分显像剂排入膀胱。异常的功能动态影像可表现为肾脏形态、位置、大小、数目异常；肾脏显影浅淡或不显影；肾影出现和消退延迟；肾实质持续显影，膀胱基本无显像剂浓聚；肾盂显像剂滞留、肾皮质变薄；在泌尿系统以外出现显像剂。

③ 肾图：肾图是利用 ROI 技术对肾动态系列图像进行处理，获得双肾区时间–放射性曲线（time-radioactivity curve，TAC）。正常肾图曲线由 a、b、c 三段组成。a 段为显像剂出现段，为静脉注射显像剂后 10s 左右出现的急剧上升段，其高度反映肾脏的血流灌注量；b 段为聚集段，继 a 段之后的快速上升段，反映肾小管上皮细胞摄取显像剂核素和数量；c 段为排泄段，近似指数规律下降，代表了尿流量的多少和上尿路的通畅情况，如图 5.2.9 所示。

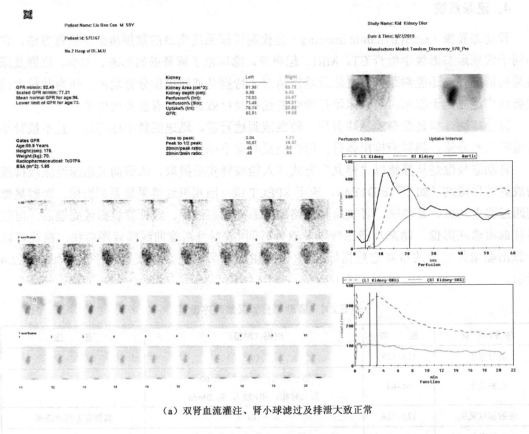

（a）双肾血流灌注、肾小球滤过及排泄大致正常

图 5.2.9　肾动态显像及肾图

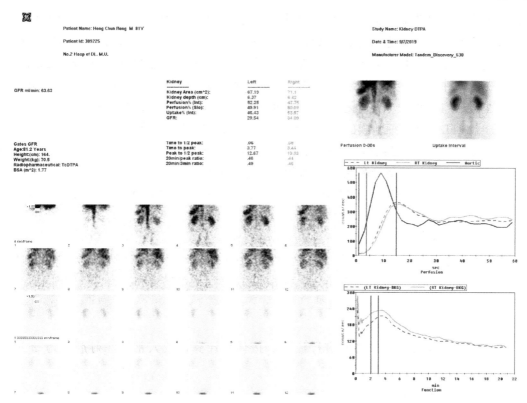

（b）左肾血流灌注、肾小球滤过及排泄大致正常，右肾基本无功能

图 5.2.9　肾动态显像及肾图（续）

5.3　PET/CT 肿瘤显像

PET/CT 是集 PET 和 CT 为一体的同机融合分子影像设备。以 PET 为基础配准 CT 成像的 PET/CT 一体机，实现衰减校正和同机图像融合，既利用了 CT 图像解剖结构清晰的优势，又具有核医学图像反映器官的生理、代谢和功能的特点，把两者的定性和定位优势进行了有机的结合，放大了各自技术潜力，进一步提高了诊断的灵敏性与特异性，有助于提高治疗的科学性、安全性和有效性。它已经成为核医学在临床医学应用中最大的亮点，在相当程度上代表分子影像学发展的前沿，成为多模式显像设备研究中的成功典范，在临床肿瘤、心血管以及神经系统和精神疾患等领域的诊断和治疗指导中产生了不可替代的作用。

恶性肿瘤的发生、发展极其个体化，但存在一些共同的特征性表征。包括增殖信号自主激活、抗体增殖信号沉默、细胞凋亡信号逃逸、无限复制潜能、持续血管生成、组织侵袭和转移、免疫逃逸、促进肿瘤的炎症过程、能量代谢失调、基因组不稳定和突变等。这些特征性表征及其信号通路的相关靶向分子是肿瘤分子影像学技术临床应用和转化研究的生物学基础，也是肿瘤精准治疗的关键要素。

5.3.1　^{18}F-FDG PET/CT 肿瘤显像

^{18}F-FDG 是目前最常用的 PET 肿瘤代谢显像剂，称为"世纪分子"。葡萄糖是人体主要的

能量底物。能量代谢失调是恶性肿瘤的特征性表征之一，其中最普遍的一个表型是瓦伯格效应（Warburg effect）：肿瘤细胞相对于正常细胞，具有较高的糖酵解和乳酸分泌水平，因此肿瘤细胞需要大量摄取葡萄糖。^{18}F-2-氟-2-脱氧-D-葡萄糖（2-Flourine-18-Fluoro-deoxy-D-glucose，^{18}F-FDG）是一种类似于天然葡萄糖结构的小分子化合物分子探针，主要示踪葡萄糖摄取和磷酸化过程。^{18}F 通过一系列化学反应置换葡萄糖结构中 2 号位的羟基（-OH），合成 ^{18}F-FDG。^{18}F-FDG 能被细胞膜的葡萄糖转运蛋白识别，跨膜转运到细胞内，并被葡萄糖酵解途径中第一个关键酶己糖激酶磷酸化，生成 ^{18}F-FDG-6-PO$_4$。但 ^{18}F-FDG-6-PO$_4$ 不能被糖酵解途径中第二个关键酶磷酸果糖激酶所识别进入糖酵解途径下一个反应过程。而且，^{18}F-FDG-6-PO$_4$ 不能自由转运到细胞外，只能积蓄在细胞内。^{18}F-FDG PET/CT 显像可以反映机体器官、组织和细胞摄取葡萄糖的水平。下面详细介绍显像方法。

（1）患者准备

患者应具有能够仰卧 20min 以上的能力，避免在寒冷环境中长时间滞留。注射显像药物后禁止肌肉过度活动，保持在安静、光线暗淡的房间。患者禁食和禁饮含糖饮料至少 46h 以上。血糖水平控制在 <11.1mmol·L^{-1}。

（2）注射显像剂

显像药物应该在患侧的对侧进行注射。按体重计算，成人常规注射剂量为 3.70～5.55MBq·kg^{-1}。

（3）扫描范围

设置 PET 的扫描窗位数、重叠扫描比例。然后进行 PET 采集。常规 PET 扫描为静态采集，多采用 3D 采集模式，必要时可进行动态采集、心电门控采集或呼吸门控采集。最后进行 CT 采集。用于衰减校正、解剖定位的 CT 采集采用低毫安秒（mAs）设置。根据检查的要求，可加做标准剂量的 CT 扫描，特别是对胸、腹病变，也可以对病灶处增加高分辨薄层 CT 扫描。

（4）图像处理

采集的 PET 和 CT 图像，传输至后处理工作站进行后继图像重建和融合并存储。PET 图像重建有 FBP 和 OSEM 两种。目前以 OSEM 最为常用。采用 TOF 能提高图像的对比度，从而改善大体重患者的图像质量及系统灵敏度。重建的 PET 图像可以获得最大密度投影图像（maximal intensity projection，MIP）、横断面、冠状面和矢状面显示。CT 重建可以进行标准法重建，也可以进行肺、骨算法重建，必要时可进行薄层重建。重建参数常规使用 OSEM。应用图像融合软件对采集的 CT 图像和 PET 图像进行融合显示。将 PET 和 CT 图像经变换处理，空间位置对位配准进行叠加显示，CT 图像以灰阶、PET 图像的放射性分布以伪彩显示。可以对 PET 图像和 CT 图像所占的权重进行调节，以便更清晰地突出病变的 PET 特征或 CT 特征。

（5）图像分析

① 定性分析：通过视觉对显示图像中 ^{18}F-FDG 的摄取程度进行分析的一种方法。通常以纵隔、肝摄取为标准，进行对比分析。可对采集图像的质量，异常摄取的位置、程度以及图像融合的精确性等进行初步判断，并可进行治疗前后比较。

② 半定量分析：半定量分析参数包括靶组织/非靶组织的 ^{18}F-FDG 摄取比值（T/NT），

标准化摄取值（standardized uptake value，SUV），肿瘤代谢体积（metabolic tumor volume，MVT）和糖酵解总量（total lesion glycolysis，TLG）。临床目前常规使用 SUV 反映 ^{18}F-FDG 的摄取程度。SUV 描述的是 ^{18}F-FDG 在靶组织中的摄取情况，计算公式为

$$SUV = \frac{局部感兴趣区放射性活度（MBq \cdot mL^{-1}）}{注入放射性活度（MBq）/体重（g）}$$

（6）影像分析

正常图像：^{18}F-FDG 是类似天然葡萄糖的能量底物，可以进入体内各种正常细胞，根据各脏器能量需要，各处的 ^{18}F-FDG 摄取强度也有所不同，称为生理性摄取，由此形成人体内 ^{18}F-FDG 正常分布图。正常情况下，脑灰质部分 ^{18}F-FDG 显像剂摄取量最高；肝脏、脾脏及骨髓通常呈弥漫性轻—中度摄取；胃肠道可见不同程度的显像剂摄取，呈连续性，与消化道走行一致。肾脏、输尿管和膀胱均由于尿液滞留，可呈现较高的显像剂分布。心肌组织在不同的生理状态下，可呈现由低到高不同程度的显像剂摄取分布；眼部肌肉、声带、咬肌、舌肌等面部肌肉，胸锁乳突肌、椎前肌等颈部肌肉运动或紧张，可出现较高的显像剂摄取。由于女性生理周期的影响，子宫及卵巢可有不同程度的显像剂摄取。

异常图像：恶性肿瘤对显像剂 ^{18}F-FDG 的摄取与肿瘤组织类型、分化程度等均存在一定关系。大部分肿瘤如非小细胞肺癌、结直肠癌、恶性淋巴瘤等主要显示为高摄取 ^{18}F-FDG 占位灶。但部分高分化肝细胞癌、分化型前列腺癌、低级别肾透明细胞癌等也可以表现为低摄取 ^{18}F-FDG 占位灶。^{18}F-FDG PET/CT 可以通过"一站式"显像发现所有病灶，包括区域性转移淋巴结及远处转移，在肿瘤的分期及再分期中的价值越来越重要。部分良性肿瘤如腮腺肿瘤、结肠腺瘤样息肉、平滑肌瘤等在 ^{18}F-FDG PET/CT 图像中也可以表现较高的显像剂摄取；各种原因（如手术、放疗或感染）等引起的急性炎症、以及肉芽组织增生为主的炎症，如结节病、真菌性疾病、结核等，以及由于免疫异常所致的慢性炎症疾病如溃疡性结肠炎等在 ^{18}F-FDG PET/CT 图像中也可表现较高的显像剂摄取。这些非恶性肿瘤性疾病在临床工作中容易混淆，需要和其他影像学及病理学检查进行鉴别。图 5.3.1 所示为右侧乳腺癌，右腋窝淋巴结转移 18F-FDG PET/CT 影像；图 5.3.2 所示为淋巴瘤 18F-FDG PET/CT 影像。

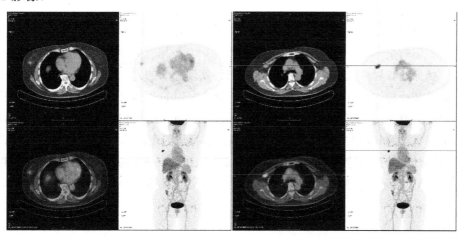

图 5.3.1　右侧乳腺癌，右腋窝淋巴结转移 ^{18}F-FDG PET/CT 影像

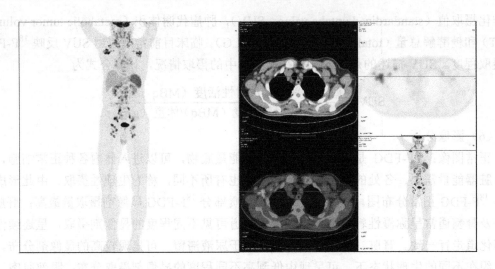

图 5.3.2　淋巴瘤 ^{18}F-FDG PET/CT 影像

5.3.2　PET/CT 其他肿瘤显像

（1）其他代谢显像

肿瘤组织发生机制、发生部位、组织病理及分化程度等不同，可以导致肿瘤细胞对代谢底物的需求差异，呈现不同的代谢表型。应用放射性核素标记各种代谢底物如胆碱、氨基酸、脂肪酸、核苷酸及其类似物进行 PET/CT 成像，可以联合 ^{18}F-FDG PET/CT 显像对肿瘤组织进行鉴别诊断，也可以提供个体化肿瘤的不同代谢表型，辅助肿瘤决策。

（2）受体显像

受体显像是利用放射性核素标记受体的配体或配体的类似物作为显像剂。将受体—配体结合的高特异性和放射性探测的高敏感性相结合建立的一种显像技术。肿瘤细胞特异性受体表达较正常细胞明显增加。受体显像可以对肿瘤进行特异性诊断，并因此作为受体介导的靶向治疗及疗效监测的前提。目前已经应用于临床的受体显像剂有生长抑素受体显像，雌激素受体显像等。

（3）放射免疫显像

放射免疫显像（radioimmunoimaging，RII）的原理是基于抗原—抗体的特异性结合反应。放射性核素标记的抗体（或小分子化合物）进入人体后能与相应的肿瘤特异性抗原特异性结合，通过抗体—抗原的特异性结合，呈现放射性浓聚，实现肿瘤的定性诊断。RII 诊断微小和弥漫肿瘤的敏感性和特异性都较高，能够发现其他检查未发现的亚临床病灶。根据 RII 结果可确定患者能否接受放射免疫治疗（radioimmunotherapy，RIT），并可对 RIT 使用的剂量和病灶接受的辐射剂量进行推测和评估，放射免疫显像结果是进行放射免疫治疗的前提。如用于诊断前列腺癌及其转移灶的前列腺特异性膜抗原（prostate specific membrane antigen，PSMA）PET/CT显像，如图 5.3.4 所示（作为对照，图 5.3.3 给出了正常志愿者的 PSMA PET/CT 影像）。

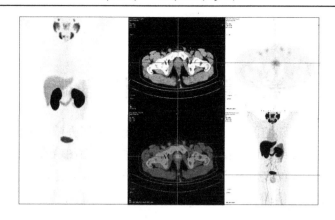

图 5.3.3 正常志愿者 PSMA PET/CT 影像

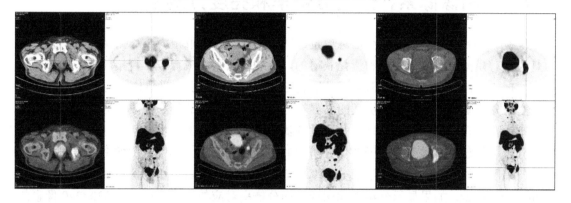

图 5.3.4 前列腺癌淋巴结转移、骨转移 PSMA PET/CT 影像

5.3.3 神经科学

PET ^{18}F-FDGT 在神经科学和临床神经医学中的意义体现于认知功能成像，PET 由于可使用各种生理性示踪剂进行脑显像，因而在脑功能研究中具有独特优点，使用不同的示踪剂可以观察脑内各局部能量代谢、氧代谢、血流灌注、各种神经递质和受体等变化。国内外学者将 PET 应用于脑血管疾病、脑退行性疾病、癫痫、药物滥用成瘾性脑病以及脑功能定位研究中，如 ^{11}C-PIB 诊断阿尔茨海默氏病，^{11}C 标记的多巴胺转移蛋白和多巴胺受体显像诊断帕金森病等已经应用于临床。

第 6 章　医学图像基础

医学图像属于一类特殊的图像，本章在介绍像素、空间分辨率和亮度分辨率等数字图像概念基础上，也简单介绍了医学图像的获取、存储及平面图像和三维图像存储的异同。其次，还将介绍医学图像的亮度直方图、图像插值技术、编码方法，以及图像形状和纹理等基本概念，为后续章节作铺垫。

6.1　图像像素、空间分辨率和亮度分辨率

像素（pixel）是图像的最小信息单位，通常为整数，其取值大小称为像素值。有些图像是通过对模拟图像进行采样和量化获得的，有些图像则由成像设备直接获得，如 DR 和 CR。CT、MRI 和 PET 等医学影像可以呈现三维信息，其最小信息单位称为体素（voxel）。

空间分辨率是指图像中可辨认的临界物体空间几何长度的最小极限，即对细微结构的分辨率。直观理解，空间分辨率就是通过仪器可以识别物体的临界几何尺寸。此外，图像空间分辨率与显示分辨率是关于图像分辨率的两个不同概念。其中，图像空间分辨率确定组成一幅图像的像素数目，而显示分辨率确定显示图像的区域大小。假设显示屏的分辨率为 640×480 像素，如果显示分辨率和图像空间分辨率对应的话，那么一幅 320×240 像素的图像只占显示屏的 1/4；相反，2400×3000 像素的图像不能完整显示在这个显示屏上。

图 6.1.1（a）展示了一幅 512×512 像素的图像，其亮度为 256 级。图 6.1.1（b）～（e）是图像依次经过 2 倍下采样的结果。其中，图像 256×256 是从图像 512×512 中隔行及隔列下采样得到的。图像 128×128 是从图像 256×256 中隔行及隔列产生的，以此类推。若保持单个像素的显示分辨率一致，则图 6.1.1（b）～（e）各图像尺寸依次减小，但图像显示质量并没有受到影响。为了展示显示分辨率的影响，将下采样后的图像显示成相同尺寸，则可以看到显示分辨率明显降低。

类似地，亮度分辨率是指在亮度量化级别中可分辨的最小亮度变化。通常，亮度最大值表示白色，最小值表示黑色，中间值表示灰色。考虑到便于硬件实现，亮度级数通常是 2 的整数次幂，大多数情况下该整数取 8，即 256 级亮度，由 8 比特即 1 字节存储亮度值。图 6.1.2 是保持空间分辨率而以 2 的整数次幂方式把图像亮度级从 256 减至 2 的。在亮度级别中，检测可分辨的亮度变化是一个高度主观的过程。图 6.1.2（a）为 256 级亮度的人体肘关节错位 X 线平片图像，图 6.1.2（b）～（h）是在保持图像空间分辨率不变的情况下，亮度级数依次递减。虽然灰度级别依次明显降低，但是 256、128 和 64 亮度级对应图像的视觉差别不明显。亮度级别继续降低至图 6.1.2（d）所示的 32 亮度级时，仔细观测图像亮度渐变区域可以发现有一组细小山脊状结构，这种现象是由于数字图像的亮度级别不足引起的，它被称为伪轮廓，之所以这样称呼是因为山脊像地图中的地形等值线。伪轮廓在图 6.1.2（e）～（h）中更明显。

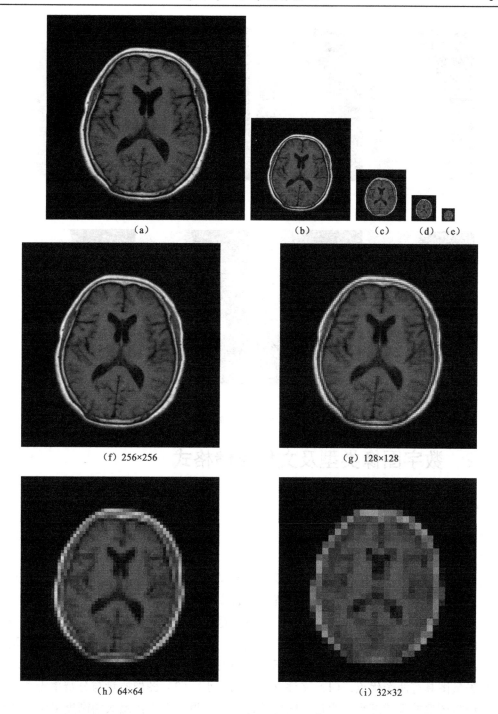

图 6.1.1　图像空间分辨率和显示分辨率。(a)～(e) 一幅大小为 512×512 灰度级为 256 的图像，依次下采样获得大小为 256×256、128×128、64×64 和 32×32 的图像。(f)～(i) 将 256×256、128×128、64×64 和 32×32 的图像降低显示分辨率以相同尺寸显示

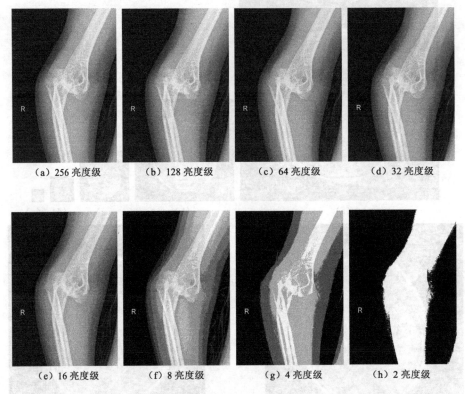

（a）256 亮度级　　　（b）128 亮度级　　　（c）64 亮度级　　　（d）32 亮度级

（e）16 亮度级　　　（f）8 亮度级　　　（g）4 亮度级　　　（h）2 亮度级

图 6.1.2　不同亮度级的肘关节错位 X 线平片图像。（a）～（h）亮度级依次减小

6.2　数字图像类型及文件存储格式

6.2.1　数字图像类型

数字化图像数据一般以图像文件的形式存储，方式主要有矢量图和位图两种，其中位图也称为栅格图像。

矢量图并不直接描述图像数据的各点，而是描述产生这些点的过程以及方法，通过数学方程来对图形的边线和内部填充进行描述以建立图形。因此，矢量图本质上是用数学或更准确地说是几何学公式描述一幅图像。矢量图是由各个矢量对象组成，以一组指令的形式存在的。这些指令描述图中直线、圆、弧线等对象的色彩、形状、轮廓、尺寸以及位置等属性，也可以使用更为复杂的形式表示图像中曲面、光照、材质等效果。公式化表示图像使得矢量图具有两个优点：（1）文件存储空间较小；（2）图像质量与分辨率无关，这意味着无论将图像放大或缩小多少倍，图像总是以显示设备允许的最大清晰度显示。在计算机计算与显示矢量图时，往往也能看到画图的过程。但是，矢量图有一个明显的缺点，就是不易制作色调丰富或色彩变化太多的图像，而且绘制出来的图像不是很逼真，同时也不易在不同的软件间交换文件。

位图则是由许多像素表示一幅图像，每个像素具有亮度（颜色）属性和位置属性。位图又可以分成四种，包括线画稿、亮度图像、索引颜色图像和真彩色图像。

1）二值图像

二值图像只有黑白两种颜色。一幅二值图像可以借助 0、1 两个值构成的二维矩阵表示，通常由 0 代表黑色，1 代表白色。二值图像常用于文字、工程图、指纹卡片、地图、报纸等图像的存储。

2）亮度图像

亮度图像的像素亮度为 8 比特，即有 256 级亮度。每个像素的取值为介于黑色和白色之间 256（2^8=256）种亮度中的一种。亮度图像只有亮度颜色而没有色彩，是具有从黑到白的 256 种亮度色域的单色图像。通常，0 表示黑，255 表示白。

3）真彩色图像

真彩色是 RGB 颜色的另一种流行称谓。从技术角度考虑，真彩色是指写到磁盘上的图像类型，而 RGB 颜色是指显示器的显示模式。RGB 图像的颜色是非映射的，它可以从系统的"颜色表"里自由获取所需的颜色，这种图像文件里的颜色直接与计算机上的显示颜色相对应。在真彩色图像中，每一个像素由红、绿和蓝 3 字节（Byte）组成，每字节为 8 比特（bit），表示 0～255 之间的不同亮度值，这 3 字节组合可以产生 1670 万种不同的颜色。

4）索引图像

真彩色出现之前，由于技术上的原因，计算机在处理时并没有达到每像素 24 位的真彩色水平，为此人们创造了索引颜色。索引图像的文件结构比较复杂，除数据区的二维矩阵外，还包括一个称为颜色索引矩阵的二维数组 MAP。MAP 中每行的三个元素分别指定该行对应颜色的红、绿、蓝单色值。索引图像中若某像素值为 32，则该像素的实际颜色就由 MAP 第 32 行的红、绿、蓝组合而成。即索引图像各像素的颜色由像素值作为索引，通过检索 MAP 得到。索引图像的数据类型一般为 8 位无符号整型，相应地 MAP 大小为 256×3，因此一般索引图像只能同时显示 256 种颜色。但也可以采用双精度浮点型的数据类型，改变 MAP 从而调整颜色。索引图像一般用于存放色彩要求比较简单的图像，如 Windows 系统中色彩构成比较简单的壁纸。如果图像的色彩比较复杂，就要用到 RGB 真彩色图像。

6.2.2　文件存储格式

数字图像按照一定的图像格式，以图像文件的形式被存储和传输。图像文件格式决定了应该在文件中存放何种类型的信息，如何与各种应用软件兼容，以及如何与其他文件交换数据。文件格式中必须包含描述图像的高度、宽度、位深度（亮度或颜色分量的比特数），和描述图像本身的图像数据体。为了满足图像文件在不同系统间的传递和共享，图像文件在存储和传输时必须遵循某种标准格式。下面介绍几种常见的图像文件格式。

1．BMP 图像文件格式

BMP（bitmap）格式，也称为位图格式，是最简单和最典型的图像存储格式。BMP 格式是 Microsoft 公司基于 Windows 系统环境而开发的标准图像格式，在 Windows 系统中运行的所有图像处理软件都支持 BMP 图像文件格式。Windows 3.0 以上的 BMP 图像文件与显示设备无关，因此这种格式被称为设备无关位图格式。BMP 位图的每个数据位置对应地确定了图像中像素的空间位置，位图数据值和相应像素的亮度值一一对应。

以位图方式表示图像的优点在于它的形式和数字图像的二维数组形式最为接近，因而容易实现。并且，随着 Windows 的日益普及，这种图像文件格式已被越来越多的应用软件支持。这种方式的缺点在于存储开销相对较大。BMP 格式的图像文件也可以用游程长度编码等方式进行压缩，经过这种方式压缩的图像文件能在解压缩时恢复原来的信息，因此是一种无损压缩。

2. TIFF 图像文件格式

TIFF（Tagged Image File Format）是一种灵活的位图格式，最初由 Aldus 公司和 Microsoft 公司一起为 PostScript 打印开发。TIFF 文件的设计考虑了扩展性、方便性和可修改性，因此非常复杂，需要用更多的代码来控制它，结果导致文件读写速度慢。虽然 TIFF 图像格式复杂，但由于它可以灵活多变地存放图像信息，支持很多色彩系统，而且独立于操作系统，因此得到了广泛应用，是目前流行的图像文件交换标准之一。

3. GIF 图像文件格式

GIF（Graphics Interchange Format）原意是"图像交换格式"，是 CompuServe 公司为了填补跨平台图像格式的空白而开发。GIF 采用 Lempel-Zev-Welch（LZW）压缩算法，是压缩格式的文件，有 GIF 87a 和 GIF 89a 两个版本。在 GIF 87a 版本下，一个文件存储一个图像，不支持透明像素。GIF 89a 版本允许一个文件存储多个图像，可实现动画功能，且允许某些像素透明。GIF 最高支持 256 种颜色，因而比较适用于色彩较少的图片，如卡通造型、公司标志等。

4. JPEG 图像格式

JPEG（Joint Photography Expert Group）图像格式是由国际标准化组织（International Organization for Standardization，ISG）和国际电报电话咨询委员会（Consultative Committee on International Telegraph and Telephone，CCITT）两大标准化组织共同推出的，是目前最流行、最高效率的静态图像压缩标准之一。JPEG 格式主要采用预测编码、离散余弦变换以及熵编码的联合编码方式，以去除冗余的图像和彩色数据，属于有损压缩格式，一定程度上会造成图像数据的损伤。JPEG 格式可以灵活设置图像压缩比率，一般来说，当其压缩比在十倍之内时，图像基本不出现可觉察的失真，随着压缩比的增大，信息的损失就较为严重。在医学图像处理中，因出于对安全性、合法性及成本等因素的考虑，对于图像的压缩（特别是有损压缩）往往需要十分谨慎。

5. DICOM 图像格式

医学数字成像与通信（Digital Imaging and Communications in Medicine，DICOM）标准的制定和发展与图像存档与通信系统（Picture Archiving and Communication Systems，PACS）的发展有密切的关系。PACS 在 20 世纪 80 年代初有较大发展，但由于各成像设备

厂家所用数据格式不统一，因而影响它们之间的信息交换、互联与通信，并阻碍技术本身的发展。这些问题促使美国放射协会（American College of Radiology，ACR）和美国国家电气制造商协会（National Electrical Manufactures Association，NEMA）在 1983 年成立了 ACR-NEMA 联合委员会，于 1985 年发布了最初的 1.0 版本，又分别于 1986 年 10 月和 1988 年 1 月发布了校订 No.1 和校订 No.2，1988 年推出 2.0 版本。1993 年 ACR-NEMA 发布的 DICOM 标准 3.0，被医疗界和医疗设备生产商广泛接受，已发展成为医学影像信息学领域的国际通用标准。

　　DICOM 标准涵盖了医学数字图像的采集、归档、通信、显示及查询等几乎所有信息交换协议；它以开放互联的架构和面向对象的方法定义了一套包含各种类型的医学诊断图像及其相关的分析、报告等信息的对象集；定义了用于信息传递、交换的服务类与命令集，以及消息的标准响应；详述了标识各类信息对象的技术；提供了应用于 OSI 或 TCP/IP 网络环境的服务支持，使得医学图像应用层上可以与其他通信协议栈直接通信而不需要重新编写程序；结构化地定义了制造厂商的兼容性声明。

　　DICOM 标准的推出与实现，大大简化了医学影像信息交换过程，推动了远程放射学系统、PACS 的研究与发展，并且由于 DICOM 的开放性与互联性，使得与其他 HIS 和 RIS 等医学应用系统的集成成为可能。

6.3　图像的亮度直方图

6.3.1　直方图的概念

　　一幅图像由不同灰度的像素组成，图像的灰度分布情况是该图像的一个重要统计特征。图像的灰度直方图就描述了图像的灰度分布，它是灰度级的函数，描述图像中取值为某亮度的像素的个数，反映图像中各亮度出现的频率。灰度直方图横坐标为亮度级，纵坐标为该亮度级出现的频率。

　　灰度级为 $[0, L-1]$ 范围的数字图像的直方图是离散函数 $h_r(r_k) = n_k$，其中 r_k 是第 k 级灰度，n_k 是图像中灰度级为 r_k 的像素个数。通常，以图像的像素总数 n 来除上述值，得到归一化的直方图，即

$$P(r_k) = n_k / n \quad k = 0, 1, \cdots, L-1 \tag{6.1}$$

因为 $P(r_k)$ 给出了对 r_k 出现概率的一个估计，所以直方图提供原图的亮度值分布情况，即给出了一幅图像所有亮度值的整体描述。

　　例　直方图示例

　　图 6.3.1（a）为一幅亮度分布均匀的 X 线平片影像，图 6.3.1（b）对应动态范围偏小，图 6.3.1（c）相对图 6.3.1（a）直方图整体左移，图像偏暗。图 6.3.1（d）相对图 6.3.1（a）直方图整体向右移动，图像偏亮。

　　亮度直方图性质如下。

　　（1）表征了图像的一维亮度统计信息，而丢失了空间信息。直方图只反映图像中不同亮度出现的次数（或频度）而未反映像素所在位置。因此，直方图具有对图像的平移、旋转、缩放等不变的特性。

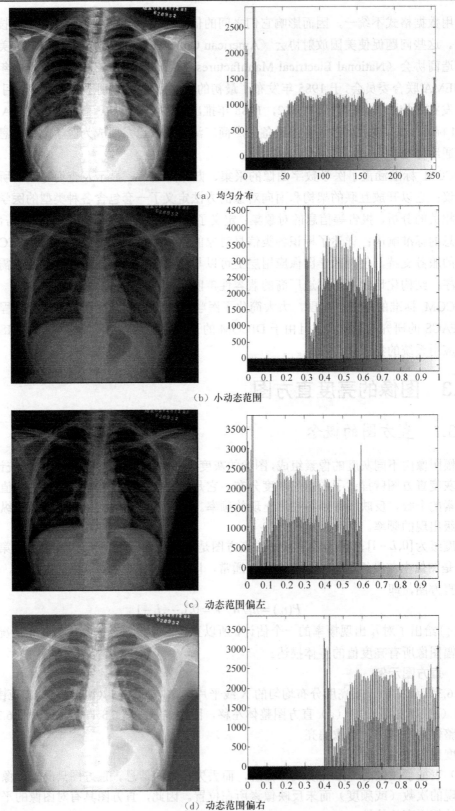

（a）均匀分布

（b）小动态范围

（c）动态范围偏左

（d）动态范围偏右

图 6.3.1　不同亮度级范围的图像及其直方图

（2）直方图与图像之间的关系是多对一的映射关系，一幅图像能唯一确定与之对应的直方图，但不同图像可能有相同的直方图。因此，仅移动图像中某物体，移动前后获得的直方图不变。

（3）如果一幅图像由多个不重叠的区域组成，那么整幅图像的直方图可以由各区域的直方图求和获得。即子直方图之和为整图的直方图。

6.3.2　直方图的用途

由于直方图反映了图像亮度的分布情况，因此，虽然亮度直方图是一维信息，但是通常作为图像特征的信息而在图像处理中起着非常重要的作用。可以说，从对图像的观察与分析，到对图像处理结果的评价，都离不开直方图。

直方图的用途概况如下。

（1）评价成像条件

根据亮度直方图，分析图像在成像过程或数字化过程中是否合理地使用了亮度动态范围。例如，曝光不足或是曝光过度都是没有合理地利用亮度范围，造成大部分像素集中在较小的亮度范围内，从而影响了图像的清晰度。

（2）进行图像增强处理

根据图像的亮度直方图，设计一种亮度映射函数，实现处理后图像的像素尽可能充分地使用亮度动态范围，或将亮度映射到色彩空间，以不同的颜色强化图像的亮度变换。

（3）进行图像分割

根据图像的亮度直方图，将像素分割成不同的类别，实现不同景物的提取。这里假设同一景物的像素具有相近的亮度分布，不同景物间存在不同的亮度分布。如果将直方图拓展至亮度以外，表达一种参数的统计，则这种参数的直方图对于图像分割具有更一般性的应用价值。直方图对物体与背景有较强对比的景物的分割特别有用，可以确定图像二值化的分割阈值。

（4）进行图像压缩

利用亮度直方图的统计信息，设计一种编码方案，让具有最多像素的亮度以最短的字长表示，从而用最小的数据量表达整幅图像，如 Huffman 编码。

6.4　彩色模型

6.4.1　彩色编码

颜色是数字图像的重要属性，在医学图像分析和应用中也起着重要作用。尽管彩色图像的颜色多种多样，但它们都可以分解为三种基本的成分，即可以用红、绿、蓝三种基色的组合表示。一种颜色可用三个基本量来描述，所以建立颜色模型就是建立一个 3D 坐标系统，其中每个空间点都代表某一种颜色。

目前常用的颜色模型可分为三类。

1）RGB 模型

该模型基于笛卡儿坐标系统，三个轴分别为 R（red）、G（green）和 B（blue），如图 6.4.1 所示。原点对应黑色，离原点最远点（1,1,1）对应白色。在这个模型中，从黑到白的灰色亮度分布在立方体的主对角线上，而立方体内其余各点对应不同的颜色，可用从原点到该点的矢量表示。为方便将立方体归一化为单位立方体，所有 R、G、B 的取值都在区间 [0, 1] 内。

根据 RGB 模型，每幅彩色图包括三个独立的基色平面，或者说彩色图像可分解到三个平面上。反过来如果一幅图像可被表示为三个平面，则使用该模型比较方便。

2）CMY 模型

CMY 模式是指采用青色（cyan）、品红色（magenta）和黄色（yellow）三种基本颜色按一定比例合成颜色的方法，是一种依靠反光显色的色彩模式，如图 6.4.2 所示。在 CMY 模型中，显示的色彩不是直接来自于光线的色彩，而是光线被物体吸收掉一部分之后反射回来的剩余光线所产生的。因此，光线都被吸收时显示为黑色，当光线完全被反射时显示为白色。

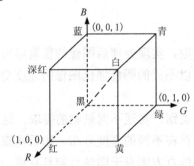

图 6.4.1　RGB 彩色立方体示意图

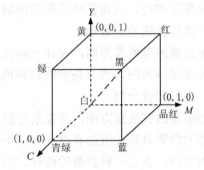

图 6.4.2　CMY 彩色立方体示意图

3）HSI 模型

HSI 模型将色彩分解为色调（hue，记为 H）、饱和度（saturation，记为 S）和亮度值（value 或 intensity，记为 I）来表示。这种表示方式符合人类视觉系统对色彩的直观认识。HSI 模型基于两个重要的事实：（1）I 分量与图像的彩色信息无关；（2）H 和 S 分量与人感受颜色的方式紧密相关。

HSI 模型中各分量定义在如图 6.4.3（a）所示的双棱锥中，其中每个横截面如图 6.4.3（b）所示。对其中的任一个色点 P，其 H 值为指向该点的矢量与 R 轴的夹角，S 与指向该点的矢量长成正比，越长越饱和。

4）颜色模型转换

（1）RGB 与 CMY 间的转换

当所有颜色值都归一化到区间 [0,1] 内时，RGB 模型到 CMY 模型的转换可以表示为

$$
\begin{bmatrix} C \\ M \\ Y \end{bmatrix} = \begin{bmatrix} 1 \\ 1 \\ 1 \end{bmatrix} - \begin{bmatrix} R \\ G \\ B \end{bmatrix} \tag{6.2}
$$

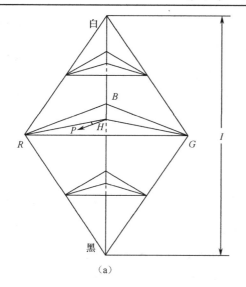
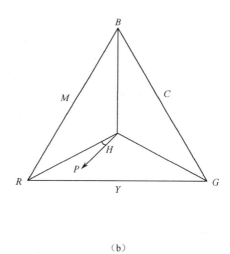

图 6.4.3　HSI 模型

（2）从 RGB 转换到 HSI

由取值在区间 $[0,1]$ 内的 R、G、B 值，对应 HSI 模型中的 H、S 和 I 分量可分别由下列公式计算：

$$H = \begin{cases} \theta, & B \leqslant G \\ 360° - \theta, & B > G \end{cases} \tag{6.3}$$

其中，

$$\theta = \arccos \left\{ \frac{\dfrac{1}{2}[(R-G)+(R-B)]}{[(R-G)^2+(R-B)(G-B)]^{1/2}} \right\} \tag{6.4}$$

$$S = 1 - \frac{3}{R+G+B}[\min(R,G,B)] \tag{6.5}$$

$$I = \frac{1}{3}(R+G+B) \tag{6.6}$$

由式（6.3）得出的 H 可以除以 $360°$ 进行归一化。

（3）从 HSI 转换到 RGB

若 S 和 I 的值在 $[0,1]$ 之间，R、G、B 的值也在 $[0,1]$ 之间，则从 HSI 到 RGB 的转换公式如下：

① 当 $0° \leqslant H < 120°$ 时

$$B = I(1-S) \tag{6.7}$$

$$R = I\left[1 + \frac{S\cos H}{\cos(60° - H)}\right] \tag{6.8}$$

$$G = 3I - (B+R) \tag{6.9}$$

② 当 $120° \leqslant H < 240°$ 时

$$H = H - 120° \tag{6.10}$$

$$R = I(1-S) \tag{6.11}$$

$$G = I\left[1 + \frac{S\cos H}{\cos(60° - H)}\right] \tag{6.12}$$

$$B = 3I - (R + G) \tag{6.13}$$

③当 $240° \leqslant H \leqslant 360°$ 时

$$H = H - 240° \tag{6.14}$$

$$G = I(1-S) \tag{6.15}$$

$$B = I\left[1 + \frac{S\cos H}{\cos(60° - H)}\right] \tag{6.16}$$

$$R = 3I - (G + B) \tag{6.17}$$

一幅"真"彩色 RGB 数字图像一般用 24bit，即 R、G、B 三个分量各用 8bit 表示。这样用 24bit 可表示的颜色总数为 16777216 种。如果将其转换到其他彩色空间也常保持总比特数不变。

6.4.2 伪彩色与假彩色

真彩色（true color）：是指在组成一幅彩色图像的每个像素值中，有 R、G、B 三个基色分量，每个基色分量直接决定显示设备的基色强度产生彩色。

伪彩色（pseudo color）：每个像素的颜色不是由每个基色分量的数值直接决定的，而是把像素值当作颜色查找表（color look-up table，CLUT）的表项入口地址，去查找一个显示图像所使用的 R、G、B 亮度值，用查找出的 R、G、B 亮度值合成产生彩色。

假彩色（false color）：又称为彩色合成，将多波段单色影像合成为假彩色影像，如 landsat 7/ETM+ 有 8 个波段，用其中 3 个合成就是假彩色。

从实现技术上讲，假彩色与真彩色是一致的，都由 R、G、B 分量组合显示；伪彩色显示调用的是颜色表。

6.5 医学图像的基本运算

6.5.1 医学图像的亮度变换

1）算术运算

算术运算一般用于亮度图像，两像素 p 和 q 之间的算术运算如下。

（1）加法运算：记为 $p+q$。

图像加法的一种应用方式是通过图像平均以减少在图像采集中产生的噪声。设有一幅混入噪声的图 $g(x,y)$ 是由原始图 $f(x,y)$ 和噪声图 $e(x,y)$ 叠加而成的，即

$$g(x,y) = f(x,y) + e(x,y) \tag{6.18}$$

假设各点的噪声互不相关，且具有零均值，则将 M 个图像 $\{g_i(x,y)\}$ 相加求平均，有

$$\bar{g}(x,y) = \frac{1}{M}\sum_{i=1}^{M} g_i(x,y) \tag{6.19}$$

于是新图像和噪声图像各自均方差间的关系如下所示:

$$\sigma_{\overline{g}(x,y)} = \sqrt{\frac{1}{M}} \times \sigma_{g(x,y)} \tag{6.20}$$

可见随着平均图像数量 M 的增加，噪声在每个像素位置 (x,y) 的影响逐步减小。

例　用图像平均消除随机噪声

图 6.5.1（a）为一幅叠加了零均值高斯随机噪声的亮度图像。图 6.5.1（b）～（d）分别为用 4、8 和 16 幅噪声均值和方差相同的含噪图像进行相加平均的结果。随着叠加图像的数量增多，噪声影响减小。

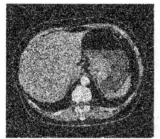

（a）含零均值高斯噪声的亮度图像

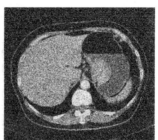

（b）4 幅图像相加平均

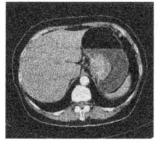

（c）8 幅图像相加平均

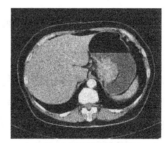

（d）16 幅图像相加平均

图 6.5.1　图像平均可以降低噪声影响

（2）减法运算：记为 $p-q$。

设有图像 $f(x,y)$ 和 $h(x,y)$，它们的差为

$$g(x,y) = f(x,y) - h(x,y) \tag{6.21}$$

图像相减可以把两图的差异突出显示，在医学图像分析和处理中有非常重要的作用。比如，图 6.5.2 是乳腺 DCE-MRI 的增强图像和与蒙片图像相减后得到的减影图像，其中图 6.5.2（a）为增强图像，图 6.5.2（b）为减影图像。通过两幅图像的对比，可以明显地看出，减影后右乳病灶区的对比度得到了增强，病灶更突出。还有临床常用的数字减影血管造影（digital subtraction angiography, DSA）也是应用图像减法的典型例子。

（3）乘法运算：记为 $p*q$（也可写为 pq 和 $p \times q$）。

（4）除法运算：记为 p/q。

图像的乘法（或除法）运算的主要用途是校正由于照明或传感器的非均匀性造成的图像亮度阴影。如图 6.5.3 所示，图 6.5.3（a）为由于磁场不均匀导致的肝脏 MRI 存在偏移场，采用乘性噪声去除算法得到的去噪图像如图 6.5.3（b）所示。

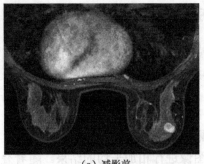
（a）减影前

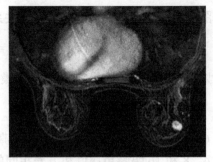
（b）减影后

图 6.5.2　乳腺减影图像

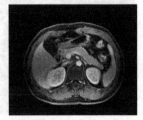
（a）受偏移场干扰的肝脏 MRI

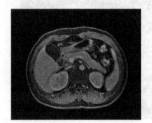
（b）去除偏移场后的肝脏 MRI

图 6.5.3　肝脏 MRI 偏移场校正

2）逻辑运算

逻辑运算只用于二值图像。图像处理中常用的逻辑运算主要有：

① 与（AND）：记为 p AND q（也可写为 $p \cdot q$）；

② 或（OR）：记为 p OR q（也可写为 $p + q$）；

③ 补（COMPLEMENT）：记为 NOT q（也可写为 $\bar{q}$）。

例　逻辑运算

图 6.5.4 给出各种逻辑运算的例子，其中黑色代表 1，白色代表 0。

S

T

NOT(S)

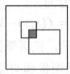
(S)AND(T)

(S)OR(T)

(S)XOR(T)

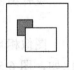
[NOT(S)]
AND(T)

图 6.5.4　逻辑运算示意图

3）邻域运算

算术和逻辑运算也可用于邻域运算。邻域处理主要以模板运算的形式实现，其思路是将赋予某个像素的值作为它本身亮度值和其相邻像素亮度值的函数。

例　邻域运算

考虑图 6.5.5（a）所示的子图区域，并运用图 6.5.5（b）的模板，则邻域运算结果为

$$z = w_1 z_1 + w_2 z_2 + \cdots + w_9 z_9 = \sum_{i=1}^{9} w_i z_i \tag{6.22}$$

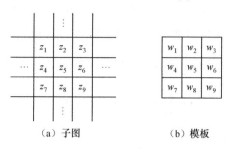

（a）子图　　　　　（b）模板

图 6.5.5　邻域运算

6.5.2　医学图像的几何运算（平移、旋转、缩放）

假设有一幅定义在 (w, z) 坐标系上的图像 f 经过几何变形后产生了定义在 (x, y) 坐标系上的图像 g，其坐标系的变换可以表示为

$$(x, y) = T\{(w, z)\} \tag{6.23}$$

图像的几何运算可以用如下矩阵形式表示：

$$[x \quad y \quad 1] = [w \quad z \quad 1]\boldsymbol{T} = [w \quad z \quad 1]\begin{bmatrix} t_{11} & t_{12} & 0 \\ t_{21} & t_{22} & 0 \\ t_{31} & t_{32} & 1 \end{bmatrix} \tag{6.24}$$

该运算可以实现平移、缩放、旋转等变换，具体取决于 $\boldsymbol{T}$ 元素的取值。表 6.5.1 给出怎样选择不同的 $\boldsymbol{T}$ 值以实现不同的变换。

表 6.5.1　几何变换类型

类　型	矩　阵 $\boldsymbol{T}$	坐 标 方 程
平移	$\begin{bmatrix} 1 & 0 & 0 \\ 0 & 1 & 0 \\ \delta_x & \delta_y & 1 \end{bmatrix}$	$x = w + \delta_x$ $y = z + \delta_y$
缩放	$\begin{bmatrix} S_x & 0 & 0 \\ 0 & S_y & 0 \\ 0 & 0 & 1 \end{bmatrix}$	$x = s_x w$ $y = s_y z$
旋转	$\begin{bmatrix} \cos\theta & \sin\theta & 0 \\ -\sin\theta & \cos\theta & 0 \\ 0 & 0 & 1 \end{bmatrix}$	$x = w\cos\theta - z\sin\theta$ $y = w\sin\theta + z\cos\theta$

6.5.3　医学图像的频域变换（傅里叶、离散余弦、小波）

1. 傅里叶变换

傅里叶变换是一种正交变换，广泛应用于很多领域。从某种意义上说，傅里叶变换就是

函数的第二种描述语言，掌握了傅里叶变换，就可以在空间域和频率域中同时思考解决问题的方法。由于它不仅能把空间域中复杂的卷积运算转化为频率域中的乘积运算，还能在频率域中简单而有效地实现增强处理和进行特征抽取，因而在图像处理中有很多应用。

1）一维离散傅里叶变换

将医学信号看作一个离散的序列，可表示为 $\{f(0),f(1),f(2),\cdots,f(N-1)\}$。借助这种表达，并令 x 为离散实变量，u 为离散频率变量，可将离散傅里叶变换对定义为

$$F\{f(x)\}=F(u)=\frac{1}{N}\sum_{x=0}^{N-1}f(x)\exp(-j2\pi ux/N)\qquad u=0,1,\cdots,N-1 \qquad (6.25)$$

$$F^{-1}\{F(u)\}=f(x)=\sum_{u=0}^{N-1}F(u)\exp(j2\pi ux/N)\qquad x=0,1,\cdots,N-1 \qquad (6.26)$$

上式中的指数项可借助欧拉公式写为

$$\exp\left[-j2\pi ux/N\right]=\cos 2\pi ux-j\sin 2\pi ux \qquad (6.27)$$

其中，u 也称为频率变量。

2）二维离散傅里叶变换

一维离散傅里叶变换及其逆变换可以扩展至二维。一个尺寸为 $M\times N$ 的数字图像记为函数 $f(x,y)$，它的二维离散傅里叶变换由下式给出

$$F(u,v)=\frac{1}{MN}\sum_{x=0}^{M-1}\sum_{y=0}^{N-1}f(x,y)e^{-j2\pi(ux/M+vy/N)} \qquad (6.28)$$

与一维情况相同，此表达式必须对 u（$u=0,1,2\cdots,M-1$）和 v（$v=0,1,2,\cdots,N-1$）计算。同样地，给出 $F(u,v)$，可以通过二维傅里叶逆变换获得 $f(x,y)$，由以下表达式给出：

$$f(x,y)=\sum_{u=0}^{M-1}\sum_{v=0}^{N-1}F(u,v)e^{j2\pi(ux/M+vy/N)} \qquad (6.29)$$

其中，$x=0,1,2,\cdots,M-1$；$y=0,1,2,\cdots,N-1$。以上两式构成了二维离散傅里叶变换对。变量 u 和 v 是变换或频率变量，x 和 y 是空间或图像变量。正如一维的情况，常量 $1/MN$ 的位置并不重要，有时它在逆变换之前，也有些变换采用两个相等的常数 $1/\sqrt{MN}$，分别乘在变换和逆变换的式子前。

图 6.5.6（b）是图 6.5.6（a）的傅里叶频谱，它显示了包含在频谱数据内的四个紧邻的四分之一周期。通常，图像的二维傅里叶变换将原点 $F(0,0)$ 平移到频率矩形的中心位置得到图 6.5.6（c），这样可以方便频谱的视觉分析。

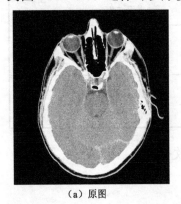

（a）原图　　　　　　　　　　（b）傅里叶频谱　　　　　　　　（c）将原点平移至矩形中心

图 6.5.6　图像的二维傅里叶频谱

2. 离散余弦变换

二维离散余弦变换（discrete cosine transform，DCT）和其逆变换由下式定义：

$$C(u,v) = a(u)a(v)\sum_{x=0}^{N-1}\sum_{y=0}^{N-1} f(x,y)\cos\left[\frac{(2x+1)u\pi}{2N}\right]\cos\left[\frac{(2y+1)v\pi}{2N}\right] \quad u,v = 0,1,\cdots,N-1 \quad (6.30)$$

$$f(x,y) = \sum_{u=0}^{N-1}\sum_{v=0}^{N-1} a(u)a(v)C(u,v)\cos\left[\frac{(2x+1)u\pi}{2N}\right]\cos\left[\frac{(2y+1)v\pi}{2N}\right] \quad x,y = 0,1,\cdots,N-1 \quad (6.31)$$

其中，$a(u)$ 定义为

$$a(u) = \begin{cases} \sqrt{1/N}, & u = 0 \\ \sqrt{2/N}, & u = 1,2,\cdots,N-1 \end{cases} \quad (6.32)$$

二维 DCT 的正变换核表达式为

$$g(x,y,u,v) = a(u)a(v)\cos\left[\frac{(2x+1)u\pi}{2N}\right]\cos\left[\frac{(2y+1)v\pi}{2N}\right] \quad (6.33)$$

DCT 的变换核具有可分离性和对称性，即

$$g(x,y,u,v) = g_1(x,u)g_2(y,v) = a(u)\cos\left[\frac{(2x+1)u\pi}{2N}\right]a(v)\cos\left[\frac{(2y+1)v\pi}{2N}\right] \quad (6.34)$$

例　离散余弦变换基本函数

图 6.5.7 给出 $N=4$ 时 DCT 基本函数的图示（不同阴影代表不同数值）。

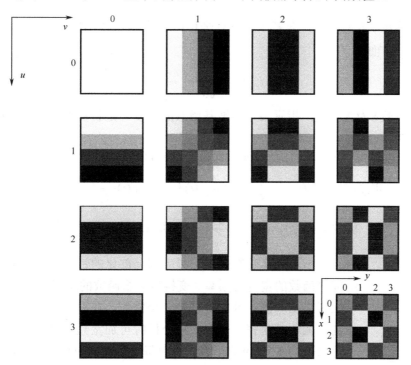

图 6.5.7　$N=4$ 时 DCT 基本函数图示

例　离散余弦变换示例

图 6.5.8 给出离散余弦变换的一个示例，其中图 6.5.8（a）是一幅原始图像，图 6.5.8（b）是对图 6.5.8（a）的离散余弦变换的幅频成分。其左上角对应低频分量，可见，图 6.5.8（a）中的大部分能量在低频部分。

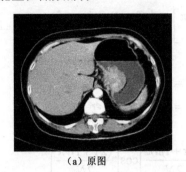 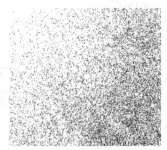

（a）原图　　　　　　　　　　　　　　　（b）离散余弦变换

图 6.5.8　离散余弦变换

3．小波变换

对实函数 $u(t)$ 来说，如果它的傅里叶变换 $U(s)$ 满足下式：

$$C_u = \int_{-\infty}^{+\infty} \frac{|U(s)|^2}{|s|} \mathrm{d}s < 0 \qquad (6.35)$$

那么就可以称 $u(t)$ 为基小波。对基小波进行平移和缩放可得到一组小波基函数 $\{U_{s,p}(t)\}$，也称为积分核，即

$$U_{s,p}(t) = \frac{1}{\sqrt{s}} U\left(\frac{t-p}{s}\right) \qquad (6.36)$$

其中，尺度参数 s 为正实数，指示某个小波基函数的宽度，定位参数 p 为实数，指示沿 t 轴的平移位置。

函数 $f(t)$ 相对于小波 $u(t)$ 的连续小波正变换和逆变换分别为

$$W\{f(t)\} = W_f(s,p) = \int_{-\infty}^{+\infty} f(t) u_{s,p}(t) \mathrm{d}t = \int_{-\infty}^{+\infty} f(t) \frac{1}{\sqrt{s}} U\left(\frac{t-p}{s}\right) \mathrm{d}t \qquad (6.37)$$

$$W^{-1}\{W_f(s,p)\} = f(t) = \frac{1}{C_u} \int_{-\infty}^{+\infty} \int_{-\infty}^{+\infty} W_f(s,p) u_{s,p}(t) \mathrm{d}p \frac{\mathrm{d}s}{s^2} \qquad (6.38)$$

小波变换具有时间—频率都局部化的特点。在小波变换中，时间窗函数的宽度与频率（变换域）窗函数的宽度都是 s 的函数，其乘积根据"测不准原理"是一个常数。在对低频分析时可加宽时间窗，减小频率窗；而对高频分析时可加宽频率窗，减小时间窗。这可以借助图 6.5.9 来解释，图中每个窗口的面积是个常数，对应较高频率的窗比较窄（时间范围小）但比较高（频率范围大）；而对应较低频率的窗比较宽（时间范围大）但比较低（频率范围小）。

图 6.5.9　窗函数示意图

例　图像的二级小波分解示例

图 6.5.10 将二维图像在每个尺度上分解为 4 个频道，即 LL、HL、LH、HH，这也称为金字塔结构小波分解。一般所说的小波变换常仅对低通滤波器的输出递归进行，如图 6.5.10 的左上角所示。

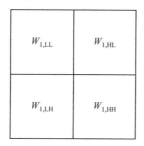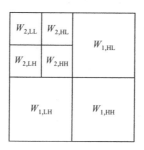

图 6.5.10　图像的二级小波分解示意

例　图像的多级小波分解示例

图 6.5.11 给出对图像进行三级小波分解得到的结果。最左上角的是一个低频子图像，它是原图像在低分辨率上的一个近似，其余各个不同分辨率的子图像均是高频子图像，它们在不同的分辨率和不同的方向上反映了原图像的高频细节。其中在各个 LH 频道，主要结构均是沿水平方向的，反映了图像中的水平边缘情况；在各个 HL 频道，主要结构均是沿垂直方向的，反映了图像中的垂直边缘情况；而在各个 HH 频道，沿水平方向的和沿垂直方向的高频细节均有体现。

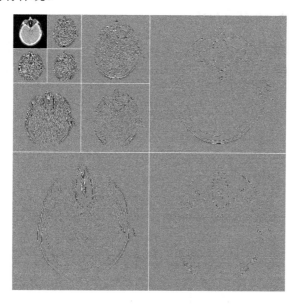

图 6.5.11　三级小波分解

6.6　图像的插值技术

6.6.1　插值的概念

类似上述加减乘除等基本运算获得的新图像，其图像大小不变，然而，有时我们希望改变图像的分辨率以便进一步处理。例如，我们可能需要对一幅小图像进行插值使其分辨率满足打印机或者计算机屏幕显示的要求，此时就需要对图像空缺区域进行修补填充。图像插值是一种增加图像像素的方法，插值程序会自动在像素周围色彩的基础上计算丢失像素的色彩。

6.6.2　插值方法

插值算法应用的领域较多，其中对图像进行缩放处理是比较典型的应用。由于图像像素的亮度值是离散的，因此一般的处理方法是对原来在整数点坐标上的像素值进行插值生成连续的曲面，然后在插值曲面上重新采样以获得缩放图像像素的亮度值。缩放处理从输出图像出发，采用逆向映射方法，即在输出图像中找到与之对应的输入图像中的某个或某几个像素。采用这种方法能够保证输出图像中的每个像素都有一个确定值，否则，如果从输入图像出发按照正向插值问题来推算输出图像，由于对图像进行缩放处理时输出图像像素和输入图像之间可能不再存在着一一对应关系，那么可能导致输出图像的像素点出现无亮度值的情况。插值算法有多种，最常用的有最近邻插值、双线性插值以及三次多项式插值，下面分别对这三种常用插值算法予以介绍。

1．最近邻插值算法（零阶插值法）

最近邻插值算法是最简单的插值法。最近邻插值算法采用 4 个相邻格点中与 (u_0, v_0) 点最近的点的亮度值作为该点的亮度值。例如，图 6.6.1 中整数坐标点 (u, v) 与点 (u_0, v_0) 的距离最近，则有

$$f(u_0, v_0) = f(u, v) \tag{6.39}$$

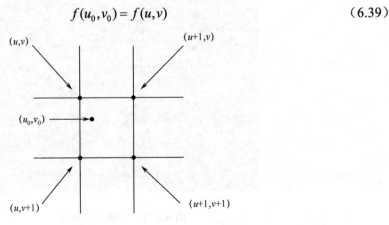

图 6.6.1　像素示意图

最近邻插值法的优点是计算量小、算法简单，因此运算速度较快。但它仅使用距离待测采样点最近像素的亮度值作为该采样点的亮度值，而没考虑其他相邻像素点的影响，因

而生成的新图像往往有明显的不连续性，图像质量损失较大，会产生明显的马赛克和锯齿现象。

2．双线性插值算法（一阶插值法）

双线性插值算法是对最近邻插值算法的一种改进，它经过三次插值运算获得图像的最终插值结果，即先于两水平方向分别进行一阶线性插值，然后在垂直方向上再进行一阶线性插值。

用 $[S]$ 表示不超过 S 的最大整数，则 $u=[u_0]$，$v=[v_0]$，$\alpha=u_0-[u_0]$，$\beta=v-[v_0]$。根据 (u_0,v_0) 四个邻近点的亮度值，插值计算 $f(u_0,v_0)$。

首先，做两步水平方向插值。

第 1 步：从 $f(u,v)$ 及 $f(u+1,v)$ 求 $f(u_0,v)$，即

$$f(u_0,v)=f(u,v)+\alpha[f(u+1,v)-f(u,v)] \tag{6.40}$$

第 2 步：从 $f(u,v+1)$ 及 $f(u+1,v+1)$ 求 $f(u_0,v+1)$，即

$$f(u_0,v+1)=f(u,v+1)+\alpha[f(u+1,v+1)-f(u,v+1)] \tag{6.41}$$

然后，做垂直方向的线性插值。

$$\begin{aligned}
f(u_0,v_0)&=f(u_0,v)+\beta[f(u_0,v+1)-f(u_0,v)]\\
&=f(u,v)(1-\alpha)(1-\beta)+f(u+1,v)\alpha(1-\beta)+f(u,v+1)(1-\alpha)\beta+f(u+1,v+1)\alpha\beta
\end{aligned} \tag{6.42}$$

双线性插值算法考虑了待测采样点周围 4 个直接邻近点对该采样点的相关性影响，因此相比于最近邻插值，算法稍复杂些，计算量稍大，程序运行时间略长，但获得的插值图像质量高，基本克服了最近邻插值亮度值不连续的问题。但是，双线性插值仅考虑待测样点周围四个直接相邻点亮度值的影响，而未考虑到各相邻点间亮度值变化率的影响，因此具有低通滤波器的性质，从而导致缩放后图像的高频分量受到损失，图像边缘在一定程度上变得较为模糊。用此方法缩放后的输出图像与输入图像相比，仍然存在由于插值函数设计考虑不周而产生的图像质量受损与计算精度不高的问题。

3．三次多项式插值算法

如果图像亮度变化规律较复杂，就不能简单地仅用 4 个相邻点对其内的数据点线性插值。这时，可用在同一直线方向上的更多采样点对该数据点做非线性插值。其中典型的非线性插值有多项式插值。

1）多项式插值原理

已知数据表列：$y \cong y(x_i)$，试构造一个多项式，使之在所有 x_i 处，满足 $y \cong y(x_i)$。n 阶插值多项式记为 $y=c_0+c_1x+c_2x^2+\cdots+c_nx^n$，采用 $n+1$ 个数据点 $(x_0,y_0),\cdots,(x_n,y_n)$ 就可以通过线性方程组求出 $c_0,c_1\cdots,c_n$，有

$$\begin{bmatrix}
1 & x_0 & x_0^2 & \cdots & x_0^n\\
1 & x_1 & x_1^2 & \cdots & x_1^n\\
\vdots & \vdots & \vdots & \vdots & \vdots\\
1 & x_n & x_n^2 & \cdots & x_n^n
\end{bmatrix}
\begin{bmatrix}
c_0\\
c_1\\
\vdots\\
c_n
\end{bmatrix}=
\begin{bmatrix}
y_0\\
y_1\\
\vdots\\
y_n
\end{bmatrix} \tag{6.43}$$

显然，线性插值是多项式插值的一个特例，即用两个数据点做直线内插。由于图像数

据量较大，一般取三次多项式，精度就基本可以保证。对每一维，三次多项式插值需要用同一直线方向上的 4 个数据点做内插。

2）sinc 函数及 sinc 插值

sinc 函数定义为

$$\text{sinc}(x) = \frac{\sin(\pi x)}{\pi x} \tag{6.44}$$

如图 6.6.2 所示。

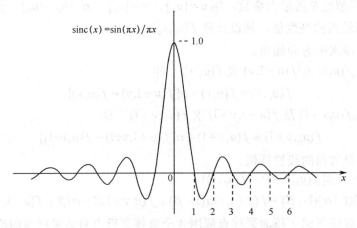

$$\text{sinc}(x) = \sin(\pi x)/\pi x$$

图 6.6.2　sinc 函数

由连续信号采样定理可知，若对采样值 x_i 用 sinc 函数做插值函数，可准确恢复原函数，即可准确得到采样点间任意点的值。

$$y = f(x) = \sum_{-\infty}^{+\infty} \text{sinc}(|\alpha - i|) \times y_i, \qquad i = \text{整数} \tag{6.45}$$

$$\alpha = x - [x] \tag{6.46}$$

其中，x 为已知样本点，x_i 为与待插值点的距离。插值理论上即为将全部数据点（包括无穷远处点）对插值点的影响累加求和。考虑到计算量，仅取有限区间做近似计算如下：

$$f(x) = \sum_{i=-1}^{2} \text{sinc}(|\alpha - i|) \cdot f(x_i) = \sum_{i=-1}^{2} \text{sinc}(|\alpha - i|) \cdot f(x + i - \alpha) \tag{6.47}$$

进一步减少计算量，sinc 可以用以下三次多项式近似

$$c(x) = \begin{cases} 1 - 2|x|^2 + |x|^3, & 0 \le |x| < 1 \\ 4 - 8|x| + 5|x|^2 - |x|^3, & 1 \le |x| < 2 \\ 0, & 2 \le |x| \end{cases} \tag{6.48}$$

3）二维图像的三次多项式插值

以上介绍的是在一个方向上的三次多项式插值计算方法。对于二维医学图像插值需考虑 16 个相邻点亮度值影响。如图 6.6.3 所示，根据 (u_0, v_0) 16 个相邻点亮度值，插值计算 $f(u_0, v_0)$，即

$$\alpha = u_0 - [u_0]$$
$$\beta = v_0 - [v_0] \tag{6.49}$$

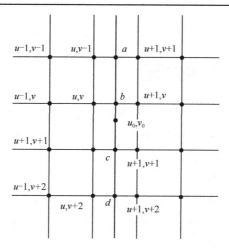

图 6.6.3　二维三次多项式线性插值

首先，在四条水平直线上分别用三次多项式插值计算出点 a、点 b、点 c、点 d 处的亮度值。采用 $\mathrm{sinc}(x)$ 的三次多项式近似 $c(x)$。

对点 a，有

$$f(u_0,v-1)=c(1+\alpha)f(u-1,v-1)+c(\alpha)f(u,v-1)+$$
$$c(1-\alpha)f(u+1,v-1)+c(2-\alpha)f(u+2,v-1) \tag{6.50}$$

对点 b，有

$$f(u_0,v)=c(1+\alpha)f(u-1,v)+c(\alpha)f(u,v)+$$
$$c(1-\alpha)f(u+1,v)+c(2-\alpha)f(u+2,v) \tag{6.51}$$

对点 c，有

$$f(u_0,v+1)=c(1+\alpha)f(u-1,v+1)+c(\alpha)f(u,v+1)+$$
$$c(1-\alpha)f(u+1,v+1)+c(2-\alpha)f(u+2,v+1) \tag{6.52}$$

对点 d，有

$$f(u_0,v+2)=c(1+\alpha)f(u-1,v+2)+c(\alpha)f(u,v+2)+$$
$$c(1-\alpha)f(u+1,v+2)+c(2-\alpha)f(u+2,v+2) \tag{6.53}$$

再由 a、b、c 和 d 四点在垂直方向上再做三次多项式内插得到

$$f(u_0,v_0)=c(1+\beta)f(u_0,v-1)+c(\beta)f(u_0,v)+$$
$$c(1-\beta)f(u_0,v+1)+c(2-\beta)f(u_0,v+2) \tag{6.54}$$

可见，共做 5 次内插，从 16 个相邻点就可以计算得到 $f(u_0,v_0)$。三次多项式插值的特点是插值精度高，但计算量大。

上述插值方法可以用矩阵形式表示为

$$f(u_0,v_0)=\boldsymbol{A}*\boldsymbol{B}*\boldsymbol{C} \tag{6.55}$$

$$\boldsymbol{A}=\left[c(1+\alpha),c(\alpha),c(1-\alpha),c(2-\alpha)\right] \tag{6.56}$$

$$\boldsymbol{B}=\begin{bmatrix} f(u-1,v-1) & f(u-1,v) & f(u-1,v+1) & f(u-1,v+2) \\ f(u,v-1) & f(u,v) & f(u,v+1) & f(u,v+2) \\ f(u+1,v-1) & f(u+1,v) & f(u+1,v+1) & f(u+1,v+2) \\ f(u+2,v-1) & f(u+2,v) & f(u+2,v+1) & f(u+2,v+2) \end{bmatrix} \tag{6.57}$$

$$C = \left[c(1+\beta), c(\beta), c(1-\beta), c(2-\beta) \right]^{\mathrm{T}} \qquad (6.58)$$

6.7　图像的形态学处理

数学形态学诞生于 1964 年，由法国巴黎矿业学院博士生赛拉（J. Serra）和导师马瑟荣的工作奠定了这门学科的理论基础。数学形态学的数学基础和所用语言是集合论，因此它具有完备的数学基础，这也为其用于图像分析和处理、形态滤波器的特性分析和系统设计奠定了坚实的基础。数学形态学可用于简化图像数据，保持它们基本的形状特性，并除去不相干的结构。在文字识别和指纹检测、定量金相分析和颗粒分析等显微图像分析、细胞检测和病灶分割等医学图像处理、图像编码压缩、工业检测、材料科学等领域，数学形态学都取得了非常成功的应用。

数学形态学的基本思想是用具有一定形态的结构元素去量度和提取图像中的对应形状以达到对图像分析和识别的目的。腐蚀和膨胀是它的基本运算，许多形态学算法都是以这两种运算作为基础的。数学形态学运算基本可以分为二值图像形态学运算和灰度图像形态学运算两类。

6.7.1　腐蚀

腐蚀是求局部最小值的操作，可以用于消除物体边界点，去除小于结构元素的物体，清除两个物体间的细小连通等。腐蚀的定义为

$$A \ominus B = \{ z \mid B + z \subseteq A \} \qquad (6.59)$$

其中，图像像素集合 A 和结构元素 B 是二维整数空间 Z^2 中的集合，$B+z$ 表示结构元素 B 平移 z，$A \ominus B$ 表示 B 对 A 的腐蚀操作。图 6.7.1 所示为腐蚀操作的示例。

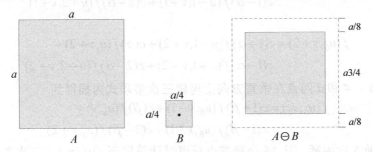

图 6.7.1　集合 A，结构元 B 和 $A \ominus B$

6.7.2　膨胀

与腐蚀相反，膨胀就是求局部最大值的操作，具有增大图像目标区域的作用。膨胀的定义为

$$A \oplus B = \{ z \mid B + z \cap A \neq \varnothing \} \qquad (6.60)$$

$A \oplus B$ 表示 B 对 A 的膨胀操作。如图 6.7.2 为膨胀操作的示例。

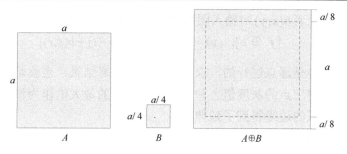

图 6.7.2 集合 A，结构元 B 和 $A \oplus B$

6.7.3 开运算与闭运算

如果选择一个圆盘作为结构元素，那么，膨胀可填充图像中比结构元素小的孔洞以及图像边缘处的小凹陷部分，而腐蚀可以消除图像边缘小的成分，并将图像缩小，从而使其补集扩大。但是，膨胀和腐蚀并不互为逆运算，将它们结合使用可以构造出形态学运算簇。其中，开运算即是利用结构元素 B 对像素集合 A 先腐蚀，再用 B 对结果进行膨胀。于是开运算的定义为

$$A \circ B = (A \ominus B) \oplus B \qquad (6.61)$$

当使用圆盘作为结构元素时，开运算可以实现边界平滑，去掉凸角；当使用线段作为结构元素时，沿线段方向宽度较大的部分才能够被保留下来，而较小的凸部分将被剔除。可见，选择不同的结构元素可以获得不同的处理结果。开运算是基于几何结构的滤波器。

开运算的对偶运算为闭运算，它利用结构元素 B 对像素集合 A 先膨胀，再用 B 对结果进行腐蚀。闭运算的定义为

$$A \circ B = (A \oplus B) \ominus B \qquad (6.62)$$

闭运算可以用来填充物体内细小空洞、连接邻近物体、平滑其边界，同时并不明显改变其面积，同时抑制比结构元素小的暗细节。

6.7.4 灰度图像的形态学运算

灰度图像的形态学运算是将二值图像中的形态学向灰度图像中的自然扩展。二值形态学中的像素集合 A 和结构元素 B 在灰度形态学中，分别用图像函数 $f(x, y)$ 和 $b(x, y)$ 表示，同时把 $f(x, y)$ 称为输入图像，把 $b(x, y)$ 称为结构元素，(x, y) 表示图像中像素点的坐标。

1）腐蚀和膨胀

在灰度图像中，用结构元素 $b(x, y)$ 对输入图像 $f(x, y)$ 进行灰度腐蚀的运算可定义为

$$[f \ominus b](x, y) = \min_{(s,t) \in b} \{f(x+s, y+t) - b(s, t)\} \qquad (6.63)$$

其要求 x 和 y 在结构元素 $b(x, y)$ 的定义域之内，平移参数 $x+s$ 和 $y+t$ 必须在 $f(x, y)$ 定义域之内。与二值图像腐蚀运算的差异之处在于被移动的是输入图像函数 f 而不是结构元素 b。灰度腐蚀运算的计算是逐点进行的，求某点的腐蚀运算结果就是计算该点局部范围内各点与结构元素中对应点的灰度值之差，并选取其中最小值作为该点的腐蚀结果。经过腐蚀运算，图像边缘部分具有较大灰度值的点的灰度会降低。

相应地，用结构元素 $b(x,y)$ 对输入图像 $f(x,y)$ 进行灰度膨胀的运算可定义为

$$[f \oplus b](x,y) = \min_{(s,t) \in b}\{f(x-s,y-t) + b(s,t)\} \qquad (6.64)$$

灰度膨胀运算的计算也是逐点进行的，求某点的膨胀运算结果，也就是计算该点局部范围内各点与结构元素中对应点的灰度值之和，并选取其中的最大值作为该点的膨胀结果。经过膨胀运算，灰度图像的边缘得到了延伸。

2）开运算和闭运算

灰度开运算与二值图像的开运算具有相同的形式，利用结构元素 b 对目标图像 f 进行开运算可表示为

$$f \circ b = (f \ominus b) \oplus b \qquad (6.65)$$

同理，闭运算可以表示为

$$f \circ b = (f \ominus b) \ominus b \qquad (6.66)$$

灰度图像的开运算可以去除相对于结构元素较小的明亮细节，保持整体的灰度级和较大的明亮区域不变。闭运算可以除去图像中的暗细节部分，保持明亮部分不受影响。

第7章　医学图像增强

图像增强是基本的图像处理技术，其目的是通过对图像加工使其比原始图像更适于特定应用，即图像灰度增强需要根据特定目的有针对性地进行。医学图像由于成像设备和获取条件等影响，可能会出现图像质量的退化。另外，影像医生希望获得对比度高、细节丰富、可读性好的图像以降低阅片强度，便于诊断。通过图像增强可以改善图像的视觉质量，让观察者能够看到更加直接、清晰、适于分析的信息。

传统的图像增强方法可分为空域法和频域法两大类。空域法图像灰度增强是直接对图像中像素灰度值进行运算处理，如线性灰度变换、分段线性灰度变换、非线性灰度变换、直方图均衡化处理等。频域法图像灰度增强首先对图像进行频域变换，对各频谱成分进行相应操作，最后经过频域逆变换获得所需结果。任何一种图像灰度增强算法都只是在特定的场合下才可以达到较为满意的增强效果。为了适应不同特点的图像，各种改进的图像灰度增强方法应运而生，如局部直方图均衡化、基于幂函数的加权自适应直方图均衡化、平台直方图均衡化等。此外，随着深度学习在图像处理领域的不断扩展，很多深度网络的图像增强方法也在不断出现。

7.1　一些基本的灰度变换

假设给定图像的灰度级 r 分布在一定范围内，如[0, 1]或[0, 255]等。可以对该范围内任一个 r 值进行如下变换：

$$s = T(r) \tag{7.1}$$

通过上述变换，原始图像每个像素的灰度值 r 都对应变换为一个新值 s。变换函数 T 需要满足下列条件：

（1）在 r 有效范围内，T 为单调函数，单调递增或者单调递减；

（2）对于定义域内的 r，得到的 s 在规定的取值范围内。

经典的变换函数 T 有线性、分段线性、对数、幂次变换等。

7.1.1　线性灰度变换

线性灰度增强是将原图像的灰度动态范围按线性关系扩展到指定范围或整个动态范围。a、b 为原图像所占用灰度级别的最小值和最大值，c、d 为增强后的图像所占用灰度级别的最小值和最大值

$$s = T(r) = \begin{cases} c, & r \in [0, a) \\ \dfrac{d-c}{b-a} \times (r-a) + c, & r \in [a, b] \\ d, & r \in (b, 255] \end{cases} \tag{7.2}$$

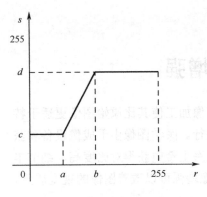

图 7.1.1　线性灰度变换

线性灰度变换如图 7.1.1 所示。

该方法实现简单，算法复杂度低，对于曝光不足或过度曝光、成像设备的非线性、记录设备的动态范围太窄等原因引起的图像对比度过低的情况，都可取得较好的灰度增强效果。

将原图像的灰度动态范围 $[a,b]$ 扩展到整个灰度显示范围 $[0,255]$ 内时，图像灰度将得到最大的增强，此时称为线性最大增强。但在实际情况下，图像所占用的灰度级中边界处的部分灰度级出现频率相对较小，影响线性增强效果，因此可以采用对灰度范围进行自动修正的线性最大增强方法。

首先按照 $t = \sqrt{\dfrac{w+h}{2}}$，其中 w、h 分别表示原图像的宽和高，获得 t 表示用来修正原图像灰度范围的阈值。接着对原图像灰度范围进行修正，具体方法为：从原图像灰度范围的最小值向右寻找第一个出现频率不小于阈值 t 的灰度级 m；从原图灰度范围的最大值向左寻找第一个出现频率不小于阈值 t 的灰度级 n。原图的灰度范围 $[a,b]$ 经过修正以后变为 $[m,n]$，然后按照公式 $g(x,y) = \dfrac{[f(x,y)-m] \times 255}{n-m}$ 将更好地改善图像效果。

图 7.1.2 是线性灰度变换的示例。其中，图 7.1.2（a）为原始图像；图 7.1.2（b）为图 7.1.2（a）对应的直方图，显然该图像灰度偏暗，经过线性灰度变换可以提高图像的亮度，像为增加图像的对比度；图 7.1.2（c）为未定灰度范围增强后图像；图 7.1.2（d）为指定灰度范围增强后图。若选择的线性灰度变换斜率为负，可实现亮度取反的效果，如图 7.1.2（e）所示图像经过斜率为负的线性灰度变换得到图 7.1.2（f）。

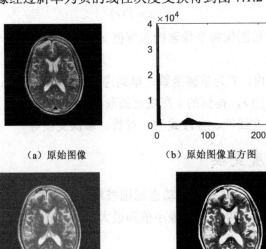

（a）原始图像　　　　　　　　　　　（b）原始图像直方图

（c）未定灰度范围增强后图像　　　　　（d）指定灰度范围增强后图像

图 7.1.2　线性灰度变换示例

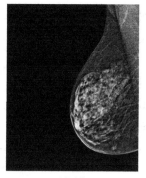
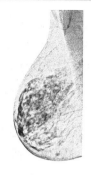

（e）原图像　　　　　　　　　　　　（f）亮度取反后

图 7.1.2　线性灰度变换示例（续）

7.1.2　分段线性灰度变换

　　分段线性灰度增强将原图像灰度范围划分为两段或更多段，对感兴趣的目标或灰度区间进行增强，对其他不感兴趣的灰度区间进行抑制。该方法在红外图像的增强中应用较多，可以突出感兴趣的红外目标。灰度线性变换的公式为

$$s = T(r) = \begin{cases} \dfrac{c}{a} \times r, & r \in [0, a) \\ \dfrac{d-c}{b-a} \times (r-a) + c, & r \in [a, b] \\ \dfrac{255-d}{255-b} \times (r-b) + d, & r \in (b, 255] \end{cases} \quad (7.3)$$

图 7.1.3　线性灰度变换

　　式（7.3）的函数曲线如图 7.1.3 所示。

　　图 7.1.4 为图像中感兴趣的目标或灰度区间的分段线性灰度增强。

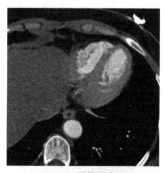
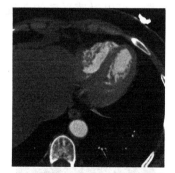

（a）原始图像　　　　　　　　（b）分段线性灰度增强后叠加图像

图 7.1.4　分段线性灰度增强

7.1.3　对数变换

　　对数变换的一般表达式为

$$s = c \lg(1 + r) \quad (7.4)$$

其中，c 为常数，$r \geqslant 0$。对数曲线如图 7.1.5 所示。该变换使一窄带低灰度输入图像值映射

为一个宽带高输出值。对数变换可以用来扩展被压缩的高值图像中的暗像素。与对数变换相对的是反对数变换，变换曲线如图 7.1.5 所示。

如图 7.1.5 所示的对数、反对数等函数曲线能完成图像灰度的扩散或压缩。事实上，对数函数有其重要特征，即在很大程度上压缩了图像像素值的动态范围，典型的应用例子是对图像的傅里叶频谱进行对数变换，以解决原始数值动态范围过大的问题。

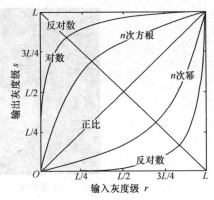

图 7.1.5　用于图像增强的某些基本灰度变换函数

7.1.4　幂次变换

幂次变换的基本形式为 $s = cr^{\gamma}$，其中 c 和 γ 为正数。图像获取、打印和显示的各种装置存在幂次规律的响应，用于修正幂次响应现象的过程称为伽马校正。如图 7.1.6 所示，γ 参数定义了指数映射关系曲线的形状，如果 $\gamma<1$，则映射曲线为上凸曲线；如果 $\gamma>1$，则映射曲线为下凹曲线；一般 $\gamma=1$，表示线性映射。当 $\gamma=2$ 时，该函数等价于二次函数。

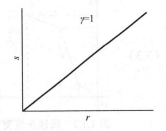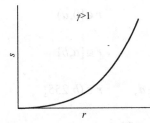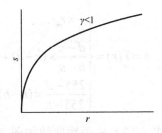

图 7.1.6　映射关系曲线

根据图像直方图，可以对感兴趣的灰度区域进行幂次变换，如图 7.1.7 所示为 $\gamma=0.5$ 的幂次变换结果。

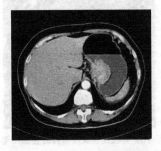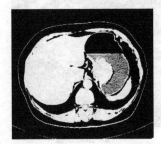

图 7.1.7　幂次变换

7.2　医学图像的直方图增强

7.2.1　直方图增强概述

在图像处理中，一种最简单且实用的工具是图像的灰度直方图。通过图像灰度直方图的分布情况，可以大致判断一幅图像的质量。如果一幅图像的灰度直方图挤压在一个较小的灰度范围内，图像的灰度动态范围就小，图像的对比度就差，图像的质量也就不高。反之，图像的灰度动态范围大，图像的对比度就好。要改善图像的灰度动态范围小的问题，最直接的方法就是修改图像的直方图。常用的修改直方图的方法主要有：灰度变换和直方图增强。根据图像的直方图可以有针对性地选择线性或非线性函数进行灰度变换，以改善图像的直方图。另一类方法是借助直方图来求取变换曲线，主要有直方图均衡化和直方图规定化两种方法。

7.2.2　直方图均衡化

直方图均衡化的思想是把原始图像中的像素灰度做某种映射变换，使变换后图像灰度的概率密度呈均匀分布，即变换后的图像灰度级均匀，这意味着增加图像灰度的动态范围，提高图像的对比度，如图 7.2.1 所示。

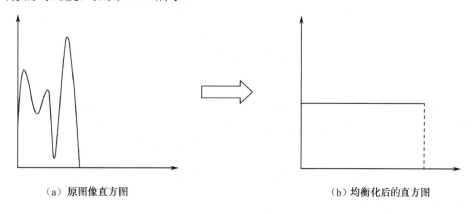

（a）原图像直方图　　　　　　　　　　　　　　（b）均衡化后的直方图

图 7.2.1　直方图均衡化示意图

直方图均衡化处理是以累积分布函数变换法为基础的直方图修正方法。从原始图像灰度 r 映射为 s 的变换函数取

$$s = T(r) = \int_0^r p_r(\omega)\mathrm{d}\omega \tag{7.5}$$

其中，积分上限函数就是 r 的累积分布函数。在该变换下，求解新得到的变量 s 的概率分布如下：

$$p_s(s) = p_r(r) \cdot \frac{\mathrm{d}}{\mathrm{d}s}\left[T^{-1}(s)\right] = \left[p_r(r) \cdot \frac{\mathrm{d}r}{\mathrm{d}s}\right]_{r=T^{-1}(s)}$$

$$= \left[p_r(r) \cdot \frac{1}{\mathrm{d}s/\mathrm{d}r}\right]_{r=T^{-1}(s)} = \left[p_r(r) \cdot \frac{1}{p_r(r)}\right] = 1 \tag{7.6}$$

即变换后新变量 s 服从均匀分布。因此，用 r 的累积分布函数作为变换函数，可得到一幅灰度级分布均匀的图像。上述推导是以连续随机变量为基础进行的，然而数字图像的灰度是经过量化的离散值，下面采用频率近似估计概率值，即

$$P_r(r_k) = \frac{n_k}{n} \qquad 0 \leqslant r_k \leqslant 1; \ k = 0, 1, \cdots, l-1 \tag{7.7}$$

其中，l 是灰度级的总数目；r_k 是图像的第 k 级灰度值，n_k 是图像中 r_k 出现的次数；$P_r(r_k)$ 即为估计 r_k 的概率；n 是图像中像素总数。则直方图均衡化离散形式为

$$s_k = T(r_k) = \sum_{j=0}^{k} \frac{n_j}{n} = \sum_{j=0}^{k} P_r(r_j), \quad 0 \leq r_j \leq 1; \ k = 0, 1, \cdots, l-1 \tag{7.8}$$

由于灰度级离散，因此事实上 s_k 还需要再进行一次离散化，即灰度的量化。

表 7.1 是一幅数字图像进行直方图均衡化的过程示例。

表 7.1　图像直方图均衡化示例

序　号	运　算	步　骤　和　结　果							
1	列出原始灰度级	0	1	2	3	4	5	6	7
2	列出原始直方图	0.02	0.05	0.09	0.12	0.14	0.2	0.22	0.16
3	计算累积直方图	0.02	0.07	0.16	0.28	0.42	0.62	0.84	1.00
4	灰度级量化	0	0	1	2	3	4	6	7
5	确定映射关系	0—0	1—0	2—1	3—2	4—3	5—4	6—6	7—7
6	计算新直方图	0.07	0.09	0.12	0.14	0.2	0	0.22	0.16

直方图均衡化进行灰度增强有以下两个特点。

（1）根据各灰度级出现频率的大小，分别对各个灰度级进行相应程度的增强，使各级别之间的间距增大。因此，这种增强方法对于对比度较弱的图像非常有效。

（2）因为直方图是近似的概率密度函数，所以用离散灰度级做变换一般得不到完全平坦的结果。另外，变换后的灰度级可能会减少，这种现象叫作"简并"现象。由于简并现象的存在，处理后的灰度级总是要减少的，这是像素灰度有限的必然结果。由于上述原因，数字图像的直方图均衡只能得到近似的均匀分布。

对 s_k 的量化，可以采用不同灰度级，对应的直方图均衡化如图 7.2.2 所示。

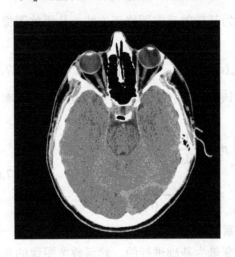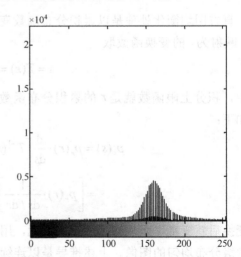

（a）原始图像及其直方图

图 7.2.2　直方图均衡化变换

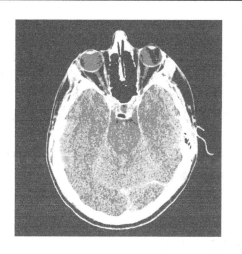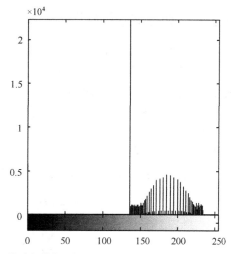

（b）均衡化图像（灰度级数为256）

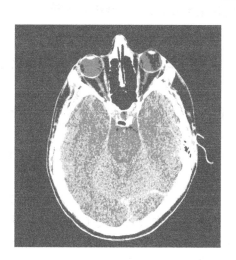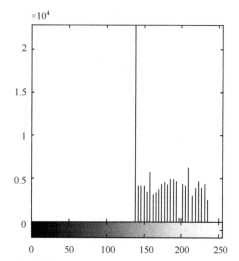

（c）均衡化图像（灰度级数为64）

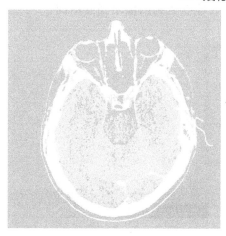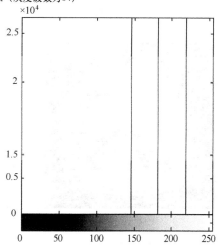

（d）均衡化图像（灰度级数为8）

图 7.2.2 　 直方图均衡化变换（续）

7.2.3　直方图规定化

直方图均衡化能自动地确定变换函数，以产生具有均匀直方图的输出图像。因为该方法得到的增强结果可预知，操作简单，因此是一种很好的自动增强方法。然而，对于某些应用来说，采用均匀直方图的均衡并不是最好的方法，特别是希望能够获得特定形式的直方图时，自动的均衡就不能满足要求了。而这种用于产生具有特殊直方图的增强方法，称为直方图匹配或直方图规定化。

记 r 和 z 分别代表输入和输出（增强后）图像的灰度级。从输入图像可以估计 $P_r(r)$，$P_z(z)$ 记为期望获得的或者称为规定的直方图。令 s 为一随机变量，且有

$$s_k = T(r_k) = \sum_{j=0}^{k} P_r(r_j)$$
$$= \sum_{j=0}^{k} \frac{n_j}{n}, \qquad k = 0, 1, 2, \cdots, l-1 \tag{7.9}$$

其中，n 为图像中像素数总和，n_j 为灰度级为 r_j 的像素数量，l 为灰度级的级数。定义 z 为随机变量，由给定的 $P_z(z_i)$（i=0, 1, 2, $\cdots$, l–1）可得

$$v_k = G(z_k) = \sum_{i=0}^{k} P_z(z_i) = s_k, \qquad k = 0, 1, 2, \cdots, l-1 \tag{7.10}$$

由这两个等式可得

$$G(z) = T(r) \tag{7.11}$$

因此，z 必须满足下列条件：

$$z_k = G^{-1}\big[T(r_k)\big], \qquad k = 0, 1, 2, \cdots, l-1 \tag{7.12}$$

或

$$z_k = G^{-1}(s_k), \qquad k = 0, 1, 2, \cdots, l-1 \tag{7.13}$$

式（7.9）～式（7.13）是数字图像处理直方图匹配的基本公式。式（7.9）是从原始直方图灰度级到对应灰度级 s_k 的映射。式（7.10）从给定的直方图 $P_z(z)$ 计算变换函数 G。最后，式（7.12）和式（7.13）给出了此直方图所希望的（近似）灰度级。

图 7.2.3 是分别对图像进行均衡化和规定化处理以达到图像增强的示例。

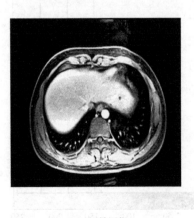

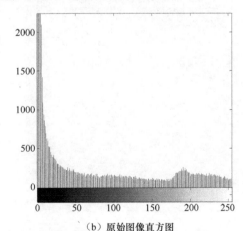

（a）原始图像　　　　　　　　　　（b）原始图像直方图

图 7.2.3　直方图均衡化和规定化

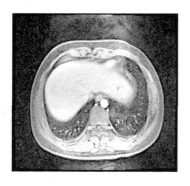

（c）均衡化后图像

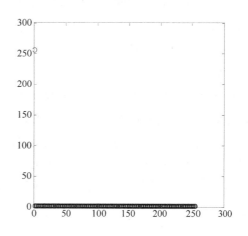

（d）均衡化后直方图

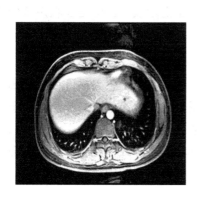

（e）规定化的图像

（f）规定化图像直方图

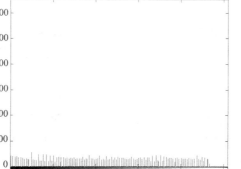

（g）规定化后图像的直方图

图 7.2.3　直方图均衡化和规定化（续）

7.3　医学图像的空域滤波增强

7.3.1　空域滤波增强概述

空域滤波是在图像空间中借助模板进行邻域操作完成的，空域滤波器根据功能主要分为平滑滤波器和锐化滤波器两类。图像平滑的目的主要是消除图像中的噪声，而图像的锐化则是为了增强被模糊的细节，如图像的边缘等。

1）平滑滤波器

平滑滤波器主要用来减弱或消除图像中的噪声成分，从而提高图像的信噪比。平滑滤波器类似于后面讲到的频域中的低通滤波器。通常图像的高频分量对应区域边缘或噪声等灰度值较大、变化较快的部分，因此常借助低通滤波器消除噪声。但是在噪声减弱或消除的同时，也会减弱图像的边缘信息。

2）锐化滤波器

锐化滤波器主要用来通过增强图像的边缘信息，凸显图像中感兴趣区域的轮廓。锐化滤波器类似于后面讲到的频域中高通滤波器。由于图像中的边缘信息与噪声都属于高频成分，因此，锐化滤波器将图像边缘锐化的同时，也会降低图像的信噪比。

尽管这些滤波器的功能不同，但在空域实现这些功能的方式都是相似的，即都是利用模板与图像做卷积运算。下面将分别介绍空域内的平滑滤波器和锐化滤波器。

7.3.2　空域平滑

常用的空域平滑滤波器有均值滤波和中值滤波。

1）均值滤波法

均值滤波法是在空域对图像进行简单平滑处理，某像素均值滤波后的灰度值即为该像素邻域内各点灰度值的加权平均值。有些图像噪声为"尖锐"的白噪声，采用均值滤波可以有效地降低这类噪声。

当邻域内各点灰度的加权相等且总和为 1 时，是最简单的均值滤波器，例如，图 7.3.1 所示为 3×3 均值滤波器。另外也可以采用各点不等值的加权，即不同的模板元素具有不同的权值，从而突出一些像素的重要性。如图 7.3.2 所示的 3×3 模板，处于模板中心位置的像素较远处像素的加权值大，这种加权方式可以在降低噪声的同时，减轻平滑处理所带来的边缘模糊。

1/9	1/9	1/9
1/9	1/9	1/9
1/9	1/9	1/9

1/16	2/16	1/16
2/16	4/16	2/16
1/16	2/16	1/16

图 7.3.1　均值滤波器 1　　　　　图 7.3.2　均值滤波器 2

均值滤波法的优点是容易实现对噪声的抑制，然而缺点也很明显，即容易使目标轮廓变得模糊，而且会减弱有用的细节信息。

2）中值滤波法

中值滤波是一种典型的非线性滤波。该方法运算简单，对孤立噪声的平滑效果比均值滤波法好，而且它能较好地保护图像边界，但是会使图像失掉细线和小块的目标区域。

中值滤波法把某像素邻域内所有点的灰度值从小到大排序，取中间值作为该像素的滤波值。中间值取法如下：当邻域内的像素数为奇数时，取排序后的中间像素的灰度值；当邻域内的像素数为偶数时，取排序后的中间两像素的灰度值的平均值。如图 7.3.3 所示是 3×3 模板的中值滤波示意图。将框 3×3 邻域内的像素值从小到大排序为：115、119、120、123、124、126、127、145、167，由该邻域的中值 124 来替代原框中的 167。遍历图像中的所有像素点，重复上述操作，即可完成对图像的中值滤波。当模板中心像素点处在边缘时，模板会超出图像范围，在这种情况下，可以采用保留图像边缘处像素灰度的方式。中值滤波的突出优点在于消除噪声的同时，还能防止边缘模糊。如果图 7.3.3 框内 167 是一个噪声的尖峰，那么中值滤波可以将它滤去。然而，如果 167 是一个有用信号，那么此方法处理的结果将会造成信号损失。

121	124	133	150	143	117
126	123	145	115	131	132
122	120	167	119	154	145
120	126	124	127	143	150
155	137	123	130	123	155
121	130	132	139	129	154

图 7.3.3　中值滤波示意图

对图像进行中值滤波时，通常选择的滤波窗口是方形的（具有奇数行和列），如图 7.3.3 所示。某些情况下也可以选择其他形状的滤波窗口，如线状、十字状和圆环形等。在实际使用窗口时，窗口的尺寸一般先取 3，再取 5，依次增大，直到滤波效果满意为止。对于有缓变的较长轮廓线物体的图像，采用方形或圆形窗口较合适。对于包含尖顶角物体的图像，采用十字形窗口较合适。使用二维中值滤波法最需要注意的是保持图像中有效的细线状结构。

7.3.3　空域锐化

在图像处理中，消减图像模糊、突出目标边界与细节的增强方法称为图像锐化。

图像模糊是常见的图像降质问题。在图像获取、传输及处理过程中有许多因素会使图像变模糊，例如，在重建过程中由卷积反投影法、迭代算法等引起的模糊，CT 系统扫描过程中投影数据不完全也会造成图像模糊，X 线的散射、环境噪声、部分容积效应等都会使图像变模糊。由于图像模糊，图像中的一些重要信息如边缘和细节等难以被识别，给影像判读造成很大困难。

大量研究表明，各种使图像模糊的物理过程其数学模型往往含有求和、平均或积分运算。因此，根据这一特点，在空域中运用微分运算突出变化以进行增强，可以抵消模糊。此外，由傅里叶变换的微分性质也可知，通过在频域中用提升信号高频分量的方法也可以实现锐化。实际应用中，即便图像没有严重的模糊失真，突出目标边缘和细节可使图像看起来更清晰，从而方便后续影像分析与处理，如图 7.3.4 所示。

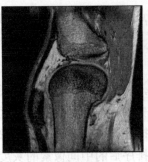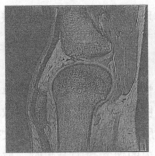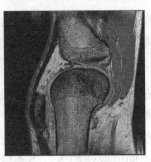

（a）原图像　　　　　　　　　　（b）边缘细节　　　　　　　　　　（c）锐化图像

图 7.3.4　图像锐化

7.4　医学图像的频域滤波增强

在图像的傅里叶频谱中，零频率分量相当于图像的平均灰度，低频率分量对应于平滑的图像信号，较高频率的分量对应于图像中的细节和边界，通常认为噪声的频率也处于高频分量中。因此，可以通过抑制高频分量实现图像平滑，也可以通过抑制低频成分进行图像边缘提取或锐化。

卷积定理是频域滤波增强的基础，设图像函数 $f(x,y)$ 与线性移不变算子 $h(x,y)$ 的卷积结果为 $g(x,y)$，即 $g(x,y)=h(x,y)*f(x,y)$，那么根据卷积定理在频域就有

$$G(u,v)=H(u,v)F(u,v) \tag{7.14}$$

其中，$G(u,v)$、$H(u,v)$ 和 $F(u,v)$ 分别是 $g(x,y)$、$h(x,y)$ 和 $f(x,y)$ 的傅里叶变换，$H(u,v)$ 又称为转移函数。

在具体的增强应用中，$f(x,y)$ 是已知的，变换可以得到 $F(u,v)$，所以只要确定转移函数 $H(u,v)$，就能得到频率域的增强结果 $G(u,v)$，然后对它进行傅里叶逆变换，就能得到最后增强结果 $g(x,y)$，该过程可以用公式表达为

$$g(x,y)=F^{-1}\big[H(u,v)F(u,v)\big] \tag{7.15}$$

根据以上讨论，频域中进行增强的主要步骤有：

（1）计算需要增强图像的傅里叶变换；

（2）将其与一个根据需要设计的转移函数相乘；

（3）再将结果进行傅里叶逆变换，得到增强图像。

常用的频域增强方法有低通滤波和高通滤波。

7.4.1　低通滤波器

通常图像中的边缘和噪声对应其傅里叶变换中的高频部分，所以在频域中，通过衰减高频成分而保留低频信息的滤波称为低通滤波。低通滤波器抑制了反映图像边界特征的高频信息以及包括在高频中的孤立点噪声，能够起到平滑图像去噪声的增强作用。

理想的低通滤波器转移函数为

$$H(u,v) = \begin{cases} 1, & D(u,v) \leqslant D_0 \\ 0, & \text{其他} \end{cases} \qquad (7.16)$$

其中，$D(u,v)$ 是从点 (u,v) 到频率原点的距离，$D(u,v) = \sqrt{u^2 + v^2}$；$D_0$ 是一个规定的非负整数，称为截止频率。转移函数 $H(u,v)$ 表明，以 D_0 为半径的圆域内所有频率分量无损地通过，圆域外的所有频率分量被完全滤除。

理想低通滤波器的截止频率 D_0 决定于通过滤波器的能量比，D_0 越小，通过的能量越小。一般来说，D_0 的选取应使得图像中感兴趣的大部分细节能量通过，而截断其余不感兴趣的部分。

7.4.2　高通滤波器

高通滤波器是衰减或抑制低频分量，保留高频分量的滤波形式。因为边缘及灰度急剧变化部分与高频分量相关联，在频率域中进行高通滤波可以使图像得到锐化。

理想的高通滤波器转移函数为

$$H = \begin{cases} 1, & D(u,v) > D_0 \\ 0, & D(u,v) \leqslant D_0 \end{cases} \qquad (7.17)$$

其中，D_0 为频率平面上从原点算起的截止距离，称为截止频率。

高通滤波器和理想低通滤波器一样，都是无法用实际的电子器件硬件来实现的。

在频域滤波增强算法中，除了低通和高通滤波算法，还有一种应用广泛的基于多尺度分析的图像灰度增强方法。多尺度分析又称为多分辨率分析，它是由 Mallat 于 1989 年首先提出的。以小波变换为代表的多尺度分析方法，被认为是分析工具及方法上的重大突破。小波分析在时域和频域上都具有良好的局部特性，而且由于对高频信号采取逐步精细的时域或空域步长，从而可以聚焦到分析对象的任意细节。该领域内有许多研究成果，如基于小波域的软阈值噪声图像增强、基于小波变换的自适应增强算法等。

7.5　其他图像增强算法

7.5.1　数学形态学灰度增强方法

运用 6.7 节的图像形态学进行图像灰度增强时，可以利用数学形态学算子有效地去除噪声，同时又可以增强图像中的原有信息，如基于自适应邻域膨胀技术的直方图均衡化方法等。

7.5.2　模糊增强方法

近年来不少学者致力于把模糊集理论引入图像处理和识别中。由于图像本身的复杂性，多灰度分布所带来的不确定性和不精确性（即模糊性），使得用模糊集合理论进行图像处理成为可能。另外，模糊集方法和神经网络、遗传算法结合用于图像灰度增强的方法也在不断提出。

7.5.3　深度学习增强方法

深度学习的本质是模仿人脑的思考能力去分析解决问题的神经网络。事实证明，深度学习已经成为促进各个领域不断向前进步的必然趋势。例如，2019 年，Cubuk, E. D.等在 *AutoAugment: Learning Augmentation Strategies from Data* 论文中提出的利用 RNN 来自动选择最优数据增强的方案，对于不同的任务学习不同的增强方法，在实验中得到了比常规方法更优的结果。

由于增强质量的评价主要依靠人的视觉，而视觉评定是一种高度主观的操作。为了一种特定的用途而采用一种特定的处理方法，得到一幅特定的图像，对其质量的评价方法和准则也是特定的。因此，很难对各种处理定出一个通用的标准，也就是说任何一种图像灰度增强算法都只是在特定的场合下达到较为满意的增强效果。作为图像处理的重要组成部分，传统的图像增强算法对于改进图像质量发挥了重要的作用，随着对图像增强技术研究的不断深入，新的图像灰度增强算法也在不断出现。

第 8 章　医学图像分割

医学图像分割是提取影像中特殊组织从而进行定量和定性分析及可视化必不可少的环节。在医学图像处理中图像分割有着广泛的应用，如在组织结构分析、运动分析、三维可视化、图像引导手术、肿瘤放射治疗、治疗评估等研究中都是假设已对图像进行了准确分割，或以图像分割为基础的。目前国内外有关医学图像分割算法的研究非常丰富，但鉴于医学图像本身的复杂性和多样性以及临床应用对医学图像分割的准确度和处理速度要求较高，目前的分割算法还远未达到要求，所以医学图像分割算法的研究仍是医学图像处理与分析的热点。本章首先介绍了医学图像分割的概念，然后详细讨论了几种经典的图像分割方法。最后，简单介绍了图像分割效果的评价方法。

8.1　医学图像分割概念

广义上讲，图像分割是根据图像的某些特征或特征集合的相似性对图像像素进行聚类，把图像平面划分成若干个具有某些一致性的不重叠区域，使得同一区域中的像素特征具有一致性，而不同区域间像素的特征不具有一致性。这里的特性可以是像素的灰度、颜色、纹理等。

从集合的角度来讲，图像分割的定义如下。

设整个图像空间为集合 R，根据选定的一致性准则 P，R 被划分为互不重叠的非空子集 $\{R_1, R_2, \cdots, R_n\}$，这些子集必须满足下述条件：

（1）$\bigcup\limits_{i=1}^{n} R_i = R$；

（2）对所有的 i 和 j，有 $R_i \bigcap R_j = \phi$（$i \neq j$）；

（3）对 $i = 1, 2, 3, \cdots, n$，有 $P(R_i) = \text{TRUE}$；

（4）对 $i \neq j$，有 $P(R_i \cup R_j) = \text{FALSE}$；

（5）对 $i = 1, 2, 3, \cdots, n$，R_i 是连通区域。

其中，$P(R_i)$ 是对所有在集合 R_i 中元素的逻辑谓词，ϕ 是空集。

上述条件（1）表明所有被分割的子区域组合为整幅图像，即图像中每个像素都被分进某一子区域中。条件（2）表明各区域间不交叠。条件（3）表明每个子区域都符合一致性准则。条件（4）保证任何两个不同子区域具有某种不同特性。条件（5）则要求同一个子区域内的像素连通。其中所有的像素都应该符合分割准则 P，由它来确定各区域元素的相同特性。

上述定义明确了分割的概念，且对分割操作具有指导作用。条件（1）和条件（3）说明正确的分割准则应适用于所有区域和所有像素，条件（2）和条件（4）说明合理的分割准则应该能够帮助确定各区域像素的特性，而条件（5）说明完整的分割准则应直接或间接地对区域内像素的连通性有一定要求或限定。最后指出，在实际应用中图像分割不仅是要把一幅图像分成满足以上五个条件的各具特性的区域，而且需要把其中感兴趣的目标区域提取出来，只有这样才是真正完成了图像分割任务。

8.2　边缘检测技术

边缘检测技术是最早研究的图像分割技术之一，其分割依据是区域边缘上的像素灰度值变化剧烈，通过检测不同灰度均匀区域之间的边缘来实现图像分割。边缘检测技术可按照对像素处理方式的不同分为串行边缘检测技术和并行边缘检测技术。串行边缘检测技术是指当前像素是否属于欲检测边缘取决于先前像素的验证结果；并行边缘检测技术中某像素是否属于欲检测边缘取决于当前正在检测的像素以及其相邻像素，即该模型可同时用于图像中的所有像素。

边缘属于局部概念，它是一组位于两个区域边界上相连像素的集合。图 8.2.1（a）给出了一种理想的数字边缘模型。实际上，由于图像采集技术不完善使获得的图像边缘存在模糊，所以用"类斜面"的数字模型模拟边缘更为准确，如图 8.2.1（b）所示斜坡数字边缘模型。于是可以定义"边缘宽度"的概念，即从初始灰度级跃变到最终灰度级的斜坡长度，此长度取决于斜坡的斜率并受边缘模糊程度的影响。可以利用一阶导数和二阶导数来分析上述斜坡数字边缘，结果如图 8.2.2 所示，图 8.2.1（b）为斜坡数字边缘模型的水平灰度级剖面图及相应的一阶、二阶导数。显然，一阶导数可用来检测图像中某一像素是否是边缘像素；二阶导数可以用来判断某个边缘像素是在边缘暗的一边还是在边缘亮的一边。对图像的每条边缘，二阶导数生成一个正值和一个负值，连接这两个值的虚线将在边缘中点附近穿过零点。注意，二阶导数的这个过零点性质对于确定粗边缘的中心非常有用。

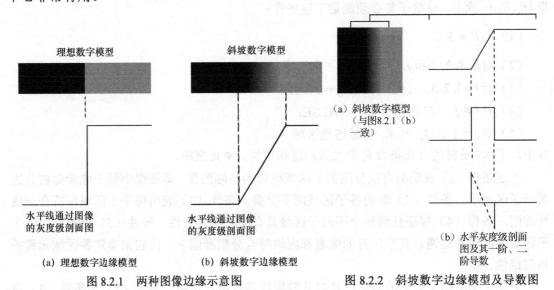

（a）斜坡数字模型
（与图8.2.1（b）一致）

（b）水平灰度级剖面图及其一阶、二阶导数

理想数字模型

斜坡数字模型

水平线通过图像的灰度级剖面图

水平线通过图像的灰度级剖面图

（a）理想数字边缘模型　　　（b）斜坡数字边缘模型

图 8.2.1　两种图像边缘示意图　　　图 8.2.2　斜坡数字边缘模型及导数图

8.2.1　并行边缘检测技术

边缘是图像灰度值不连续的结果，这种不连续性可以利用导数检测到。在数字图像中

利用差分来近似微分进行求解，借助空域微分算子卷积实现边缘检测。下面介绍几种简单的微分算子。

1）梯度算子（一阶微分算子）

梯度对应一阶导数，即梯度算子是一阶导数算子。对一个连续函数 $f(x,y)$，它在位置 (x,y) 的梯度可表示为一个矢量

$$\nabla \boldsymbol{f}=\begin{bmatrix} G_x \\ G_y \end{bmatrix}=\begin{bmatrix} \dfrac{\partial f}{\partial x} \\ \dfrac{\partial f}{\partial y} \end{bmatrix} \tag{8.1}$$

从向量分析中可知，梯度向量指向坐标为 (x,y) 的 f 最大变化率方向。这个矢量的幅度即梯度和方向角分别为

$$\nabla f=\mathrm{mag}(\nabla f)=\left[G_x+G_y\right]^{\frac{1}{2}} \tag{8.2}$$

$$\alpha(x,y)=\arctan\left(\frac{G_y}{G_x}\right) \tag{8.3}$$

其中，需对每个像素计算偏导数，在实际中常用小区域模板卷积来近似计算，用绝对值对梯度进行近似，即 $\nabla f \approx |G_x|+|G_y|$。对 G_x 和 G_y 各用一个模板，也就是将两个模板组合起来构成一个梯度算子。根据模板的大小和其中元素值的不同，有多种不同的算子。最简单的梯度算子是罗伯特交叉（Roberts cross）算子，如式（8.4）所示，由两个 2×2 模板组成，模板形式如图 8.2.3（a）所示。

$$\begin{aligned} &R(x,y)=|G_x|+|G_y| \\ &G_x=|f(x+1,y+1)-f(x,y)| \\ &G_y=|f(x,y+1)-f(x+1,y)| \end{aligned} \tag{8.4}$$

由于 2×2 的模板没有明确的中心点，难以应用。实际中比较常用的算子是 Prewitt 算子和 Sobel 算子，如式（8.5）和式（8.6）所示，模板形式如图 8.2.3（b）和图 8.2.3（c）所示，它们都由两个 3×3 的模板组成。

-1	0
0	1

0	-1
1	0

（a）Roberts交叉算子

-1	-1	-1
0	0	0
1	1	1

-1	0	1
-1	0	1
-1	0	1

（b）Prewitt算子

-1	-2	-1
0	0	0
1	2	1

-1	0	1
-2	0	2
-1	0	1

（c）Sobel算子

图 8.2.3　几种常用梯度算子模板

Prewitt 算子定义如下：

$$\begin{aligned} &P(x,y)=\left|G_x\right|+\left|G_y\right| \\ &G_x=f(x+1,y-1)+f(x+1,y)+f(x+1,y+1)-f(x-1,y-1)-f(x-1,y)-f(x-1,y+1) \\ &G_y=f(x-1,y+1)+f(x,y+1)+f(x+1,y+1)-f(x-1,y-1)-f(x,y-1)-f(x+1,y-1) \end{aligned} \tag{8.5}$$

Sobel 算子定义如下：

$$S(x,y) = |G_x| + |G_y|$$

$$G_x = f(x+1,y-1) + 2f(x+1,y) + f(x+1,y+1) - f(x-1,y-1) - 2f(x-1,y) - f(x-1,y+1) \quad (8.6)$$

$$G_y = f(x-1,y+1) + 2f(x,y+1) + f(x+1,y+1) - f(x-1,y-1) - 2f(x,y-1) - f(x+1,y-1)$$

算子运行时采取类似卷积的方式，将模板在图像上移动并在每个位置上计算对应中心像素的梯度值，即对一幅灰度图像求梯度所得的结果是一幅梯度图。图 8.2.4 给出一幅肺部 CT 图像的常用梯度算子检测的结果，其中，图 8.2.4（a）为原始的肺部 CT 图像，图 8.2.4（b）～图 8.2.4（d）分别为利用 Roberts 算子、Prewitt 算子和 Sobel 算子处理得到的结果图。

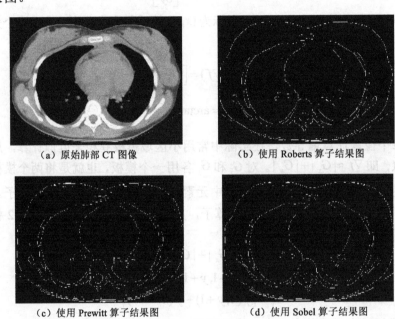

（a）原始肺部 CT 图像　　　　　　　　　（b）使用 Roberts 算子结果图

（c）使用 Prewitt 算子结果图　　　　　　　（d）使用 Sobel 算子结果图

图 8.2.4　梯度分割示例图

Roberts 算子采用两对角线方向上的相邻像素之差近似梯度幅值来检测边缘，它检测斜向边缘的效果好于水平和垂直边缘，具有计算简单、定位精度高、对噪声敏感等诸多特点。Sobel 算子、Prewitt 算子是 8 邻域算子，因此比 Roberts 的 4 邻域算子的抗噪声能力要强一些，并且 Sobel 算子对噪声具有一定的平滑作用，能提供较为精确的边缘方向信息，但它同时也会检测出许多伪边缘，边缘定位精度不够高。在处理图像时可以根据具体问题，构造合适的算子。

2）拉普拉斯算子（二阶微分算子）

拉普拉斯（Laplacian）算子是一种二阶微分算子，对一个连续函数 $f(x,y)$，它在位置 (x,y) 的拉普拉斯算子定义如下：

$$\nabla^2 f = \frac{\partial^2 f}{\partial x^2} + \frac{\partial^2 f}{\partial y^2} \quad (8.7)$$

函数的拉普拉斯除可用式（8.7）求得外，还可借助模板求得。对模板的基本要求是，对应中心像素的系数为正，中心像素的邻近像素系数为负，且它们的和为零。常用的两种模板如图 8.2.5 所示。实际中，我们常根据二阶微分算子过零点的性质（见图 8.2.2）来确定其边缘位置。

0	−1	0
−1	4	−1
0	−1	0

−1	−1	−1
−1	8	−1
−1	−1	−1

图 8.2.5　常用的两种拉普拉斯算子模板

Laplacian 算子很少直接用于边缘检测，主要是因为 Laplacian 算子对图像噪声非常敏感，容易产生双边缘并且 Laplacian 算子不能检测边缘的方向。为降低拉普拉斯算子对噪点的敏感度，可使用高斯拉普拉斯（Laplacian of Gaussian，LOG）算子。LOG 算子首先对图像进行高斯平滑，然后进行拉普拉斯运算。因为高斯函数可平滑噪点，因此该算子对噪点不太敏感，而拉普拉斯模板可使检测到假边缘的概率减到最小。用于卷积的 LOG 函数可定义为

$$\mathrm{LOG}(x,y) = \frac{1}{\pi \sigma^4}\left[1 - \frac{x^2 + y^2}{2\sigma^2}\right]\mathrm{e}^{\frac{x^2+y^2}{2\sigma^2}} \tag{8.8}$$

图 8.2.6 所示为一个 LOG 边缘检测器的 5×5 卷积模板。图 8.2.7 显示了脑部图像用 LOG 模板进行边缘检测的结果。

0	0	−1	0	0
0	−1	−2	−1	0
−1	−2	16	−2	−1
0	−1	−2	−1	0
0	0	−1	0	0

图 8.2.6　高斯拉普拉斯算子（LOG）
近似的 5×5 卷积模板

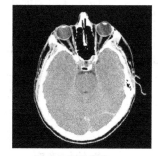 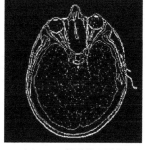

（a）原始图像　　　　　（b）LOG 算子处理图像

图 8.2.7　高斯拉普拉斯算子的边缘检测实例

3）哈夫变换

由于噪声、不均匀光照等影响，通过各种算子得到的边缘常不连续。因此，使用边缘检测算子后紧接着进行边缘连接处理，从而将边缘像素组合成有意义的边缘。哈夫（Hough）变换即是一种边界闭合技术，它利用图像全局特性而将边缘像素连接起来组成封闭边界。在已知区域形状的情况下，利用 Hough 变换可得到连接好的边缘。Hough 变换的主要优点是受噪声和曲线间断影响较小，可直接检测某些已知形状的目标，并有可能达到亚像素级精度。

二维直角坐标系下，像素点的坐标由 (x,y) 表示，通过该像素点的斜截式方程记为 $y=ax+b$，将其改写为 $b=-ax+y$，则该式表示为参数空间 ab 平面上的一条直线。由此可以看出，图像空间中的一点对应参数空间中的一条直线，这种性质称为点—直线对偶性。

假设图像空间中有共线的两点 (x_i,y_i) 和 (x_j,y_j)，在参数空间中则有两条与之对应的直线相交于 (a',b') 点。a' 是斜率，b' 是 xy 平面上过点 (x_i,y_i) 和 (x_j,y_j) 的直线的截距。实际上，在图像空间中的这条直线所包含的所有点都经过点 (a',b')。对应关系如图 8.2.8 所示。

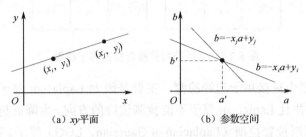

（a）xy 平面　　　　　（b）参数空间

图 8.2.8　像素坐标与参数空间

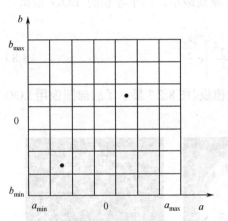

图 8.2.9　用于 Hough 变换的参数平面的进一步分解

Hough 变换将图像空间中直线的检测问题转换成参数空间中的累加问题，如图 8.2.9 所示。具体的累加方法如下。

(a_{max},a_{min}) 和 (b_{max},b_{min}) 分别为斜率和截距值取值的范围。设置位于坐标 (i,j) 的单元具有累加值 $A(i,j)$，$A(i,j)$ 的初值为 0，并对应于参数空间坐标 (a_i,b_j) 相关的矩形。

接下来，对图像空间中的每个点 (x_k,y_k)，在 a 轴从左向右逐个取值，计算相应的 b 值。得到图像空间中全部点的二维 ab 直方图累加。累加值最大的单元 A_{max} 对应的 a_0 和 b_0 就是所求图像空间中直线的斜率和截距。以此参数便可以绘制出连续线段。需要注意的是，ab 平面中划分的网格数目决定了点共线性的精确度。

用等式 $y=ax+b$ 表示一条直线时，当直线接近垂直，其斜率会接近无限大。解决这一难点的一种方法是使用直线的标准式，公式如下：

$$x\cos\theta+y\sin\theta=\rho \tag{8.9}$$

图 8.2.10（a）为式（8.9）对应的直线。使用标准式构造一个累加器的方法与使用直线斜截式方法一样。然而与斜截式直线不同，标准式的轨迹是 $\rho\theta$ 平面上的正弦曲线。在 $x\cos\theta_j+y\sin\theta_j=\rho_i$ 上的共线点集 Q 生成参量空间中交于点 (ρ_i,θ_j) 的各正弦曲线。根据增加 θ 和对应的 ρ，借助叠加值能得到最优参数 (ρ_0,θ_0)。图 8.2.10（b）显示参数空间的划分情况。

在 (x,y) 坐标系中，通过公共点的一簇直线，映射到 (ρ,θ) 坐标系中便成为一个点；在

(x,y) 坐标系中共线的点映射到 (ρ,θ) 坐标系中即为共点的一簇曲线。Hough 变换使不同坐标系中的线和点建立了一种对应关系。

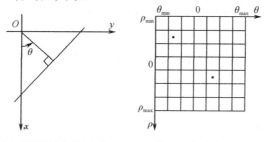

（a）直线的标准表达方法　　　（b）将 $\rho\theta$ 平面细分为不同单元

图 8.2.10　$\rho\theta$ 参数表示直线

在已知区域形状的情况下，利用 Hough 变换可很方便地得到边界曲线。它的缺点是曲线形状必须用参数曲线方程描述。图 8.2.11 给出一个用 Hough 变换检测圆的例子。图 8.2.11（a）是一个尺寸为 256×256，灰度级为 256 的仿真图像，目标圆的灰度值为 160，半径为 80，背景灰度值为 96，在仿真图上叠加了[-48,48]之间均匀分布的随机噪声。利用 Hough 变换可以实现该封闭边缘的检测。首先利用 Sobel 算子检测边缘点，得到如图 8.2.11（b）所示的边缘检测图，然后对其各像素在参数空间计算累加值，累加结果如图 8.2.11（c）所示。其中最亮点的坐标就是用 Hough 变换找出的圆心位置。根据已知半径（80）和得到的圆心坐标绘出圆形如图 8.2.11（d）所示。与原始仿真图像相减得到的差值图像，图 8.2.11（e）实际是添加的仿真噪声，这一结果表明 Hough 变换具有抗噪性能并能够获得图形边缘。

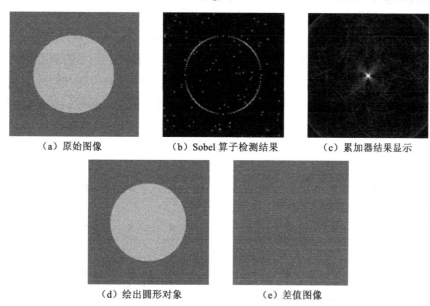

（a）原始图像　　　　　（b）Sobel 算子检测结果　　　　　（c）累加器结果显示

（d）绘出圆形对象　　　　　（e）差值图像

图 8.2.11　Hough 变换实例图

8.2.2　串行边缘检测技术

最有代表性的串行边缘检测技术是将边缘检测转化为图论中寻求最小代价路径的问

题。为求最小代价通常采用贪婪法或动态规划的优化方法。贪婪法是在图中进行全局搜索找到对应的最小代价路径，这种方法计算量大。相对而言，动态规划方法则为加快运算速度只求次优解。下面对通过图论技术进行全局搜索的方法做简单介绍。

图 $G = \{N,U\}$ 由一个有限非空节点集 N 和一个无序节点对集 U 组成。集 U 中的每一对 (n_i, n_j) 称为一条弧，如果图中的一条弧是从一个节点指向另一个节点即是有向的则称该弧为有向弧，该图为有向图。若有向弧是从节点 n_i 指向 n_j，则称 n_j 为父节点，n_i 的后继节点。确定节点的后继节点的过程称为节点展开或节点扩展。在每幅图中为节点定义不同的级别，第 0 级只含一个节点称为根节点，最后节点称为目的点。对任意一条弧都可定义一个代价 $c(n_i, n_j)$ 与弧 (n_i, n_j) 之间关联。节点序列 $n_1, n_2, \cdots, n_k$ 称为 n_1 到 n_k 的路径，其中每个节点 n_i 是节点 n_{i-1} 的后继节点。整条路径的代价为

$$c = \sum_{i=2}^{k} c(n_{i-1}, n_i) \tag{8.10}$$

定义边缘元素为像素 p 和 q 之间的边界，如图 8.2.12 所示。边缘元素由 p 和 q 两点的坐标来识别。换言之，边缘元素由图 8.2.12 中点对 (x_p, y_p) 和 (x_q, y_q) 定义，而边缘则定义为相连的边缘元素序列。

图 8.2.13 说明如何利用上述概念进行边缘检测。图 8.2.13（a）是一个 3×3 的图像区域，图中中括号内的值代表各像素的灰度值，边框外的数值是像素的坐标。每条由像素 p 和 q 定义的边缘元素对应代价为

$$c(p,q) = H - [f(p) - f(q)] \tag{8.11}$$

图 8.2.12 像素 p 和 q 之间的边缘元素

其中，H 为图像中的最大灰度值，$f(p)$ 和 $f(q)$ 分别是像素点 p、q 的灰度值。此处定义的代价函数与像素间灰度差的关系为灰度差小则代价大，灰度差大则代价小。根据这个代价函数寻找最小代价就可检测出如图 8.2.13（b）所示的最小代价路径的边缘。图 8.2.14 给出了寻找最小代价的搜索图。

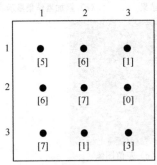
（a）3×3的图像区域

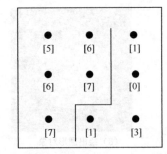
（b）对应于图8.2.14中显示的最小代价路径的边缘

图 8.2.13 寻找最小代价路径示例图

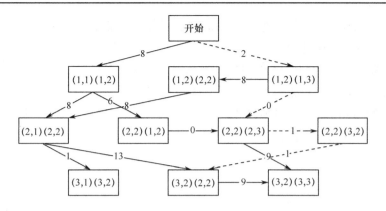

图 8.2.14 用于边缘检测的搜索图

如图 8.2.14 所示的搜索图，每个矩形节点对应一个边缘元素。矩形中的两对数分别代表边缘元素两边的像素坐标。如果两个节点是前后连接的，则所对应的前后两个节点之间用箭头相连。箭头线上的数字代表边缘元素的代价。最小代价路径用虚线表示。

如何寻找最小代价路径非常关键，不同的搜索策略会对应不同的方法，如边界跟踪、动态规划和曲线拟合等方法。显然上述方法是牺牲速度的寻优方法。

概括地讲，采用串行方法对目标边界检测的步骤如下：

（1）确定起始点；

（2）选择搜索策略，确定先前的结果对选择下一个检测像素和下一个结果的影响，并根据一定机理依次检测新的边界点；

（3）设定终止条件。

串行边缘检测技术不会出现伪边界和断边现象，但是检测时间成本高。

8.3　阈值分割技术

阈值分割是一种古老、简单却非常有效的图像分割技术。所谓阈值法就是选用一个或几个阈值将图像的灰度级分为几个部分，认为属于同一个部分的像素属于同一物体。阈值法可分为全局阈值法和局部阈值法两种。假设一幅图像由亮对象和暗背景两部分组成，其灰度直方图如图 8.3.1（a）所示。显然，在如图所示的位置选取阈值 T 可将对象和背景分开，将灰度值大于 T 的像素点归为对象，其余的像素点归为背景，可表示为

$$g(x,y) = \begin{cases} 1, & f(x,y) > T \\ 0, & \text{其他} \end{cases} \tag{8.12}$$

其中，$g(x,y)$ 为分割后得到的二值图像，$f(x,y)$ 为原始图像。由此可见，在阈值分割中确定阈值很关键，合适的阈值可以方便地将图像分割开。

阈值选取一般可写为

$$T = T[x, y, f(x,y), p(x,y)] \tag{8.13}$$

其中，$f(x,y)$ 是在像素点 (x,y) 处的灰度值，$p(x,y)$ 是该点邻域的某种局部性质。即 T 一般是 (x,y)，$f(x,y)$ 和 $p(x,y)$ 的函数。借助式（8.13）可以将阈值分割方法分为三类：

（1）仅根据 $f(x,y)$ 来选取阈值，所得的阈值仅与图像像素本身性质相关，称为全局阈值，即确定的阈值对全图适用；

（2）如果阈值是根据 $f(x,y)$ 和 $p(x,y)$ 来选取的，所得的阈值就与局部区域性质相关，则称为局部阈值，即分割结果依赖于区域的阈值选取；

（3）如果阈值取决于空间坐标 (x,y)，所得的阈值是与坐标相关，则称为动态阈值，相应地前两种阈值也称为固定阈值。

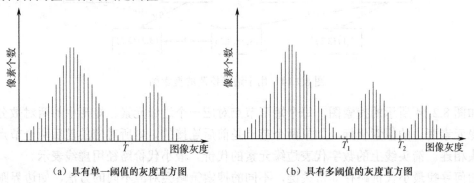

（a）具有单一阈值的灰度直方图　　　　　　（b）具有多阈值的灰度直方图

图 8.3.1　两个灰度直方图

8.3.1　全局阈值法

1）双峰法

假设由目标和背景组成的图像其灰度各具有单峰分布特性，在目标或背景内的相邻像素的灰度高度相关，但目标和背景交界处的像素灰度有很大的差别，则图像灰度直方图就可以看作是由分别对应目标和背景的两个单峰直方图混合而成。此时，若这两个分布相似，均值差相距足够远且均方差也足够小，则这个直方图就是双峰的，如图 8.3.1（a）所示，对于这类图像最简单的方法就是利用双峰法进行阈值分割。

双峰法通过对图像进行逐个像素扫描，并用数组记录每个灰度级对应的像素点的个数，求出两个单峰的峰顶，接着在两峰之间找出可作为谷底的像素值作为阈值。借助阈值，就可以把大于阈值的像素分成一类，把小于阈值的像素分成另一类。

2）迭代法

设定阈值 T，然后对图像进行扫描并将像素标记为对象或背景，从而实现对图像的分割，这是基本的全局阈值法。利用迭代法可以自动得到阈值 T。迭代法是基于最优逼近的思想，通过迭代的过程选择一个最佳阈值，实现图像的分割。其基本算法如下：

（1）为阈值 T 选一个初始估计值，一般选为图像中最大亮度值和最小亮度值的中间值；

（2）使用 T 值作为阈值分割图像，这样会产生两组像素，即亮度大于等于 T 的所有像素组成 G_1，亮度值小于 T 的所有像素组成 G_2；

（3）计算 G_1 和 G_2 各自范围内像素的平均值 μ_1 和 μ_2；

（4）计算一个新阈值 $T=(\mu_1+\mu_2)/2$；

（5）重复步骤（2）~步骤（4），直到逐次迭代所得的 T 值之差比预先指定的参数值小则停止。

对于直方图呈现双峰形状且峰谷特征比较明显的图像，迭代法可以较快地收敛到满意结果，此时利用迭代所得的阈值分割图像能较好地区分目标和背景。但是对于直方图双峰特征不明显，或目标和背景比例差异悬殊的图像，采用迭代法分割可能就会得到不理想的结果。对某些特定图像，迭代过程中微小数据的变化会引起分割结果的巨大变化，导致分割失效，这是由于非线性迭代系统对初始条件敏感造成的，这种现象也就是俗称的"蝴蝶效应"。

3）最大类间方差法

最大类间方差法由日本学者大津展之（Nobuyuki Otsu）于 1979 年提出，是一种自适应的阈值确定方法，又称为大津法，简称 Otsu。它根据灰度特性将图像分成目标和背景两部分。若目标和背景之间的类间方差越大，则说明构成图像的两部分差别越大，目标部分错分为背景或背景部分错分为目标都会导致两部分的差别变小。因此，使类间方差最大的分割意味着错分概率最小。对于图像 $I(x,y)$，目标和背景间的分割阈值记作 T，属于目标的像素点数占整幅图像的比例记为 ω_1，其平均灰度为 μ_1；背景像素点数占整幅图像的比例记为 ω_2，其平均灰度为 μ_2。图像的总平均灰度记为 μ，类间方差记为 g。

假设图像尺寸为 $M \times N$，背景暗目标亮，则像素灰度值小于阈值 T 的像素个数记作 N_1，像素灰度值大于阈值 T 的像素个数记作 N_2，于是有

$$\omega_1 = \frac{N_1}{M \times N} \tag{8.14}$$

$$\omega_2 = \frac{N_2}{M \times N} \tag{8.15}$$

$$N_1 + N_2 = M \times N \tag{8.16}$$

$$\omega_1 + \omega_2 = 1 \tag{8.17}$$

$$\mu = \mu_1 \times \omega_1 + \mu_2 \times \omega_2 \tag{8.18}$$

$$g = \omega_1 \times (\mu - \mu_1)^2 + \omega_2 \times (\mu - \mu_2)^2 \tag{8.19}$$

将式（8.18）代入式（8.19），得到等价公式

$$g = \omega_1 \times \omega_2 \times (\mu_1 - \mu_2)^2 \tag{8.20}$$

采用遍历的方法得到使类间方差最大的阈值 T，即为所求的最佳阈值。

Otsu 法属于一种单阈值的分割方法，当图像中目标相比背景而言所占比例很小时，该方法分割结果可能不好。尽管如此，Otsu 方法仍然是一种极为优良的自动化阈值分割方法，在图像分割领域被广泛应用。

4）最小误差法

有时目标和背景有部分灰度值重叠，用一个全局阈值并不能将它们无误地分开。这时选择最小误差法来减小误分割的概率。假设一幅图像仅包含两类主要的灰度级区域，令 z 表示灰度值，它的直方图可看成灰度值概率密度函数 $p(z)$ 的一个近似。这个概率密度函数实际上是目标和背景两个单峰概率密度函数的和。如果已知该概率密度函数的形式，那么就有可能选取一个最优阈值把图像分成两类区域而使错分产生的误差最小。

图 8.3.2 表示了图像中包含的两个概率密度函数。假设较大的概率密度函数描述图像中

背景的灰度分布，较小的概率密度函数描述图像中目标的灰度分布。令描述图像中整体灰度变化的混合概率密度函数为

$$p(z) = P_1 p_1(z) + P_2 p_2(z) \tag{8.21}$$

其中，P_1 和 P_2 分别是目标和背景区域灰度值的先验概率。假设任意给定的像素只能属于目标或者背景，则 $P_1 + P_2 = 1$。那么最小误差法即要选择一个 T，使得将各像素划分为目标或是背景时的平均错误率最小。

从图 8.3.2 可以看出，当把背景点错分类为目标点时，错误发生的概率为

$$E_1(T) = \int_{-\infty}^{T} p_2(z) \mathrm{d}z \tag{8.22}$$

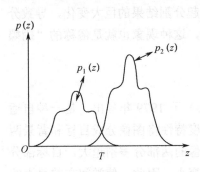

图8.3.2　一幅图像中两个区域的灰度
　　　　概率密度函数

其中，$E_1(T)$ 表示 $p_2(z)$ 下方位于阈值 T 左边区域的面积。同理，将一个目标点错分为背景点时，错误发生的概率为

$$E_2(T) = \int_{T}^{\infty} p_1(z) \mathrm{d}z \tag{8.23}$$

其中，$E_2(T)$ 表示 $p_1(z)$ 下方位于阈值 T 右边区域的面积。因此，错误发生的整体概率为

$$E(T) = P_1 E_2(T) + P_2 E_1(T) \tag{8.24}$$

为求得使该误差最小的阈值，可将 $E(T)$ 对 T 求微分，使用莱布尼茨法则，令微分式等于 0，可得

$$P_1 * p_1(T) = P_2 * p_2(T) \tag{8.25}$$

根据上述等式可以求解出 T，即为最佳阈值。注意，如果 $p_1 = p_2$，则最佳阈值位于曲线 $p_1(z)$ 和 $p_2(z)$ 的交点处。

实践中常假设已知观测样本的概率密度分布模型，只是需要确定其中的参数，即属于参数估计问题，最常用的模型有高斯概率密度分布。高斯概率密度分布由其均值和方差来确定，代入式（8.21）可写为

$$\begin{aligned}
p(z) &= P_1 p_1(z) + P_2 p_2(z) \\
&= \frac{P_1}{\sqrt{2\pi}\sigma_1} \exp\left[-\frac{(z-\mu_1)^2}{2\sigma_1^2}\right] + \frac{P_2}{\sqrt{2\pi}\sigma_2} \exp\left[-\frac{(z-\mu_2)^2}{2\sigma_2^2}\right]
\end{aligned} \tag{8.26}$$

其中，μ_1 和 μ_2 分别是背景和目标区域的平均灰度值，σ_1 和 σ_2 分别是背景和目标区域的标准差。

将这个方程代入式（8.25），两边取对数并整理后得二次方程 T 的解

$$A \cdot T^2 + B \cdot T + C = 0 \tag{8.27}$$

其中，

$$\begin{aligned}
A &= \sigma_1^2 - \sigma_2^2 \\
B &= 2(\mu_1 \sigma_2^2 - \mu_2 \sigma_1^2) \\
C &= \sigma_1^2 \mu_2^2 - \sigma_2^2 \mu_1^2 + 2\sigma_1^2 \sigma_2^2 \ln(\sigma_2 P_1 / \sigma_1 P_2)
\end{aligned} \tag{8.28}$$

由于二次方程有两个解，因此可以得到两个最佳阈值。如果两个区域的方差相等，即

$\sigma^2 = \sigma_1^2 = \sigma_2^2$，那么就得到一个阈值

$$T_{\text{optimal}} = \frac{\mu_1 + \mu_2}{2} + \frac{\sigma^2}{\mu_1 - \mu_2}\ln\left(\frac{P_2}{P_1}\right) \tag{8.29}$$

如果两区域的先验概率相等，或它们灰度的方差为零，则最优阈值就是两个区域中平均灰度值的均值。对其他概率密度模型，求解最佳阈值的方法相似。

另外，一幅图像的混合概率密度函数 $p(z)$ 的参数可根据最小均方误差的方法借助直方图估计。例如，连续的混合密度 $p(z)$ 和离散的图像直方图 $h(z)$ 之间的均方误差为

$$e_{\text{ms}} = \frac{1}{n}\sum_{i=1}^{n}\left[p(z_i) - h(z_i)\right]^2 \tag{8.30}$$

其中，n 是假设的直方图点数。通过最小化该均方误差就可以确定函数 $p(z)$ 的参数。一般来讲，确定能使均方误差最小的参数不是一件简单的事。令 $E(T)$ 偏导数为 0 会导出一组联立超越方程，通常这种方程可以通过诸如共轭梯度或通过用于解联立非线性方程组的牛顿法等方法解决。

5）最大熵法

熵是信息论中的一个术语，它表示对象所含平均信息量的大小，定义如下：

$$H = \int_{-\infty}^{+\infty} p(x)\lg p(x)\mathrm{d}x \tag{8.31}$$

其中，$p(x)$ 是随机变量 x 的概率密度函数。

基于最大熵原则进行阈值分割的目的在于将图像的灰度直方图分成两个或者多个独立的类，使得各类熵的总量最大。从信息论的角度来说，选取的阈值要使获得的信息量最大。这里只简单介绍一维最大熵的阈值分割方法。

假设灰度级为 L 的图像以阈值 t 来分割，灰度值低于 t 的像素点属于目标区域，其余的像素点属于背景区域。统计图像中每个灰度级出现的概率为 p_i，那么各个灰度级在本区域的概率分布如下。

目标区：

$$\frac{p_i}{p_t}, \qquad i = 1, 2, \cdots, t \tag{8.32}$$

背景区：

$$\frac{p_i}{1 - p_t}, \qquad i = t+1, t+2, \cdots, L-1 \tag{8.33}$$

其中，$p_t = \sum_{i=0}^{t} p_i$，分别计算目标和背景的熵如下：

$$\begin{aligned}
H_0 &= -\sum_i (p_i/p_t)\lg(p_i/p_t), & i = 1, 2, \cdots, t \\
H_B &= -\sum_i [p_i/(1-p_t)]\lg[p_i/(1-p_t)], & i = T+1, T+2, \cdots, L-1
\end{aligned} \tag{8.34}$$

对图像中的每个灰度级分别求取 $w = H_0 + H_B$，找到最大的 w 所对应的灰度级，并将其作为分割图像的阈值。图 8.3.3 分别给出了利用迭代法、Otsu 法、最小误差法和最大熵法对 MRI 图像进行阈值分割的结果。

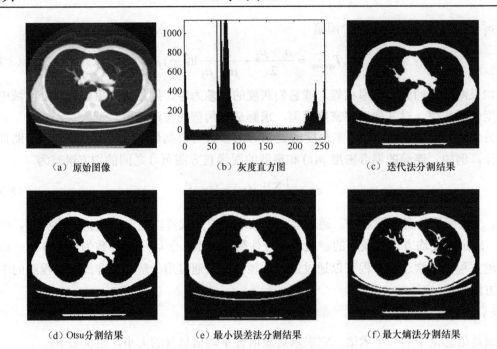

（a）原始图像　　　　　　　　（b）灰度直方图　　　　　　　（c）迭代法分割结果

（d）Otsu分割结果　　　　　（e）最小误差法分割结果　　　　（f）最大熵法分割结果

图 8.3.3　　图像全局阈值分割示例

8.3.2　局部阈值法

由前面的讨论可知，如果图像的直方图波峰很尖、很窄且具有对称性，而波谷很深，就容易找到一个很好的阈值。但是在实际应用中，图像常受到噪声等因素的影响使原本分离的峰间波谷被填充，这时根据前面介绍的方法，要检测两峰间的波谷就很困难。为解决这类问题，可采用将像素自身性质和像素间邻域的局部性质相结合的方法。常用的有直方图变换法、基于过渡区的方法以及灰度值和梯度值散射图法。此处仅介绍直方图变换法。

直方图变换的基本思想是利用一些像素邻域的局部性质变换原来的直方图，以得到一个新的直方图。与原直方图相比，新直方图或者峰间的谷更深，或者谷转变成峰从而更易检测。常用的像素邻域局部性质是像素的梯度值。

图 8.3.4（b）给出图像中一段边缘的剖面，这段剖面可分成Ⅰ、Ⅱ、Ⅲ三部分。据此剖面得到灰度直方图如图 8.3.4（a）所示，对图 8.3.4（b）边缘的剖面求梯度得图 8.3.4（d）所示曲线。可见对应目标背景区内部的梯度值小而对应目标和背景过渡区的梯度值大。如果统计梯度值的分布，可得到图 8.3.4（c）的梯度直方图，它的两个峰分别对应目标与背景的内部区和过渡区。变换的直方图就是根据这些特点得到的，一般可分为两类：① 利用具有低梯度值像素的直方图；② 利用具有高梯度值像素的直方图。

利用具有低梯度值像素的直方图。根据前面描述的图像模型，目标和背景内部的像素具有较低的梯度值，而它们边界上的像素具有较高的梯度值。如果做出仅具有低梯度值像素的直方图，那么这个新直方图中对应内部点的峰基本不变，但谷应比原直方图要深。更一般地，可计算一个加权的直方图，其中赋给具有低灰度值的像素权重大一些。在这样的直方图中，边界点贡献小而内部点贡献大，峰基本不变而谷变深，所以峰谷差距加大，易于得到阈值。

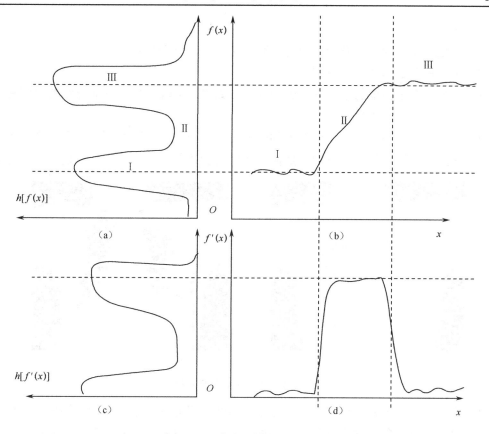

图 8.3.4　边缘及梯度的直方图

利用具有高梯度值像素的直方图,可作出仅具有高梯度值像素的直方图。直方图在对应目标和背景的边界像素灰度级处有一个峰。这个峰主要由边界像素构成,对应这个峰的灰度值就可先作分割用的阈值。更一般地,可以计算一个加权的直方图,赋给高梯度值的像素权重大一些。这样在统计直方图时梯度值为零的像素就不必考虑,而具有大梯度值的像素将得到较大的权重。这种方法可能会遇到的一个问题:如果目标和背景的面积比较大,但边界像素比较少,小梯度值的和可能会大于少量大梯度值的和,从而使原来预期的峰呈现不出来。为解决这个问题可以对每种灰度级像素的梯度求平均值来代替求和。对边界点来说,其梯度平均值一定比内部像素点的平均值大。

8.3.3　动态阈值法

当图像分割的阈值选择与坐标相关时被称为动态阈值法。其基本思想是首先将图像分解成一系列子图像,这些子图像可以互相重叠也可以毗邻。如果分解成的子图像比较小,那么就会减小阴影或对比度变化等问题对分割的影响。然后,对每个子图计算一个阈值,此时的阈值可根据图像具体情况采用前述阈值选取法。通过对这些子图获得的阈值进行插值就可得到对图像中每个像素进行分割所需的阈值。最后,将图像中每个像素根据其对应的阈值即可实现分割。对应每个像素的阈值可以组成图像上的一个曲面,该曲面被称为阈值曲面。图 8.3.5(b)显示了对胸透图像进行动态阈值分割后的结果。采用的步骤如下：

（1）将整幅图像分成一系列互相之间有 50%重叠的子图像；

（2）做出每个子图像的直方图；

（3）检测各个子图像的直方图是否为双峰，如果是双峰则采用前面介绍的双峰法确定一个阈值，否则不进行处理；

（4）根据直方图为双峰的子图像得到的阈值通过插值，即可得到所有子图像的阈值；

（5）根据各子图像的阈值再通过插值得到所有像素的阈值，并对图像进行阈值分割。

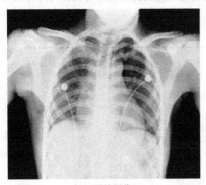 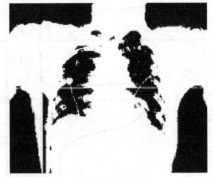

（a）原始图像　　　　　　　　　　（b）动态阈值分割图像

图 8.3.5　动态阈值分割示例

总的来讲，阈值分割法计算简单，分割速度快，但它忽略了图像的空间信息，这导致了阈值分割法对噪声的灰度不均匀性很敏感。针对这一缺点，不少学者提出可以利用像素的空间位置信息，基于连通性以及局部像素的灰度值，对传统阈值法进行改善。对于图像中不存在明显灰度差异或各物体的灰度值范围有较大重叠的图像分割问题，用这种分割方法也难以得到准确的分割结果。而由于人体内组织器官的多样性，大多数的医学图像都有这种情况，结构复杂，不适于直接阈值分割，比如，从腹部 MRI 图像中提取肝脏轮廓时，由于肝脏和肾脏的密度相当，在图像中的灰度值几乎相同，此时直接用阈值法提取可能会出现过分割现象，将应保留的肝脏部分切掉，或者将灰度值相当的肾脏部分保留下来。因此对医学图像进行具体分割时，常结合图像的梯度、纹理等局部统计信息，进行分割。许多研究者提出了不少改进方法，如基于过渡区的方法、变换阈值法以及结合连通信息的阈值方法等。另外，近些年来，许多阈值分割方法均借用了神经网络、模糊数学、遗传算法、信息论等工具做了许多改进，大大改善了分割效果。

8.4　区域分割技术

8.4.1　区域生长

与上述的阈值分割方法不同，区域生长是一种串行的区域分割方法，其基本思想是将具有相似性质的像素集合连起来构成区域。基本方法是先对每个需要分割的区域找一个种子像素作为生长的起点，将种子像素周围邻域中与种子像素有相同或相似性质的像素合并到种子像素所在的区域中。将这些新像素当作新的种子像素继续进行上面的过程。直至再没有满足条件的像素可被包括进来为止。

下面是一个区域生长的例子。如图 8.4.1 所示，图 8.4.1（a）给出需要分割的图像，设已知有 2 个如图标记的种子像素，现要进行区域生长。设定判断准则是，如果所考查的像素与种子像素灰度值之差的绝对值小于某个门限值 T，则将该像素包括进种子像素所在区域。图 8.4.1（b）给出 $T=3$ 时的区域生长结果，整幅图被较好地的分成两个区域；图 8.4.1（c）给出 $T=2$ 时的区域生长结果，有些像素无法判定；图 8.4.1（d）给出 $T=8$ 时的区域生长结果，当门限值太大时整幅图都被分在一个区域中。由此可见，阈值的选择十分重要，不同的阈值会产生不同的分割结果。

1	0	4	7	5
1	0	4	7	7
0	1	5	5	5
2	0	5	6	5
2	2	5	6	4

（a）

1	1	5	5	5
1	1	5	5	5
1	1	5	5	5
1	1	5	5	5
1	1	5	5	5

（b）

1	1	5	7	5
1	1	5	7	7
1	1	5	5	5
1	1	5	5	5
2	2	5	5	5

（c）

1	1	1	1	1
1	1	1	1	1
1	1	1	1	1
1	1	1	1	1
1	1	1	1	1

（d）

图 8.4.1　区域生长示例（已知种子点）

在实际应用区域生长法时需要解决以下三个问题。

（1）选择或确定一组能正确代表所需区域的种子像素。种子像素的选取常可依据具体问题进行选择。如果没有先验知识，则常借助生长所依据的准则对每个像素进行相应计算。如果计算结果呈现聚类的趋势，则接近聚类中心的像素可取为种子像素。

（2）确定在生长过程中能将相邻像素包括进来的准则。生长准则的选取不仅依赖于具体问题本身，也和所需图像数据的种类有关。另外还需考虑像素间的连通性和邻近性，否则有时会出现无意义的分割结果。

（3）制订生长停止的条件或规则。一般生长过程迭代至没有满足生长准则的新像素时停止。常用的基于灰度、纹理或颜色的准则多基于图像局部性质，并没有充分考虑生长的"历史"，为增加区域生长的能力常需考虑一些与尺寸、形状等图像全局性质有关的准则，在这种情况下常需对分割结果建立一定的模型。

图 8.4.2 是对肝脏图像采用多种子点的区域生长法的分割处理。该图因为偏移场的原因存在灰度不均匀的问题。

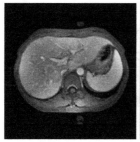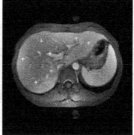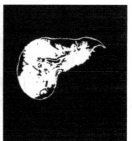

（a）原始图像　　　　（b）多种子点的选取　　　（c）区域生长法分割后图像

图 8.4.2　区域生长法的阈值分割示例

8.4.2　区域分裂合并

区域生长方法是从单个种子像素开始并通过接纳新像素最后得到整个区域的方法。迭代分裂合并算法则从整幅图像开始通过分裂得到各个区域。实际应用中先将图像分成任意大小且不重叠的区域，然后合并或分裂这些区域以满足分割的要求。

如图 8.4.3 所示，令 R 代表整个正方形图像区域，P 代表逻辑谓词（参见 3.1 节）。可把 R 连续地分裂成越来越小的 1/4 正方形区域 R_i，并且始终使 $P(R_i) = \text{TRUE}$，但如果 $P(R_i) = \text{FALSE}$，那么就将图像再进一步分裂成 4 等份。以此类推，直到 R_i 为单个像素。

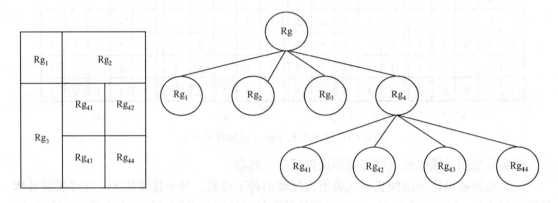

图 8.4.3　图像的四叉树表达法

如果仅仅允许分裂，最后有可能出现相邻的两个区域具有相同的性质但并没有合成一体的情况。为解决这个问题，在每次分裂后允许其继续分裂或合并。这里只合并那些相邻且合并后组成的新区域满足逻辑谓词 P 的区域。即如果能满足 $P(R_i \bigcup R_j) = \text{TRUE}$，则将 R_i 和 R_j 合并起来。

基本分裂合并算法步骤如下：

（1）对任意一个区域 R_i，如果 $P(R_i) = \text{FALSE}$ 就将其分裂成不重叠的 4 等份；

（2）对相邻的两个区域 R_i 和 R_j，如果 $P(R_i \bigcup R_j) = \text{TRUE}$ 就将它们合并起来；

（3）如果进一步的分裂或合并都不可能了，则结束。

上述基本算法有一些改进变形，例如可将原图先分裂成一组正方块，进一步的分裂仍按上述方法进行。但先仅合并在四叉树表达中属于同一个父结点且满足逻辑谓词 P 的 4 个区域。如果这种类型的合并不再可能了，在整个分割过程结束前最后按满足上述第 2 步的条件进行一次合并，且此时的所有区域有可能彼此尺寸不同。这个方法的主要优点是在最后一步合并前，分裂和合并用的都是同一个四叉树。

图 8.4.4（b）是对脑部图像进行分裂合并的阈值分割处理。

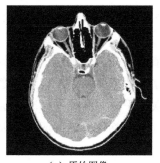
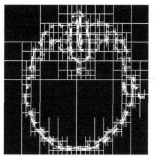

（a）原始图像　　　　　　　　　（b）分裂合并的阈值分割图像

图 8.4.4　分裂合并的阈值分割示例图

8.5　聚类分割技术

聚类分割是医学图像分割领域中一类极其重要且应用广泛的分割技术。正如"人以群分，物以类聚"，聚类（clustering）是按照某种相似性准则，将待处理的数据集划分为若干个类或簇（cluster）的过程。划分到同一类中的数据具有相似性，而划分到不同类中的数据相异，即把属于同一类的数据对象尽可能地聚集在一起，而不同类的数据尽可能地分离。数据点之间的关系主要用相似性测度来度量，常用的两类相似性测度为：（1）距离，即计算任意两个数据点之间的距离，距离越小说明这两点越相似。把距离较近的点归为一类，距离较远的数据点归为不同的类。常用的距离测度有明氏（Minkowskl）距离和马氏（Mahalanobis）距离。（2）相似系数，利用相似系数度量数据之间的相似程度，越相似的数据点，它们的相似系数越接近于 1，而差别较大的数据点，它们的相似系数则接近于零。根据相似系数也可以聚类。数据点之间的相似系数通常包括夹角余弦和相关系数。常用的聚类分割算法有 K 均值算法（K-Means）和模糊 C 算法（Fuzzy C-means，FCM）。下面分别介绍这两种算法。

8.5.1　K 均值聚类算法

K 均值算法（K-Means）以 K 为参数，把 n 个样本对象划分为 K 个类，使类内具有较高的相似度，而类间相似度较低。相似度是根据一个簇中样本对象的平均值即聚类的质心来进行计算的。

算法的处理过程如下：首先，随机选取 K 个对象作为初始的聚类质心；然后，将其余对象根据与各个聚类中心的距离分配到最近的聚类中；最后，重新计算各个聚类的质心。该过程不断重复，直到目标函数最小为止。通常采用的目标函数形式为误差平方和准则函数

$$J_e = \sum_{i=1}^{k} \sum_{x \in C_i} \|x - m_i\|^2 \qquad (8.35)$$

其中，x 为样本对象，划为第 i 类的 C_i 簇有 N_i 个样本，其质心为 m_i，计算公式如下：

$$m_i = \frac{1}{N_i} \sum_{x \in C_i} x \qquad (8.36)$$

J_e 度量了用 K 个聚类中心 $m_1, m_2, \cdots, m_K$ 代表 K 个样本子集 $C_1, C_2, \cdots, C_K$ 时所产生的总误差平方。

对于不同的聚类结果，J_e 的值不同，能够使 J_e 极小的聚类是误差平方和准则函数下的最优聚类结果。

传统的 K 均值算法存在如下不足：（1）K 值需事先人为确定；（2）聚类中心的选取对算法效率和结果有较大的影响；（3）算法对孤立点敏感；（4）没有考虑像素的空间位置信息，对噪声和灰度不均匀敏感；（5）如果采用误差平方和函数作为准则函数，有可能会将大类分割，产生局部最优。这些不足极大地限制了 K 均值算法的应用，很多研究者提出了相应的改进算法，其中有模糊 C 均值算法。

8.5.2　模糊 C 均值算法

模糊 C 均值算法（Fuzzy C-Means），简称 FCM 算法，与 K 均值算法相比，FCM 引入了模糊的概念，是 K 均值算法的推广。FCM 算法最先由 Dunn 等人提出，后经 Bezdek 等人改进，并在相关文献中给出了 FCM 基于最小二乘法原理的迭代优化算法。Bezdek 证明了它的收敛性，证明了该算法收敛于一个极值。FCM 算法采用迭代法优化目标函数来获得对数据集的模糊分类，算法具有很好的收敛性。

FCM 算法原理如下。

定义 $\{x_i, i=1,2\cdots,n\}$ 是 n 个样本组成的样本集，C 为设定的分类数目，m_j 为每个聚类的中心，$\mu_j(x_i)$ 是第 i 个样本隶属于第 j 类的隶属度函数。用隶属度函数定义的目标函数可以写为

$$J_{\text{FCM}} = \sum_{j=1}^{C} \sum_{i=1}^{N_j} \left[\mu_j(x_i) \right]^p \left\| x_i - m_j \right\|^2 \tag{8.37}$$

其中，常数 $p>1$，控制聚类结果的模糊程度。

隶属度函数要求满足如下条件：

（1）对于任意 j 和 i，有 $\mu_j(x_i) \in [0,1]$；

（2）对于任意 i，$\sum_{j=1}^{C} \mu_j(x_i) = 1$；

（3）对于任意 j，$0 < \sum_{j=1}^{n} \mu_j(x_i) < n$。

在上述约束下，求目标函数的极小值，令 J_{FCM} 对聚类中心 m_j 和隶属度函数 μ_j 的偏导数分别为零，可得以下两个计算公式：

$$m_j = \frac{\sum_{i=1}^{n} \left[\mu_j(x_i) \right]^p x_i}{\sum_{i=1}^{n} \left[\mu_j(x_i) \right]^p}, \qquad j=1,2,\cdots,C \tag{8.38}$$

$$\mu_j(x_i) = \frac{1}{\sum_{k=1}^{C} \left(\frac{\left\| x_i - m_j \right\|}{\left\| x_i - m_k \right\|} \right)^{\frac{2}{p-1}}}, \qquad i=1,2,\cdots,n; \quad j=1,2\cdots,C \tag{8.39}$$

用迭代方法求式（8.38）和式（8.39），算法步骤如下：

（1）设定聚类数目 C 和参数 p；

（2）初始化各聚类中心 m_j；

（3）用当前的聚类中心计算隶属度函数 μ_j；

（4）用当前的隶属度函数更新计算各个聚类中心；

（5）重复步骤（3）和（4），直到各个样本的聚类中心稳定。

当算法收敛时，就得到了各类的聚类中心和各样本分属于不同类别的隶属度值，从而完成了模糊聚类划分。

采用 FCM 进行图像分割的优点是避免了设定阈值的问题，并且能解决阈值分割难以解决的多分支分割的问题；并且 FCM 特别适于分割存在不确定性和模糊性特点的图像；同时，FCM 算法是属于无监督的分类方法，聚类过程中不需要任何人工干预，很适合于自动分割的应用领域。然而，利用 FCM 进行图像分割也存在着多个方面的问题：（1）在进行聚类之前必须确定聚类的类别数目，否则聚类无法进行，聚类的类别数可以人工设定，也可以通过试探的方法自动确定；（2）初始类中心的确定，数学理论分析表明，一个迭代并且收敛的序列，如果迭代的初始值比较接近于最后的收敛结果，则收敛速度会明显提高，且迭代次数也会大幅度减小，然而如果聚类迭代的初始值接近于某个局部极值，聚类结果就很可能最终陷入局部极值，从而得不到全局最优值，所以 FCM 初始参数的确定对降低计算量保证最终聚类结果尤为重要；（3）由于聚类中的迭代优化本质上属于局部搜索方法，很容易陷入局部极值点；（4）计算量问题，由于聚类是一个非线性优化过程，而图像分割又是大样本分类问题，迭代算法中计算量大，耗时长，使得 FCM 算法的实际应用具有一定的局限性；（5）空间信息的使用，模糊均值聚类方法分割的另一个问题是它只考虑到了灰度特征或彩色图像的颜色特征，忽略了图像中固有的丰富的空间信息，使得分割出的区域往往不连续，有效地利用空间信息能够提高分割质量，但附带的问题是计算量的增加；（6）后处理的问题，由于 FCM 分割一般都没有有效地利用图像像素之间的空间关系信息，容易导致分割出来的区域可能不连续，另外，分割时类别数未必是正确的，往往有过分割的可能，所以一般在聚类完成后，对分割的结果需要进行一些合并类的后处理，使得最后分割出的区域有意义。

模糊 C 均值算法与 K 均值算法相比，引入了模糊的概念，是 K 均值算法的推广。模糊 C 算法引入了隶属度的概念使得某个样本对象不再直接属于某个类，而是用介于 0～1 之间的数字来表示其隶属于某一类的程度。另外，还有一些其他的基于聚类分析的算法，如最大期望算法（expectation maximum，EM），方向敏感的模糊 C 均值算法、适配模糊 C 均值算法等一些改进的模糊 C 均值算法，在这里不一一详述。

图 8.5.1 是应用 K 均值聚类算法和 FCM 算法分割脑部 MR 图像的结果。

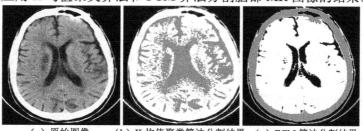

　（a）原始图像　　（b）K 均值聚类算法分割结果　（c）FCM 算法分割结果

图 8.5.1　K 均值聚类算法和 FCM 算法分割脑部 MR 图像

8.6　基于形态学的分水岭技术

形态学分水岭分割将前述阈值分割、区域分割和聚类分割的许多概念进行了具体化，它能够获得更为稳定的分割结果，如能够得到连续的分割边界等。形态学分水岭算法为融合领域知识的约束至分割中提供了简单可行的框架。

8.6.1　分水岭基本概念

分水岭算法将图像看作二维坐标加灰度级别的三维数据。在这个三维数据组成的地形图中，一般关注三类点：（a）局部最小值的点；（b）将一滴水置于某位置点时，水滴一定会滑落入某单一的最小值点；（c）将一滴水置于某位置点时，水滴会等概率地流向不止一个最小值点。对一特定的局部最小值点，满足条件（b）的点的集合称为这个最小值的"汇水盆地"或"分水岭"。满足条件（c）的点的集合组成地形表面的峰线，被称为"分割线"或"分水线"。

由此，分水岭算法基本思想很简单，就是寻找分水线。假设在每个局部最小值点处打一个洞，让水以均匀的上升速率从洞中涌出，从低到高淹没整个地形。当处在不同的汇水盆地中的水要聚合在一起时，要修建大坝以阻止聚合。水将只能到达大坝的顶部处于水线之上的程度。这些大坝的边界就是分水岭的分割线。因此，它们是由分水岭算法提取出来的连续边界线。

上述过程可以用图 8.6.1 进一步解释。图 8.6.1（a）展示了一个简单的灰度级图像。图 8.6.1（b）是该图对应的地形图，其中"山峰"的高度与输入图像的灰度级成正比。为了便于解释，该图的背景被遮蔽起来，以重点阐述拓扑结构的关系。为了阻止不断上升的水从本幅图像所表示的这些拓扑结构边缘溢出，可以想象整幅地形图的周围被比最高的山峰还高的大坝包围起来了。因此，大坝的高度由原始图像的最大灰度值确定。

接下来，假设在每个局部最小值处打一个洞，如图 8.6.1（b）中的深色区域，并且让水以均匀的上升速度从洞中涌出，从低到高淹没整个地形。图 8.6.1（c）说明被水淹没的第一个阶段，此时浅灰色表示的水，覆盖了对应于原始图像中深色背景的区域。在图 8.6.1（d）和图 8.6.1（e）中，可看到水分别在第一和第二汇水盆地中上升。随着水持续上升，最终水将从一个汇水盆地溢出到另一个中。图 8.6.1（f）显示了溢出的征兆。此时，水确实要从左边的汇水盆地溢出到右边的汇水盆地，于是在两盆地间筑起一个单像素宽的短"坝"，阻止这一水位的水聚合在一起。如图 8.6.1（g）所示，当水位继续上升，该现象更为明显，图中两个汇水盆地之间筑起了一条细长的坝。另一条水坝在右上角也筑起来，它阻止了盆地中的水和对应于背景的水的聚合。这个溢水过程不断持续，直到水位达到最大值，即对应于图像中最大灰度值。最终，获得的水坝对应于分水线，即要得到的分割结果。

将分割结果标注到原始图像中，如图 8.6.1（h）所示，其中分割线为单像素宽的深色路径。注意，由上述过程不难发现，分水线是一条连通的路径，因此分水岭算法给出了区域之间的连续边界。

分水岭算法在于提取近似一致的区域。通常，那些在灰度级上变化较小的区域，它们的梯度值也较小。实际应用中，分水岭分割方法常作用于原图的梯度图像，而不是直接用于图像本身。基于该机制，汇水盆地的局部最小值点即是寻找图像中的最小梯度处，也就对应于感兴趣的目标了。

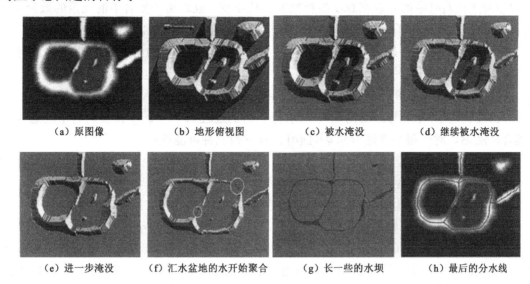

（a）原图像　　　　（b）地形俯视图　　　　（c）被水淹没　　　（d）继续被水淹没

（e）进一步淹没　　（f）汇水盆地的水开始聚合　　（g）长一些的水坝　　（h）最后的分水线

图 8.6.1　分水岭算法示例图

8.6.2　分水岭分割算法

令 $M_1,M_2,\cdots,M_R$ 为图像 $g(x,y)$ 中局部最小值点的集合。实际应用中，$g(x,y)$ 多为原图像的梯度图像。令 $C(M_i)$ 为一个集合，其内各点位于与局部最小值点 M_i 相联系的汇水盆地内。符号 min 和 max 分别代表 $g(x,y)$ 的最小值和最大值。令 $T[n]$ 表示坐标 (s,t) 的集合，其中 $g(s,t)<n$，即

$$T[n]=\left\{(s,t)\big|g(s,t)<n\right\} \tag{8.40}$$

从几何上看，$T[n]$ 是 $g(x,y)$ 中值位于平面 $g(x,y)=n$ 下的点的集合。

随着水位以整数量从 $n=\min+1$ 到 $n=\max+1$ 不断增加，图像中的地形会被水漫过。在水位漫过地形的过程中，各个阶段都需要知道处在水位之下的点的数目。从概念上来说，假设 $T[n]$ 中位于 $g(x,y)=n$ 平面之下的点被标记为黑色，其余各点被标记为白色。于是，当水位以任意增量 n 增加时，从上向下观察 xy 平面，会看到一幅二值图像。图像中黑色点的值低于平面 $g(x,y)=n$。

令 $C_n(M_i)$ 表示汇水盆地中点的集合。该汇水盆地与在第 n 阶段被淹没的最小值有关。$C_n(M_i)$ 也可以看作由式（8.41）给出的二值图像

$$C_n(M_i)=C(M_i)\bigcap T[n] \tag{8.41}$$

即对于点 $(x,y)\in C(M_i)$ 且有 $(x,y)\in T[n]$，则有 $C_n(M_i)=1$，否则 $C_n(M_i)=0$。从几何上来看，在水溢出的第 n 个阶段使用"与（AND）"算子可以将 $T[n]$ 中与局部最小值 M_i 相联系的二值图像分离出来。接下来，令 $C[n]$ 表示在第 n 个阶段汇水盆地被水淹没的部分的集合

$$C[n]=\bigcup_{i=1}^{R}C_n(M_i) \tag{8.42}$$

然后，令 $C[\max+1]$ 为所有汇水盆地的集合

$$C[\max+1] = \bigcup_{i=1}^{R} C(M_i) \qquad (8.43)$$

$C_n(M_i)$ 和 $T[n]$ 中的元素在算法执行期间保持不变，且这两个集合中的元素的数目与 n 保持同步增长。因此，$C[n-1]$ 是集合 $C[n]$ 的子集。根据式（8.42）和式（8.43），$C[n]$ 是 $T[n]$ 的子集。所以，$C[n-1]$ 是 $T[n]$ 的子集。从这个结论可得出重要的结果：$C[n-1]$ 中的每个连通分量都恰好是 $T[n]$ 的一个连通分量。

因此，分水岭算法开始时设定 $C[\min+1] = T[\min+1]$。然后进入递归调用，假设在第 n 步时，已经构造了 $C[n-1]$。根据 $C[n-1]$ 求得 $C[n]$ 的过程如下：令 Q 代表 $T[n]$ 中连通分量的集合。然后，对于每个连通分量 $q \in Q[n]$，有下列三种可能性：

（1）$q \cap C[n-1]$ 为空；

（2）$q \cap C[n-1]$ 包含 $C[n-1]$ 中的一个连通分量；

（3）$q \cap C[n-1]$ 包含 $C[n-1]$ 多于一个的连通分量。

根据 $C[n-1]$ 构造 $C[n]$ 取决于这三个条件。当遇到一个新的最小值时，符合条件（1），则将 q 并入 $C[n-1]$ 构成 $C[n]$。当 q 位于某些局部最小值构成的汇水盆地中时，符合条件（2），此时将 q 并入 $C[n-1]$ 构成 $C[n]$。当遇到全部或部分分离的两个或更多汇水盆地的山脊线的时候，符合条件（3）。这时，进一步注水会导致不同汇水盆地的水聚合在一起，从而使水位趋于一致。因此，必须在 q 内建立一座水坝（若涉及多个汇水盆地就要建立多座水坝），以阻止盆地内的水溢出。

通过使用与 $g(x,y)$ 中存在的灰度级值相对应的 n 值，可以改善算法效率；根据 $g(x,y)$ 的直方图，可以确定这些值及其最小值和最大值。

图 8.6.2 是利用分水岭算法对脾脏图像进行分割的示例图。

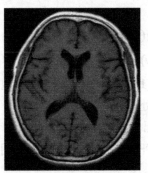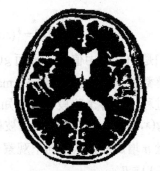

（a）原始图像　　　　　　　（b）分水岭算法阈值分割图像

图 8.6.2　分水岭算法的分割示例图

8.7　基于形变模型的分割技术

形变模型（deformable models）是被定义成图像区域内的曲线或者曲面能够在内力和外力的作用下移动最终收敛到目标边界处的一类方法。形变模型这个词最早出现在 Terzopoulos 的文章 *Snakes: Active Contour*（1987 年）中，自其发表后形变模型在图像分割

领域变得相当流行。形变模型一般分为：参数形变模型（parametric deformable models）和几何形变模型（geometric deformable models）。所谓参数形变模型是指在变形的过程中将所研究的曲线或曲面直接地表示出来，允许对模型进行直接干预，而且可以为快速实时的应用提供一种可靠的表达形式。而几何形变模型能够很容易地实现拓扑学的变化，是一种基于曲线演化理论和水平集方法的模型，把所研究的曲线或曲面用水平集函数表示出来，它们的参数过程仅在变形之后才予以实现。本节主要讨论了几种典型的形变模型方法，属于参数形变模型的梯度矢量流模型（gradient vector flow，GVF）和属于几何形变模型的测地线轮廓模型（geodesic active contour，GAC）以及 Chan-Vese 模型。

8.7.1　参数形变模型

1987 年 Kass 等人提出了参数形变模型也称为蛇模型（snake model），并很快发展成为图像分割中最成功的研究领域之一。20 世纪 90 年代以来，随着医学影像设备的发展，基于蛇模型的方法开始大量应用于医学图像，并取得了成功。蛇模型的基本思想很简单，它以构成一定形状的一些控制点为轮廓线，通过轮廓线自身的弹性形变与图像局部特征相匹配达到调和，即通过对某种能量函数极小化完成对图像的分割，再通过进一步分析而实现图像的理解和识别。它适合复杂的生物医学的组织结构，因而在生物医学图像解释领域已有许多的应用实例。

1）蛇模型

蛇模型的数学基础是泛函最优逼近理论。蛇线（snakes）是一条由相应能量函数控制的可形变参数曲线，以能量函数最小化为目标，控制轮廓线变形使其具有最小能量，从而得到的就是目标轮廓。

设 $v(s) = [x(s), y(s)]$ 为活动轮廓线，$s \in [0,1]$ 是弧长，其能量函数为

$$E_{\text{snake}} = \int_0^1 (E_{\text{int}}(v(s)) + E_{\text{ext}}(v(s))) \text{d}s \tag{8.44}$$

其中，内部能量函数为

$$E_{\text{int}}(v(s)) = (\alpha(s)) |v'(s)^2| + \beta(s) |v''(s)^2|) / 2 \tag{8.45}$$

其中，α, β 为控制参数，分别控制参数曲线的弹性和刚性，对应连续性和光滑性，$v'(s)$ 和 $v''(s)$ 分别为 $v(s)$ 对 s 的一阶导数和二阶导数。

$E_{\text{ext}}(v(s))$ 为外部能量函数，它由图像能量函数或其与外部约束所产生的能量函数组成

$$E_{\text{ext}}(v(s)) = \gamma(s) E_{\text{image}}(v(s)) + E_{\text{constrain}}(v(s)) \tag{8.46}$$

图像能量 $E_{\text{image}}(v(s))$ 反映了图像的某些本质特征，如边缘、线条等，它使得蛇线向感兴趣的目标形变。对于灰度图像 $I(x, y)$，一般采用以下几种图像能量函数：

$$\begin{aligned} E_{\text{image}}^{(1)}(v(s)) &= \pm \nabla [G_\sigma(x, y) * I(x, y)] \\ E_{\text{image}}^{(2)}(v(s)) &= \pm I(x, y) \end{aligned} \tag{8.47}$$

其中，$G_\sigma(x, y)$ 为标准差为 σ 的二维高斯函数，∇ 为梯度算子。由上述几种图像能量函数

可以看出，图像边缘处的能量最小。$E_{constrain}(v(s))$是人为施加给蛇模型的外部约束能量，可对它的形变加入人为限制。

在蛇模型的实现中，需要进行离散化：对蛇线$v(s)$沿着弧长s抽样成N个点，每个点称为蛇点（snaxel），用$v_i, i = 1, \cdots, N$表示，这样能量函数成为

$$E_{snake} = \sum_{i=1}^{N} E_{int}(v_i) + E_{ext}(v_i) \tag{8.48}$$

其中，

$$E_{int}(v_i) = (\alpha_i |v_i - v_{i-1}|^2 + \beta_i |v_{i-1} - 2v_i + v_{i+1}|^2)/2$$
$$E_{ext}(v_i) = \gamma(v_i)E_{image}(v_i) + E_{constrain}(v_i) \tag{8.49}$$

此时内部能量函数第一项的作用在于使v_i保持平均的间距。根据v_i的不同取法，蛇线表现出对不同的形状趋向。比如，当v_i用xy坐标表示时，蛇线会趋向于变成一条直线，而当v_i是从一点出发的向量，蛇线会趋向于分布到一个圆上。

蛇线的运动过程就是寻找能量函数最小点的过程。将公式（8.45）取极小值，满足欧拉方程的具有最小能量的偏微分方程为

$$\alpha v''(s) - \beta v''''(s) - \nabla E_{ext} = 0 \tag{8.50}$$

所以，能量平衡方程可视为力的平衡方程为

$$F_{int} + F_{ext} = 0 \tag{8.51}$$

其中，$F_{int} = \alpha v''(s) - \beta v''''(s)$，它控制曲线的特性；$F_{ext} = -\nabla E_{ext}$，它将活动轮廓吸引到真实的目标轮廓。即蛇线在外力$F_{ext}$的吸引下不停地向真实轮廓移动，而内力$F_{int}$在保持蛇线拓扑性的同时随着蛇线的移动而变化，最终达到内外力之和等于零，这时，蛇线就停留在真实的轮廓上。

2）GVF 模型

蛇模型的好处非常明显：图像数据、初始估计、目标轮廓及基于知识的约束统一于一个特征提取过程中；适当初始化后，能够自主地收敛到能量极小值的状态；尺度空间中由粗到精的极小化能量可以极大地扩展捕获区域和降低计算复杂度。蛇模型也有自身的缺点，例如对初始位置敏感，需要依赖其他机制将蛇线放置在感兴趣的图像特征附近；在能量极小化过程中的收敛速度太慢或数值不稳定等。针对以上问题，人们提出了很多解决方法。有的学者致力于从数学模型上加以改进，有的学者又研究了新的算法，还有的二者兼而有之。

对于蛇模型无法收敛到轮廓的深度凹陷部分，一些研究者提出了局部自适应法扩大搜索区来解决这一问题，但效果并不理想。Xu 等人提出了一种新的静态图像作用力来代替模型中的图像力，这种力不会随着时间变化而变化，而且也不依赖于初始轮廓线的位置，称之为梯度向量流（GVF）。

定义了灰度图像$I(x, y)$的一个边缘图$f(x, y) = -\nabla E_{ext}(x, y)$和一个 GVF 向量场$v(x, y) = [u(x, y), v(x, y)]$，可使能量函数最小化为

$$\varepsilon = \iint [\mu(u_x^2 + u_y^2 + v_x^2 + v_y^2) + |\nabla f|^2 |v - \nabla f|^2] dxdy \tag{8.52}$$

其中，u_x, u_y, v_x, v_y是u, v分别对x, y的一阶偏导；f是被处理图像$I(x, y)$的边缘图，∇f是f的梯度场，在完全同质区$I(x, y)$是恒定的，∇f为零；μ是控制参数。由上式可以看出，∇f

较大、μ 较小时，蛇模型受经典力的影响大；而 ∇f 较小、μ 较大时，蛇模型受 GVF 向量场 $v(x, y)$ 的影响大。

采用微积分学的变分法可知该梯度向量流场满足下面的欧拉方程组：

$$\mu\nabla^2 u - (u - f_x)(f_x^2 + f_y^2) = 0$$
$$\mu\nabla^2 v - (v - f_y)(f_x^2 + f_y^2) = 0 \tag{8.53}$$

其中，∇ 是梯度算子；f_x 和 f_y 是边缘图像对 x, y 的偏导数。

将式（8.54）离散化，进行迭代，得到 GVF 向量场的两个分量 $u(x, y)$ 和 $v(x, y)$ 分别为

$$u_{t+1} = \mu\nabla^2 u_t - (u_t - f_x)(f_x^2 + f_y^2)$$
$$v_{t+1} = \mu\nabla^2 v_t - (v_t - f_y)(f_x^2 + f_y^2) \tag{8.54}$$

GVF 理论将 f_x、f_y 进行多次迭代，可以求得新的向量场分量 u、v。在它的作用下，不但经典 snake 中的初始化问题和凹陷区问题可以得到解决，气球理论中外突现象也能够被克服。

图 8.7.1 是应用 GVF 处理 U 型物体图像的结果。可以看出，应用 GVF 曲线可以离目标边界较远，变形轮廓具有较宽的作用范围及良好的收敛性，并且在 U 型物体的凹陷部分，GVF 有向下的分量，使轮廓线能够进入到凹陷部分。图 8.7.2 是利用 GVF 分割乳腺超声图像中的病灶的实例，颜色较浅的灰色矩形框表示初始轮廓。

 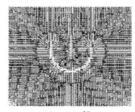 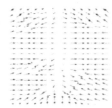

（a）U 型物体二值图　　　　（b）GVF 场　　　　（c）近景图　　　　（d）GVF 分割结果图

图 8.7.1　梯度向量流变形模型示例

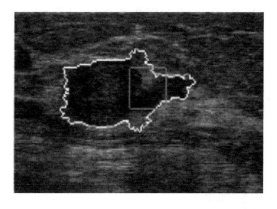

图 8.7.2　利用 GVF 分割乳腺超声图像中的病灶

8.7.2　几何形变模型

非参数形变模型即几何形变模型，又称为水平集方法（level set method），由 Osher 和 Sethian 在 1988 年提出。该方法利用偏微分方程作为数值分析的方法与技术手段，被广泛

运用于轮廓线或面的运动跟踪。作为形变模型的另一种形式，水平集方法能较好地解决参数化形变模型所暴露的两大缺陷：（1）参数化形变模型算法一般要求初始轮廓必须与目标相近，否则一旦发生初始轮廓与目标轮廓在边界或形状上差别较大时，往往需要动态地修改模型的相关参数才能满足其分割要求；（2）当图像发生拓扑关系改变，如分裂或融合时，参数化形变模型算法将出现分割困难，需要特别的处理机制来解决拓扑结构变化问题。而水平集方法通过将闭合运动轮廓线作为零水平集而引入到高一维的闭函数中，从而能很好地解决参数化形变模型所遇到的分割缺陷。

1）水平集方法

假设用 Γ 表示一个闭合界面，它可以是二维平面中的一条闭合曲线（curve），也可以是三维空间中的一个闭合曲面（surface）。水平集的主要思想就是将界面 Γ 作为零水平集（zero level set）嵌入到高一维的函数中，用一个关于函数 ϕ 的水平集 $\{\phi=0\}$ 来描述界面 $\Gamma(t)$ 的运动状态。

这里假设 Γ 是一条平面封闭曲线，采用隐式表示，将它定义为一个二维函数 $\phi(x,y)$ 的水平集

$$\Gamma=\{(x,y)|\phi(x,y)=c\} \tag{8.55}$$

其中，c 是任意常数。这样如果 Γ 有某种变化，可以将它归结为函数 $\phi(x,y)=c$ 发生了某种相应的变化。具体来说，随时间变化的封闭曲线 $\Gamma(t)$ 可表达为随时间变化的二维函数 $\phi(x,y)$ 的零水平集，即

$$\phi(\Gamma(x,y,t),t)=0 \tag{8.56}$$

令式（8.56）对 ϕ 求全导数，由复合函数求导的链式规则可得

$$\phi_t+F\,|\nabla\phi|=0 \tag{8.57}$$

其中，F 是 $\partial\Gamma/\partial t=\vec{V}$ 的法向分量。

这里假定函数 $\phi(x,y)$：$\phi(x,y)<0$，(x,y) 在封闭曲线 Γ 的内部；$\phi(x,y)>0$，(x,y) 在封闭曲线 Γ 的外部；$\phi(x,y)=0$，(x,y) 在封闭曲线 Γ 上。函数 $\phi(x,y)$ 对区域的划分如图 8.7.3 所示。

函数 $\phi(x,y)$ 的选择不是唯一的，通常取 $\phi(x,y)$ 表面上的点 (x,y) 到曲线 Γ 的有符号距离，即

$$\phi(x,y)=\begin{cases}d[(x,y),\Gamma], & (x,y)\in\text{inside}(\Gamma)\\-d[(x,y),\Gamma], & (x,y)\in\text{outside}(\Gamma)\end{cases} \tag{8.58}$$

其中，$d[(x,y),\Gamma]$ 表示点 (x,y) 与曲线 Γ 之间的欧氏距离。这一选择的优点是由于距离函数具有如式（8.59）所示的基本性质

$$|\phi|=1 \tag{8.59}$$

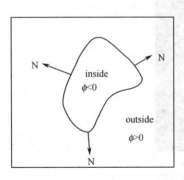

图 8.7.3　内嵌函数与区域划分

这意味着 $\phi(x,y)$ 的变化率是处处均匀的，没有太陡峭的"坡地"，也没有"平原"，这将有利于算法的稳定性。

这样，给定任意水平集函数 $\phi_0(x,y)=\phi(x,y,t=0)$，方程（8.57）可以保证水平集函数 $\phi(x,y,t)$ 随时间的演化满足 $\{\phi(x,y,t)=0\}$ 的条件，即 ϕ 的零水平集始终是封闭曲线 Γ。

式（8.57）对应的边界 $\Gamma(t)$ 在常数速度下的进化过程如图 8.7.4 所示。

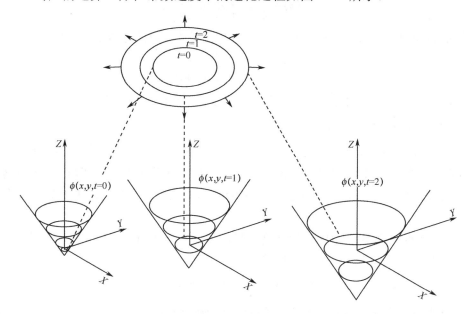

图 8.7.4　曲线进化示意图

由式（8.55）～式（8.57）可以看出，在给定速度场 F 下，式（8.57）就成为了一个标准的 Hamilton-Jacobi 方程。将边界的运动规律用 Hamilton-Jacobi 方程表示，具有以下的优点：不管边界 Γ 是否发生拓扑关系改变（如中断、融合或者出现拐角），函数 $\phi(x,y,t)$ 在拓扑关系发生改变时总能保持完整，无须改变函数的形式，只要速度场是平滑的；可结合离散网格与有限差分法形成数值逼近方法，以解决时间与空间的微分方程求解问题。如式（8.57）可进一步用数值改写为

$$\frac{\phi_{ij}^{n+1} - \phi_{ij}^n}{\Delta t} + (F)\left(\nabla_{ij}\phi_{ij}^n\right) = 0 \text{ 或 } \phi_{ij}^{n+1} = \phi_{ij}^n + \Delta t[\max(F_{ij},0)\nabla^+ + \min(F_{ij},0)\nabla^-] \tag{8.60}$$

式（8.60）中，ϕ_{ij}^n 和 ϕ_{ij}^{n+1} 分别表示像素点 (i,j) 在当前与下一步的水平集函数；而

$$\nabla^+ = [\max(D_{ij}^{-x},0)^2 + \min(D_{ij}^{+x},0)^2 + \max(D_{ij}^{-y},0)^2 + \min(D_{ij}^{+y},0)^2]^{\frac{1}{2}}$$
$$\nabla^- = [\max(D_{ij}^{+x},0)^2 + \min(D_{ij}^{-x},0)^2 + \max(D_{ij}^{+y},0)^2 + \min(D_{ij}^{-y},0)^2]^{\frac{1}{2}} \tag{8.61}$$

其中，D_{ij}^{-x}，D_{ij}^{+x}，D_{ij}^{-y}，D_{ij}^{+y} 分别表示后向和前向差分值

$$D_{ij}^{-x} = \frac{\phi_{i,j} - \phi_{i-1,j}}{\Delta x}, \quad D_{ij}^{+x} = \frac{\phi_{i+1,j} - \phi_{i,j}}{\Delta x}, \quad D_{ij}^{-y} = \frac{\phi_{i,j} - \phi_{i,j-1}}{\Delta y}, \quad D_{ij}^{+y} = \frac{\phi_{i,j+1} - \phi_{i,j}}{\Delta y} \tag{8.62}$$

通过水平集函数 ϕ 可以容易地确定边界所固有的几何特性，如 $\boldsymbol{n} = \dfrac{\nabla\phi}{|\nabla\phi|}$ 表示单位法向量；$\kappa = \nabla\dfrac{\nabla\phi}{|\nabla\phi|}$ 表示平均曲率；$\text{length}(\Gamma) = \displaystyle\int_{\Omega}\delta(\phi)|\nabla\phi|\mathrm{d}\Omega$ 表示曲线长度；$\text{area}(\Gamma) = \displaystyle\int_{\Omega}H(-\phi)|\nabla\phi|\mathrm{d}\Omega$ 表示曲线内包含的面积。其中，$H(\phi)$ 是 Heaviside 函数，通常用平滑函数 $H_\varepsilon(\phi)$ 逼近（ε 是一个小的常数），即

$$H_\varepsilon(\phi) = \frac{1}{2}\left[1 + \frac{2}{\pi}\arctan\left(\frac{\phi}{\varepsilon}\right)\right] \tag{8.63}$$

$\delta(\phi)$ 是 Dirac 函数，通常用平滑的 Heaviside 函数 $H_\varepsilon(\phi)$ 的导数表示，即

$$\delta_\varepsilon(\phi) = H_\varepsilon'(\phi) = \frac{1}{\pi}\frac{\varepsilon}{\varepsilon^2 + \phi^2} \tag{8.64}$$

水平集函数方法可以很容易地推广到三维或更高维空间。

2）GAC 模型和 Chan-Vese 模型

水平集算法一般可以分成两类：基于边界的水平集算法和基于区域的水平集算法。在基于边界的水平集方法中最为流行的模型就是测地线主动轮廓模型，在基于区域的水平集算法中最流行的则是 Chan 和 Vese 提出的 Chan-Vese 模型。下面对这两种模型进行简要介绍。

1997 年 Caselles 等人利用图像的梯度信息，基于平均曲率的变化，提出了 GAC 模型。GAC 模型可以通过极小化式（8.65）的能量函数得到

$$E^{\mathrm{GAC}}(C) = \int_0^{L(C)} g(|\nabla I(C(s))|)|C'(s)|\mathrm{d}s \tag{8.65}$$

其中，$L(C)$ 表示闭合轮廓线 C 的长度；$C(s)$ 函数指闭合曲线 C，s 表示闭合曲线的弧长参数；∇I 是图像 I 的梯度。与式（8.65）对应的水平集演化方程为

$$\frac{\partial\phi}{\partial t} = g\left(\alpha + \mathrm{div}\left(\frac{\nabla\phi}{|\nabla\phi|}\right)\right)|\nabla\phi| + \nabla g \cdot \nabla\phi \tag{8.66}$$

其中，α 为常数，它的作用是加速轮廓演化，$g(\nabla I)$ 是边缘停止函数，是关于图像梯度模 $|\nabla I|$ 的递减函数，一般可定义为

$$g(\nabla I) = \frac{1}{1 + |\nabla G_\sigma * I|^2} \tag{8.67}$$

其中，G_σ 是标准差为 σ 的高斯核，*表示卷积。当目标区域边界较强时，图像梯度模较大，$g(\nabla I)$ 的函数值相对较小，轮廓线在边界处停止。但是在医学图像中，有些目标边界较模糊或被噪声污染，因此由图像梯度构成的驱动力将不准确，易造成边界错分。

由此，人们提出了基于区域统计的水平集方法，这类方法可以利用图像局部或全局统计信息，使水平集框架能够更好地获得图像的拓扑关系，使分割结果更精确。具有代表性的方法则是 Chan-Vese 模型。

下面介绍 Chan-Vese 模型的基本原理。

2001 年 Chan 和 Vese 提出了 Chan-Vese 模型，该模型可以说是 1989 年 Mumford D 和 Shah J 提出的 Mumford-Shah 模型的一个特例。

Chan-Vese 模型的能量函数为

$$F^{CV}(c_1, c_2, C) = \lambda_1 \iint\limits_{\mathrm{inside}(C)} |I(x,y) - c_1|^2 \mathrm{d}x\mathrm{d}y + \lambda_2 \iint\limits_{\mathrm{outside}(C)} |I(x,y) - c_2|^2 \mathrm{d}x\mathrm{d}y \tag{8.68}$$

其中，C 表示区域边界，inside(C) 和 outside(C) 表示曲线 C 的内部区域和外部区域；c_1、c_2 表示内部区域和外部区域的平均灰度值。

引入水平集函数 φ、Heaviside 函数和 Dirac 函数（Heaviside 函数的导数），将式（8.68）最小化求解出 c_1、c_2

$$c_1(\varphi) = \frac{\iint_\Omega I(x,y) \cdot H(\phi)\mathrm{d}x\mathrm{d}y}{\iint_\Omega H(\phi)\mathrm{d}x\mathrm{d}y} \tag{8.69}$$

$$c_2(\varphi) = \frac{\iint_\Omega I(x,y)(1 - H(\phi(x,y)))\mathrm{d}x\mathrm{d}y}{\iint_\Omega (1 - H(\phi(x,y)))\mathrm{d}x\mathrm{d}y} \tag{8.70}$$

相应的水平集演化函数为

$$\frac{\partial \phi}{\partial t} = \delta(\phi)(\mu\nabla(\frac{\nabla \phi}{|\nabla \phi|}) - (\mu - c_2)^2 + (\mu - c_1)^2) \tag{8.71}$$

图 8.7.5 是运用 Chan-Vese 模型对血管图像进行分割的结果。

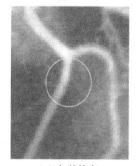 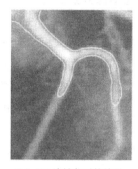 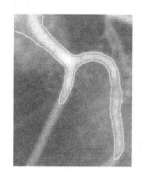

（a）初始轮廓　　　　　　（b）300 次迭代后的结果　　　　（c）500 次迭代后的结果

图 8.7.5　Chan-Vese 模型分割血管示例图

图 8.7.6 是运用 GAC 模型对乳腺超声图像中的病灶进行分割的结果。

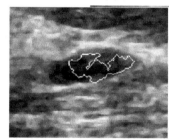 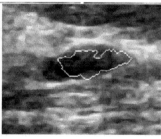 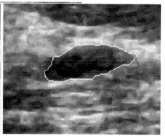

图 8.7.6　利用 GAC 模型分割乳腺超声图像中的病灶示例图

8.8　医学图像分割技术的评估

由于对象的复杂多样性，现有医学图像分割算法多针对某一具体分割任务或某一类图像进行，并且几十年来一直在持续发展。本章所介绍的内容只是医学图像分割研究中最简单、最常用也是最具代表性的内容。实际上还有很多的医学图像分割算法，例如基于马尔可夫随机场的分割方法、图谱引导的方法、基于神经网络等分类器并利用模式识别理论分割的方法等。因为不同的分割算法在性能上存在差异，因此需要对图像分割的结果进行评价研究。本节将简单介绍医学图像分割的评价问题。

医学图像分割技术的评估方法一般可分为分析法和实验法。分析法是通过对算法的原理和特性的分析直接对分割算法本身进行检验和评估。但是，并不是分割算法的所有特性都可以通过分析研究得到的，直到现在，由于图像分割基本理论的缺乏，分析方法在实践中很少得到应用。实验法则是通过实现一个分割算法的实例对分割结果进行评价研究，相对分析法，实验评估的方法更具有实际意义，更容易得到专家的认可。

当前，有关医学图像分割评价的实验方法已经提出了很多。评价测度就是衡量算法优劣的各种数学指标，目前能够查阅到的评价测度有很多，这里列举最典型的四个评价测度：可靠性、精确性、区域统计特性和分割效率。

1）可靠性

可靠性是指利用统计学规律考虑图像分割的各个变化因素对图像进行重复分割，衡量分割结果之间的接近程度。在评价分割算法的可靠性时需要考虑：（1）在成像过程中患者身体位置的不同，会导致图像的旋转等；（2）人机交互中手工操作的变化，会导致算法的初始状态不同。可靠性可以通过以下三个方面来考察：同一个操作者对一幅图像中的目标使用同一分割算法进行多次分割；多个操作者对同一幅图像中的目标采用同一种分割算法各进行一次分割；同一个操作者对多次扫描的同一部位的多幅图像中的目标采用同一分割算法分别进行分割。

采用上述三种方法可以获得三组分割结果，设 $S_1, S_2, \cdots, S_n$ 为其中一组分割结果，则采用如下可靠性计算公式

$$P = \frac{|S_1 \cap S_2 \cap \cdots \cap S_n|}{|S_1 \cup S_2 \cup \cdots \cup S_n|} \tag{8.72}$$

式中，分子表示多次分割结果相重叠的像素个数，分母表示多次分割结果得到的像素并集中像素的个数。因此会得到三个可靠性测度 P_1，P_2 和 P_3，它们分别代表了操作者自身误差、操作者间误差和成像设备误差（严格地说也包含操作者误差）。P 值越接近 1 代表算法对外界条件的适应性越强，可重复性越好。

2）精确性

精确性反映算法分割结果与金标准（gold standard）的一致性程度。其有四种描述方法：像素法、区域法、点对法和边界法。像素法就是计算错误分割的像素数占参考像素总数的比例；点对法是在连续分割结果的边界上首先找到对应的点对，然后测量它们的一致程度；边界法则是比较分割边界与参考边界的贴近程度，如与人工获取的目标边界。这四种方法可利用基于距离的测度和基于区域的测度反映。

在基于距离的测度中，设分割算法得到的边界点的集合为 $B = \{b_i : i = 1, \cdots, K\}$，金标准的边界点的集合为 $T = \{t_i : i = 1, \cdots, N\}$，点到边界的距离定义为：$d(b_i, T) = \min_{i=1, \cdots, K} |b_i - t_i|$。

对于一幅图像，可以计算出如式（8.73）～式（8.75）三个基于距离的测度。

① 平均绝对偏差

$$\text{MAD} = \frac{1}{K} \sum_{i=1}^{K} d(b_i, T) \tag{8.73}$$

② 最大绝对偏差

$$\text{maxD} = \max_{i=1,\cdots,K} \{d(b_i, T)\} \tag{8.74}$$

③ 误差范围在 e 个像素以内的像素比例

$$\text{PE} = \frac{|d(b_i, T) < e|}{K} \tag{8.75}$$

在采用基于区域（面积或体积）的测度中，为简单起见，假设一幅图像仅包含一个目标区域，其他为背景，设集合 S 代表分割算法得到的目标区域的像素点集合，集合 T 代表金标准的目标区域的像素点集合，I 表示整幅图像的像素集合，则可定义如下四个测度。

真阳性：$\text{TP} = S \cap T$；

假阳性：$\text{FP} = S - T$；

假阴性：$\text{FN} = T - S$；

真阴性：$\text{TN} = I - T - S$。

这四个测度可以用类似文氏图的形式表达，如图 8.8.1 所示。

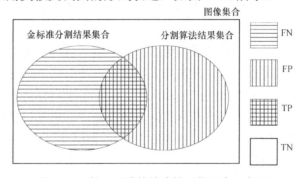

图 8.8.1 基于区域的精确性评价测度示意图

在此基础上定义以下 4 个比例：

$$\text{TPR} = \frac{|\text{TP}|}{|T|} \tag{8.76}$$

$$\text{FNR} = \frac{|\text{FN}|}{|T|} \tag{8.77}$$

$$\text{FPR} = \frac{|\text{FP}|}{|I - T|} \tag{8.78}$$

$$\text{TNR} = \frac{|\text{TN}|}{|I - T|} \tag{8.79}$$

TPR 表示真阳性目标像素数占目标区域所有正确像素数的比例；FNR 表示漏分割目标像素数占目标区域所有正确像素数的比例；FPR 表示将背景像素错误地分割为目标像素的数目占背景正确像素数的比例；TNR 表示分割出来的背景像素数占正确背景像素数的比例；若图像区域的尺寸与目标区域的尺寸比例合适，则分割算法可以通过绘制 TPR 和 FPR 的接收者操作特性曲线（receiver operating characteristic curve，ROC）得到评价和优化。而错误比例通过 ROC 方法来评价不合适，可以通过下式进行评价：

$$\text{FF} = 1 - \frac{|\text{FP}| + |\text{FN}|}{|T|} \tag{8.80}$$

若将上述结果中的普通集合换成模糊集合，就可以得到改进了的模糊集精确性测度。

3）区域统计特性

在有些情况下，分割结果没有金标准可供参考，因此产生了无监督评价方法。它采用区域的统计学特性作为测度，如灰度均匀性、纹理特征等。基本的测度包括：区域内均匀性、区域内差异性和区域间差异性。

4）分割效率

效率是指计算机和用户参与的用于算法训练和执行的所有时间总和。完成一次分割任务所用时间也是一项重要的测度，可以分为人工操作时间和计算机运算时间两部分。人工操作时间又分为初始化算法时间和训练算法时间。计算机运算时间又分为算法的学习或训练时间和算法运算时间。值得一提的是，效率不仅仅和采用的算法本身有关，也和采用的算法的实现方法如 MATLAB 和 C++等有关，还与采用的软件、硬件平台如操作系统、处理器和内存容量等有关。因此，在描述算法效率的同时，也必须要明确算法的实现方法及软、硬件的资源情况。

另外，目前较为准确并被广泛接受的组织分割方法，仍然是通过有丰富解剖知识和临床诊断经验的医生，经过专门训练，在图像上用鼠标直接勾勒出组织结构的边界。当然这个很费时费力，并且取决于分割者的经验和水平。但对于组织分割的结果评价，目前仍没有一个金标准，较常用的评估方法有专家目测、体模验证、蒙特利尔神经研究所推出的人体计算机化解剖图谱以及近年出现的可视人数据库（visible human database，VHD）。一些专家倾向于用 VHD 作为组织分割的金标准。国外一些实验室建立了一些标准的测试图像库如 Massachusetts General Hospital 的形态特征分析中心（Morphometrics Analysis）提供的 IBSR（Internet Brain Segmentation Repository）的网络脑分割数据库，蒙特利尔神经研究所（Montreal Neurological Institute，MNI）提供的仿真人脑数据库，称作 Brain Web，哈佛医学院提供的 SPL & NSG 脑肿瘤数据库等。

虽然国内外有许多研究者都在进行分割研究，提出了许多有效的方法，也有许多软件问世，但是还远远没有满足临床需求。用一个全面的医学图像数据集合来客观评价医学图像分割是将分割算法向临床应用推进的关键一步。然而，目前对某一医学图像分割算法的评价，大部分情况都是通过目测分割结果的方法来给出定性的评价，很难给出客观的、系统的、定量的评价。究其原因，主要存在如下两个问题：

（1）不同的组织或器官，不同的成像模式，使得医学图像之间的差别会很大。一种图像分割方法可能仅对一种图像分割有效，无法得到一种通用的分割方法，得到算法的客观评价则更难。

（2）对于同一幅医学图像，不同的医学图像专家可能会给出不同的分割结果，因此很难确定医学图像分割的金标准。

综上所述，目前对医学图像分割算法的评价主要还是以主观评价为主，尽管主观评价存在很多缺点，但是，由于医学图像的复杂性以及图像分割理论的不完善，人们还难以完全用客观评价的方法对医学图像分割算法进行评价，因此，在今后若干年，对医学图像分割算法的主观评价仍将占主导地位。

第9章　医学图像配准

　　图像配准是指对一幅图像进行一定的几何变换从而映射到另一幅图像中，使得两幅图像中的相关点达到空间上的一致。医学图像配准是医学图像处理过程中的一项基本任务，临床上通常需要对同一个病人进行多种模态或同一种模态的多次成像，即同时从几幅图像获得信息，进行综合分析。利用图像配准技术，将上述图像融合起来，在同一幅图像上同时表达人体的多方面信息，从医学影像上反应人体的内部结构和功能状态，更加直接地提供人体解剖和生理病理信息。例如，X-CT 具有高分辨率，SPECT 和 PET 具有功能成像的优势，将两种模态配准后融合可以包含解剖和功能两种信息。再如，核磁共振成像可以实现多参数成像，利用图像配准和融合技术可以将不同的参数图像（如 T1 加权图像和 T2 加权图像）融合在一起，从而起到多信息同时可视化的效果。

9.1　医学图像配准定义

9.1.1　数学模型

　　图像配准可以定义为两幅图像在空间和灰度上一一映射的过程，也就是说，将两幅图像中对应于空间同一位置的点联系起来，这里的映射一般称之为变换。用数学语言描述为，若用给定尺寸的二维矩阵 I_1 和 I_2 表示两幅图像，$I_1(x,y)$ 和 $I_2(x,y)$ 分别表示相应位置 (x,y) 上的灰度值，那么图像间的配准关系可用以下公式表示：

$$I_2(x,y) = g(I_1(f(x,y))) \tag{9.1}$$

其中，g 表示一维强度变换；f 代表二维空间的坐标变换，即

$$(x',y') = f(x,y) \tag{9.2}$$

　　图像配准问题的任务包括找到最优的空间和灰度变换关系，使得图像相对于失配源得到匹配。通常情况下，灰度变换 g 在图像预处理阶段就得到了纠正，所以寻找两幅图像之间的空间变换或几何变换是配准的关键。这样图像配准就可参数化为两个单值函数 f_x 和 f_y：

$$I_2(x,y) = I_1(f_x(x,y), f_y(x,y)) \tag{9.3}$$

9.1.2　医学图像配准模型

　　所谓医学图像配准，即通过寻找一种空间变换，使两幅图像的对应点达到空间位置和解剖位置的完全一致，如图 9.1.1 所示。配准的结果应使两幅图像上所有解剖点，或至少是所有具有诊断意义的点及手术感兴趣的点都达到空间上的一致。这种一致是指人体上的同一解剖点在两张匹配图像上有相同的空间位置。因此，医学配准结果应使两幅图像上的所有解剖点，或至少是医学诊断感兴趣的特征点匹配。

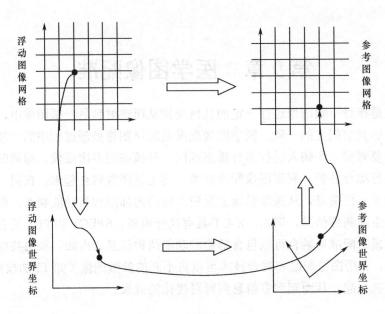

图 9.1.1　图像配准定义

假设有两幅人体图像，由于成像条件不同，两幅图像分别只反映了人体某些方面的特征信息。为了将两幅图像在空间上对齐，需要对其中一幅图像施加几何变换。将需要施加变换的图像定义为浮动图像 F，另一幅保持不动的图像定义为参考图像 R，图像配准的本质是寻找这样的空间变换 T

$$T = \arg\max_T C\big(R(x), F(T(x))\big) \tag{9.4}$$

其中，C 是配准评价函数，目的是衡量待配准图像之间的匹配程度。

9.2　医学图像配准的基本框架

医学图像配准技术是特征空间、搜索空间、搜索算法和相似性测度四个不同部分的组合。特征空间是指从参考图像和浮动图像中提取的可用于配准的特征；搜索空间是进行变换的方式以及变换范围；搜索算法决定下一步的具体方向以得到最优的变换参数；相似性测度是用来度量图像间相似性的一种标准。

按照这种组合，得出一般配准的基本步骤如下。

（1）首先根据待配准图像的特性确定配准模型，包括选择合适的特征空间和变换搜索空间，并根据特征空间的具体形式定义图像之间的相似性测度函数。

（2）每次对浮动图像施加变换，计算变换后的浮动图像和参考图像所能达到的相似度。不断改变变换参数，使得相似性测度函数达到最优。这个过程需要选择有效的搜索算法实现，即配准实际上可以转化为多参数的最优化问题。

（3）由配准模型求解出配准变换参数后，将其作用于浮动图像。变换后的浮动图像被认为和参考图像达到了空间上的匹配，即两幅图像对应的各点位置已经一一配准。

配准步骤如图 9.2.1 所示。

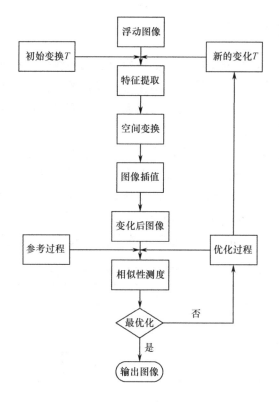

图 9.2.1　医学图像配准步骤

9.2.1　特征空间

图像配准中使用的图像特征通常决定了这个方法适合于何种图像，因此有重要的实际意义。图像基本特征包括灰度、特征点、线、边缘轮廓和纹理。其中，特征点是图像中满足一定结构要求的像素点，边缘是指图像中关于灰度或色彩变化不连续而形成的边界，纹理是由大量有序的相似基元或模式排列而成的一种结构。

根据特征空间，可以归纳出如下两种配准方法：基于像素和基于特征的图像配准方法。

（1）基于像素的配准方法，直接利用图像的灰度数据进行配准，不需要将图像原始数据进行预分割。通常为了降低噪声的负面影响要对图像进行预处理，增加或减小像素的分辨率。在离散坐标的网格上直接进行像素灰度级匹配是可行的，但为了得到亚像素级的精度，经常要在一个连续的框架中操作。要将图像在离散域和连续域中进行一致，则需要用到插值技术。常用的插值技术有最近邻插值法、双线性插值法和立方卷积插值法（参见 6.6 节）。

（2）基于特征的配准方法，建立在已从图像中抽取特征集的基础上，根据图像特征来确定配准参数。这时特征集的维数通常会少于原始数据集的维数。基本的形变函数就处于特征集中，在没有信息可利用的地方可以进行插值处理。特征提取过程是非线性的，往往要用到阈值计算。在基于特征的配准方法的特征空间可以是点、直线、曲线、边缘、曲面等。

9.2.2　搜索空间（几何变换）

对图像配准技术而言，最根本的问题就是找出适当的图像变换或映射类型以正确匹配两幅图像。搜索空间是指在配准过程中对图像进行变换的范围及变换的方式。图像变换分为全局变换和局部变换。全局变换是指整幅图像的空间变换都可以用一个变换公式或变换矩阵描述，如平移、旋转、缩放等。局部变换在图像上没有统一的变换规则，变换参数和图像具体位置有关，随着像素位置的不同而不同。对于刚性配准，一般的全局变换就可以满足要求。而对于非刚性配准，通常需要对图像进行分段处理，用局部变换精确对齐。

根据图像中目标对象的形变形式不同，变换有线性变换和非线性变换两种。其中，线性变换包括刚性变换（rigid body transformation）、仿射变换（affine transformation）和投影变换（projective transformation）。它们是常用的图像变换方法（见表 9.2.1）。

表 9.2.1　图像的变换模型（★代表满足条件）

	反　转	旋　转	平　移	缩　放	投　影	扭　曲
刚性变换	★	★	★			
仿射变换	★	★	★	★		
投影变换	★	★	★	★	★	
非线性变换	★	★	★	★	★	★

下面对表 9.2.1 中的变换方法进行介绍。

1）刚性变换

刚性变换是指在变换前后的两个平面中，物体内部任意两点之间的距离保持不变的一种坐标变换方法。刚性变换可分解为平移、旋转和反转（镜像）。以二维空间为例，点 (x, y) 经刚性变换到点 (x', y') 的变换公式为

$$\begin{bmatrix} x' \\ y' \end{bmatrix} = \begin{bmatrix} \cos\varphi & \pm\sin\varphi \\ \sin\varphi & \mp\cos\varphi \end{bmatrix} \begin{bmatrix} x \\ y \end{bmatrix} + \begin{bmatrix} t_x \\ t_y \end{bmatrix} \tag{9.5}$$

其中，φ 为偏转角，$\begin{bmatrix} t_x \\ t_y \end{bmatrix}$ 为平移向量。

刚性变换通常用来配准含有刚性物体的图像，例如，骨骼图像以及头骨及脑膜均处于非开放状态的脑图像。刚体配准也可以应用于物体形变不是太大的物体，如连续组织切片及序列 MR 图像的近似配准，以及物体灰度变化不大的图像，如功能性序列 MR 图像的配准。

对于人脑这类刚性或者类刚性物体，可以忽略处理过程中的局部形变，在配准时只考虑平移和旋转这样的刚性变换参数。二维空间上的刚性变换有 2 个平移量和 1 个旋转量共 3 个变换参数。三维空间上的刚性变换有 6 个变换参数，包括 3 个平移量和绕 3 个坐标轴的旋转量。

图 9.2.2（a）为原始图像，图 9.2.2（b）为图 9.2.2（a）向下平移 40 个像素，向右平移 30 个像素，然后逆时针旋转 30°后得到的图像。这里采用双线性插值技术进行灰度级插值。

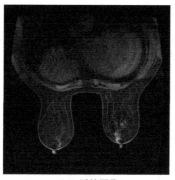 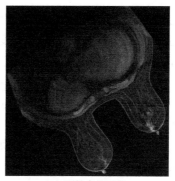

（a）原始图像　　　　　　　　　　（b）刚性变换图像

图 9.2.2　刚性变换示例

2）仿射变换

仿射变换是指在变换前后的平面中，任意两条直线间的平行关系保持不变，它比刚性变换多了缩放变换。这种变换将直线依然映射为直线，且保持直线间的平行关系，但不保持直线段长度和它们的角度。仿射变换通过增加图像每一维度上的比例变化和缩放因子来扩展刚性变换的自由度。仿射变换可以分解为线性（矩阵）变换和平移变换。

在二维空间中，点 (x,y) 经仿射变换到点 (x',y') 的变换公式为

$$\begin{bmatrix} x' \\ y' \end{bmatrix} = \begin{bmatrix} a_{11} & a_{12} \\ a_{21} & a_{22} \end{bmatrix} \begin{bmatrix} x \\ y \end{bmatrix} + \begin{bmatrix} t_x \\ t_y \end{bmatrix} \tag{9.6}$$

其中，$\begin{bmatrix} a_{11} & a_{12} \\ a_{21} & a_{22} \end{bmatrix}$ 为实矩阵。二维仿射变换有 6 个变换参数，三维仿射变换有 9 个变换参数。

图 9.2.3 是原图像进行仿射变换后的图像，采用参数 $\begin{bmatrix} a_{11} & a_{12} \\ a_{21} & a_{22} \end{bmatrix} = \begin{bmatrix} 1 & 1 \\ 0 & 1 \end{bmatrix}$，$\begin{bmatrix} t_x \\ t_y \end{bmatrix} = \begin{bmatrix} 1 \\ 1 \end{bmatrix}$。

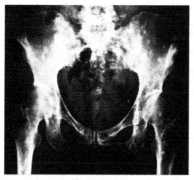 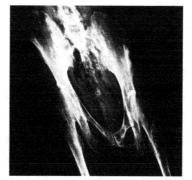

（a）原始图像　　　　　　　　　　（b）仿射变换图像

图 9.2.3　仿射变换示例

3）投影变换

投影变换是指变换前的直线在变换后仍为直线，但相互之间的平行关系一般并不能保

证。这种变换反映了从不同距离对目标成像时在成像系统中引起的变形，主要用于二维投影图像与三维立体图像之间的配准。投影变换可以用高维空间上的线性（矩阵）变换表示。在高维空间中，点 (x, y) 经投影变换到点 (x', y') 的变换公式为

$$x' = \frac{a_{11}x + a_{12}y + a_{13}}{a_{31}x + a_{32}y + a_{33}}; \quad y' = \frac{a_{21}x + a_{22}y + a_{23}}{a_{31}x + a_{32}y + a_{33}} \tag{9.7}$$

其中，$\begin{bmatrix} a_{11} & a_{12} & a_{13} \\ a_{21} & a_{22} & a_{23} \\ a_{31} & a_{32} & a_{33} \end{bmatrix}$ 为实矩阵。投影变换与仿射变换不同，投影变换前后直线间的平行

关系可能发生变化。图 9.2.4 是原图像进行投影变换后的图像，采用的参数为

$$\begin{bmatrix} a_{11} & a_{12} & a_{13} \\ a_{21} & a_{22} & a_{23} \\ a_{31} & a_{32} & a_{33} \end{bmatrix} = \begin{bmatrix} 0.5 & 1 & 0 \\ 0.5 & 2 & 0 \\ 1 & 0 & 1 \end{bmatrix} 。$$

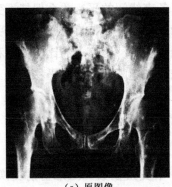 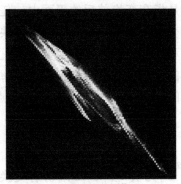

（a）原图像 （b）投影变换图像

图 9.2.4 投影变换示例

4）非线性变换

如果第一幅图像中的一条直线经过变换后映射到第二幅图像上之后不再是直线，这样变换称为非线性变换，因此非线性变换也称为弹性形变。它常用于图谱配准或者具有全局形变的胸、腹部等脏器的配准。使用较多的变换函数有多项式函数，如二次、三次函数及薄板样条函数，有时也使用指数函数。也可以建立弹性模型实现局部形变，将物体的受力与形变关系联系起来。弹性模型一般没有统一的数学描述，要根据不同的图像形变成因构建相应的模型。

在二维空间中，点 (x, y) 经非线性变换到点 (x', y') 的变换公式为

$$(x', y') = F(x, y) \tag{9.8}$$

其中，F 表示把第一幅图像映射到第二幅图像上的任意一种函数形式。典型的非线性变换有多项式变换。在二维空间中，多项式函数可写成如下形式：

$$x' = a_{00} + a_{10}x + a_{01}y + a_{20}x^2 + a_{11}xy + a_{02}y^2 + \cdots$$
$$y' = b_{00} + b_{10}x + b_{01}y + b_{20}x^2 + b_{11}xy + b_{02}y^2 + \cdots \tag{9.9}$$

非线性变换比较适合于具有全局性形变的图像配准问题，以及整体近似刚体但局部有

形变的配准情况。在图像配准中，应该根据具体情况选择变换模型，建立图像之间的空间映射关系。映射关系可以基于 2D/2D、3D/3D 或者 2D/3D。

9.2.3　搜索算法

图像配准的本质是一个多参数多峰值优化问题，在给定搜索空间上寻求相似性测度函数的最优解。因此，根据配准模型选择合适的搜索算法十分重要。快速有效的搜索算法可以大大地节省计算时间，提高配准精度，为实时图像处理提供可能。多参数优化方法大致可以分为两类：局部方法和全局方法。局部方法利用局部有限的信息来改进初始模型，对初始模型有很大的依赖性，容易陷入局部极值区。全局方法可以找到搜索空间中的全局最优解，但是计算量相对较大，速度比局部方法慢。

局部方法需要借助某些信息来确定搜索方向，最常见的方法是目标函数的梯度值，Powell 法、梯度法、共轭梯度法、牛顿法等都属于此类方法。梯度是目标函数值的导数，梯度绝对值越大，表示函数值的变化越明显。这一类方法隐含的思想是，根据相似性测度函数下降最快的方向，继续进行最优化搜索，并认为梯度直接或者间接地指向了函数最优点。因此，用这类方法配准时，除了计算相似性测度函数值之外还要计算其梯度公式。也有些局部搜索避免了梯度信息的计算，如下山单纯形法，它通过对非退化多面体的一系列操作，收敛到相似性测度函数的最优解。

全局方法具有复杂的理论背景和较强的搜索能力，如遗传算法、模拟退火和 PSO 等。这几种算法都具有随机搜索的特性：遗传算法是对自然界中生物生存竞争过程的模拟；模拟退火来源于物理学中固体退火过程；PSO 模仿了鸟类的觅食行为。算法的随机特性是避免局部极值的关键。另外还有一类确定性的全局搜索方法，类似于穷尽搜索，但由于速度很慢，实用性很低，在配准中研究得较少。

现在常用的一种技术是将全局和局部方法的优势结合，提高搜索效率。如采用 PSO 和 Powell 法的混合算法，PSO 搜索到全局最优解附近的较优解，而 Powell 法具有极强的局部寻优能力，混合算法可以有效地提高配准精度。也有采用多分辨率策略，例如，在低分辨率上采用连续域上的遗传算法（genetic algorithm continuous space，GACS），高分辨率上采用 DIRECT 搜索，也能够提升搜索效率。

9.2.4　相似性测度

图像配准中，由于视场变化和特征的不一致性，从粗层次匹配到细层次匹配阶段会出现误匹配。对相似性测度影响最大的点，很可能是这些不正确的误匹配，需要首先予以剔除，用剩下的匹配点计算图像变换参数。为此，需要选取和确定相应的相似性测度。相似性测度是对两幅图像匹配程度进行衡量的指标量，和特征空间密切相关。从待配准图像中提取配准特征后，由相似性测度函数的计算决定在当前所取的变换模型下图像是否被正确匹配。

图像配准过程中，相似性测度的选择有一定要求。好的相似性测度函数应该在配准过程中真实反映图像匹配程度，可靠性高，不受因素的干扰。而且，相似性测度函数以配准变换为自变量，要求函数曲线尽量平滑，局部极值少，便于搜索全局最优值。另外，多模态配准还要求相似性测度能够很好地表达不同模态图像之间的灰度关系。早期相似性测度考虑图像特征的几何距离或者灰度差值平方和，计算相对简单，但是精度不高。基于灰度统计信息的相似性测度包括图像矩、相关系数等，其中熵和互信息是当前发展比较成熟，应用比较广泛的标准。除了在时域内分析外，还可以用基于傅里叶域的互相关法和相位相关法建立相似性度量。常用的简单相似性测度分为三种，有距离测度、角度度量法和相关度量法。

1. 距离测度

1）均方根误差

两图像匹配的均方根误差即灰度矢量 X 与矢量 Y 之差的模平方根：

$$X - Y = (x_1 - y_1, x_2 - y_2, \cdots, x_N - y_N) \tag{9.10}$$

$$S = \sqrt{|x_1 - y_1|^2 + |x_2 - y_2|^2 + \cdots + |x_N - y_N|^2} \tag{9.11}$$

其中，$x_i, y_i, i = 1, \cdots, N$ 表示对应位置处的灰度值，$X = (x_1, x_2, \cdots, x_N)$，$Y$ 同理。

2）差绝对值和误差

两幅图像匹配的差绝对值（absolute difference）和是指灰度矢量 X 与矢量 Y 之差的绝对值之和

$$X - Y = (x_1 - y_1, x_2 - y_2, \cdots, x_N - y_N) \tag{9.12}$$

$$S = |x_1 - y_1| + |x_2 - y_2| + \cdots + |x_N - y_N| = \sum_{i=1}^{N} |x_i - y_i| \tag{9.13}$$

其中，$x_i, y_i, i = 1, \cdots, N$ 表示对应位置处的灰度值，$X = (x_1, x_2, \cdots, x_N)$，$Y$ 同理。

3）兰氏距离

兰氏距离是由 Lance 和 Williams 最早提出的，故称为兰氏距离。当全部数据大于零，即 $x_i > 0$ 时，可以定义第 i 个样品与第 j 个样品之间的兰氏距离为

$$S = \frac{1}{N} \sum_{i=1}^{N} \frac{|(x_i - y_i)|}{|x_i| + |y_i|} \tag{9.14}$$

其中，$i, j = 1, 2, \cdots, N$。兰氏距离是一个无量纲的量，受奇异值的影响较小。

4）马氏距离（Mahalanobis）

$$d_M(X, Y) = (X, Y)' \sum_{Y}^{-1} (X - Y) \tag{9.15}$$

其中，假设基准模板 Y 具有协方差矩阵正态分布。马氏距离测量度考虑了基准模板特征的离散程度，其获得的分类能力有别于前两种距离测度。

5）绝对差

$$E(i, j) = \sum_{x=0}^{u-1} \sum_{y=0}^{v-1} |S(i+x, i+y) - R(x, y)| \tag{9.16}$$

其中，$S(x, y)$、$R(x, y)$ 分别表示两幅图像的像素值。

6）Hausdorff 距离

设 a、b 分别为 S、R 中的某一特征点，a 点到 R 中任意一点的距离记为 $\|a-b\|$，那么 a 点到 R 的最小距离记为 $d_R(a)=\min\limits_{a\in S}\|a-b\|$，$S$ 中所有的点到 R 中所有点的最大距离记为 $H(S,R)=\max\limits_{a\in S}d_R(a)$，即为图像 S、R 之间的 Hausdorff 距离。

2. 角度度量法

$$\cos\big[\theta(i,j)\big]=\frac{\sum_{x=0}^{u-1}\sum_{y=0}^{v-1}S(i+x,j+x)\times R(x,y)}{\sqrt{\sum_{x=0}^{u-1}\sum_{y=0}^{v-1}S^2(i+x,j+y)\times\sum_{x=0}^{u-1}\sum_{y=0}^{v-1}R^2(x,y)}}$$

$$\rho(x)=\begin{cases}|x|,& |x|\leqslant\tau\\ \tau,& |x|>\tau\end{cases} \tag{9.17}$$

$$d_M(S,R)=\frac{1}{M\times N}\sum_{i=1}^{M\times N}\rho\big(d_R(i)\big)$$

$$C_F(w,v)=S_F(w,v)\times R_F(w,v)^*$$

其中，$S(x,y)$，$R(x,y)$ 分别表示两幅图像的像素值，$R_F(w,v)^*$ 表示 $R_F(w,v)$ 的共轭。

3. 相关度量法

相关度量法可分为时域内相关度量法和频域内相关度量法，下面分别介绍。

① 时域内相关

$$C(i,j)=\frac{\sum_{x=0}^{u-1}\sum_{y=0}^{v-1}S(i+x,j+y)\times R(x,y)}{\sum_{x=0}^{u-1}\sum_{y=0}^{v-1}S^2(i+x,j+y)} \tag{9.18}$$

② 频域内相关

设 $S(i+x,j+y)$ 的傅里叶变换为 $S_F(w,v)$，$R(x,y)$ 的傅里叶变换为 $R_F(w,v)$。$S(i+x,j+y)$ 为标准参考图像在起始点 (i,j) 处取得的与待配准图像 $R(x,y)$ 大小一样的小块图像，则有

$$C_F(w,v)=S_F(w,v)\times R_F(w,v)^* \tag{9.19}$$

$$C(i,j)=\text{FFT}^{-1}\big\{C_F(w,v)\big\} \tag{9.20}$$

其中，$R_F(w,v)^*$ 为 $R_F(w,v)$ 的共轭。

9.3　医学图像配准的主要方法及其分类

根据成像模式的不同，以及配准对象间的关系等，医学图像配准可有多种不同的分类方法。配准方法可以按照 9 种不同的标准进行分类，如表 9.3.1 所示。

1）按图像维数分类

按图像维数分为 2D/2D、2D/3D 以及 3D/3D 配准。2D/2D 配准通常是指两个断层面间的配准；2D/3D 配准通常是指空间图像和投影图像（或者是单独的一个层面）间的直接配准；3D/3D 配准是指两个三维空间图像间的配准。

表 9.3.1　图像配准方法的分类

分 类 标 准	分　　　类
维度	2D/2D 配准、2D/3D 配准、3D/3D 配准
图像特征	基于外部特征配准、基于内部特征配准、图像无关配准
变换性质	刚性变换、仿射变换、投影变换、非线性变换
变换域	全局变换、局部变换
交互性	手动配准、半自动配准、全自动配准
优化方法	参数计算法、参数优化法
配准主体	同一患者的配准、不同患者间的配准、患者与图谱图像间的配准
模态	单模态配准、多模态配准
配准部位	头部配准、胸部配准、腹部配准等

2）按配准所基于的图像特征分类

根据配准依据的图像特征分为基于外部特征和基于内部特征的两大类配准。外部特征的图像配准是指在研究对象上设置一些标记点，如立体定位的框架、颅骨上固定的螺栓和表皮加上可显像的标记，使这些标记点能在不同的影像模式中显示，然后再用自动、半自动或交互式的方法用标记将图像配准。基于内部特征的配准方法主要包括三个方面：基于标记的配准方法、基于分割的配准方法、基于像素特性的配准。基于标记的配准方法分为解剖知识的标记和基于几何知识的标记，解剖知识的标记如利用人体特殊的解剖结构，一般由人工直接描述，基于几何知识的标记如运用数学知识得到大量的点、线、面的曲率、角落特征等；基于分割的配准是指通过图像分割获得一些配准标记；基于像素特性的配准方法是把图像内部的灰度信息值作为配准的依据，又可分为两种：一是把图像灰度信息简约成具有一定的尺度和方向的集合，如力矩主轴法；二是在配准过程中始终使用整幅图像的灰度信息，如互相关法和最大互信息法。

3）按变换性质分类

根据变换的性质可分为刚性变换、仿射变换、投影变换和非线性变换四种。刚性变换只包括平移和旋转；仿射变换将平行线变换为平行线；投影变换将直线映射为直线；非线性变换有可能将直线映射为曲线。

4）根据配准的变换区域分类

配准时的变换区域根据实际需要分为局部配准和全局配准。局部变换一般很少直接使用，因为它会破坏图像的局部连续性，且变换的双映射性会影响图像的再采样。一般刚性和仿射变换多用于全局变换，而非线性变换多用于局部变换。

5）按用户交互性的多少进行分类

根据用户参与的程度，分为自动配准、半自动配准和交互配准。自动配准是用户只需要提供相应的算法和图像数据；半自动配准是用户须初始化算法或指导算法，如拒绝或接受配准假设；交互配准是用户在软件的帮助下进行配准。

6）根据配准过程变换参数确定的方式分类

根据配准过程中变换参数确定的方式可以分为两种：一是通过直接计算公式得到变换参数的配准；二是通过在参数空间中寻求某个函数的最优解得到变换参数的配准。前者完全限制在基于小数目的特征点集、二维曲线、三维表面等特征信息的配准应用中。后者将配准转换成一个能量函数的极值求解问题。

7）根据配准主体的分类

根据待配准主体可以进行如下分类：① 同一患者的配准，是指将来自同一个患者的图像进行配准，可以用于多种类的诊断中。② 不同患者间的配准，是指待配准图像来自不同患者，主要用在三维头部 MRI 和 CT 的配准中，既可基于分割也可基于灰度进行配准。变换方式多为非线性变换，有时也采用刚性变换。③ 患者与图谱图像间的配准，是指待配准图像一幅来自患者，一幅来自图谱，主要用于收集某些特定结构、大小和形状的统计信息。目前典型的数字化医学图谱是法国 Talairach 和 Tournoux 制作的 Talairach-Tournoux 图谱（TTAtlas）。图谱和实际图像配准后，能更直观和方便地应用图谱中的信息。

8）按图像模态分类

根据医学图像的模态分为单模态医学图像配准和多模态医学图像配准。单模态图像配准是指待配准的两幅图像由同一种成像设备获取，一般应用在生长监控、减影成像等。多模态图像配准是指待配准的图像来源于不同的成像设备，主要应用于神经外科的诊断、手术定位及放疗计划设计等。例如，将 MRI、CT、DSA 等解剖图像与 SPECT、PET 和 EEG 等功能信息相互结合，对癫痫进行手术定位。另外，由于 MRI 适于肿瘤组织的轮廓描述，而通过 CT 又可精确计算剂量，因此在放疗中常需要将二者进行配准。多模态图像配准是医学图像配准的重点研究课题。

9）根据配准部位分类

配准的部位可分为头部、胸部、腹部、骨盆和会阴、肢体以及脊骨和椎骨。头部又分为脑或头骨、眼和牙齿；胸部分为整个胸部、心脏及乳房；腹部分为整个腹部、肾和肝；肢体分为整个肢体、腿部、肱部和手等。

9.4　常用的医学图像配准方法

概括来讲，医学图像配准方法可以分为两大类：一类是直接利用图像本身信息进行配准，包括基于特征点的配准方法、基于表面的配准方法、基于像素的配准方法；另一类是变换图像，根据变换后的信息对图像进行配准，包括基于小波变换的配准、基于傅里叶变换的配准等。本节将介绍几种研究较多的配准方法。

9.4.1　基于特征点的配准方法

特征点有外部特征点和内部特征点之分。外部特征点是在受试者颅骨中嵌入螺钉，在皮肤上做标记或其他在两幅图像中都可检测到的附加标记物，如充有硫酸铜的管子、玻璃珠、铬合金珠、明胶球等。内部特征点是指解剖结构上容易定位的，或者是几何上的极值点，如耳蜗尖端拐点处、两个线形结构的交点、血管的分叉或相交处、某一表面上的特定拓扑属性、一个沟回的可识别部分等。基于特征的图像配准算法的步骤可分为：特征提取、特征匹配、模型参数估计、图像变换和灰度插值。

1）基于内部特征点的配准方法

基于内部特征点的图像配准，特征点的选取应该具有唯一性，并且对局部失真图像有较好的鲁棒性。其中，控制点数量的选择是影响配准质量与效率的重要问题。基于点特征的图像配准方法主要用来确定刚性或仿射变换，如果点特征数据足够多，则可以用来做更复杂的非线性弹性变换。识别出来的标志点集与原始图像信息量相比是稀疏的，这样参数优化相对比较快。这类算法常用的最优化测度有浮动图像中的每个标记点和参考图像中最近的配对点之间的平均距离和迭代的最小标记点距离等。

2）基于外部特征点的配准方法

基于外部特征点的图像配准方法包括立体定位框架法、面膜法及皮肤标记法等。由于是有创操作，在临床实践中应用较少。这种配准方法在后续优化算法的选择上较简单、速度快，而且能够达到令人满意的精度，配准结果往往可以作为其他配准方法的评估标准。其中最著名的是美国 Vanderbilt 大学 J. Michael Fitzpatrick 教授领导的"回顾性图像配准评估"项目。但是，基于外部特征点的配准方法，对标记物的放置要求很高，只能用于同一患者不同影像模式之间的配准，不适用于患者之间和患者图像与图谱间的配准，不能对历史图像做回溯性研究。

原则上外部特征点法可用于配准任何模式的图像，而且外部特征点在医学图像中要比内部特征点好识别得多。通过比较图像中记号的位置，配准结果也易于视觉检测。缺点是在使用这些记号时，受试者都要在扫描装置内严格保持不动，有些还是介入性的。相比起来，内部特征点法则对受试者比较友好，而且是全回顾式配准；缺点是内部特征点的寻找相当困难、费事，要求有一定的经验，方法带有一些主观性。

无论是内部特征点还是外部特征点，一经确定，基准标志点的坐标都用于确定两幅图像空间一一映射的几何变换，两幅图像的配准问题就归结为求解对应点集间的变换参数，可以通过迭代最近点法（iterate closest point，ICP）、计算 Hausdorff 距离等方法求得。将求得的变换参数应用于整幅图像，即可完成两幅图像的配准。例如，在立体定向放射外科 X 刀中给病人佩戴的定位头环等，通常在患者的头部固定头戴式定位设备，使患者的头部在图像采集过程中保持固定的位置和方向。也可以使用在不同图像中均可见的外部基准标志点，以实现不同模态图像的配准。现在临床肿瘤放射治疗中通常使用这类方法。这类配准方法的优点是配准计算简单，定位可靠性高。缺点是这种方法是非自动的，技术上在每一次扫描时都需要大量操作，并且定位装置的固定给患者带来痛苦和不便。这是一种需要在成像前进行操作的配准方法，无法做回溯性的研究和应用。

9.4.2　基于表面的图像配准方法

基于表面的配准方法，首先提取两幅图像中对应的曲线或曲面，然后根据这些对应的曲线或曲面决定几何变换。其中最典型的就是头帽算法。头帽算法由 Pelizzari 和 Chen 提出，具体实现方法是从一幅图像轮廓提取点集称为帽子"hat"，从另一副图像轮廓提取表面模型称为头"head"。一般用体积较大的病人图像，或在图像体积大小差不多时用分辨率较高的图像来产生头表面模型。利用头帽算法不仅可实现头颅等三维刚性体图像的配准，而且可用于三维弹性图像的配准。但是，这类方法的最大缺陷是配准精度受限于分割精度，配准前要求勾画相互对应的表面轮廓，而对于边界模糊的功能成像图，如 SPECT，它们的表面轮廓不易提取出来，不易使用此法。

Powell 搜索算法被用来寻求所需的几何变换，即使得帽和头表面间的距离平均平方值最小。许多学者对该算法做了重要改进，例如，用多分辨率金字塔技术克服局部极值问题，用距离变换拟合两幅图像的边缘点，斜面匹配技术可有效地计算距离变换。

9.4.3　基于像素的图像配准方法

基于像素的图像配准方法是直接利用图像中的灰度信息。由于这类方法不需要提取图像的解剖特征，不需要对图像进行分割或数据缩减，而且极大地利用了图像信息，近些年成为人们最感兴趣和重视的研究方法。这类配准方法可分为两种：一种是利用图像的统计信息，典型方法是基于矩和主轴法的配准。该方法对数据缺失较敏感，配准结果不太精确，但算法自动、快速、易实现，主要被用作预配准，以减少后续精确配准时优化算法的搜索区间和计算时间。另一种是利用图像中的所有灰度信息，这种方法是目前研究较多的方法。

基于像素的图像配准方法有很多，按时间发展顺序可分为互相关法、灰度空间熵法、相对熵法、互信息法等，这里重点介绍互信息法。

1. 互信息原理

互信息是信息论中的一个测度，主要用来测量两个随机变量之间的依赖程度。互信息和信号的熵紧密联系在一起，最早是用于通信系统中对输入信号和输出信号之间的联系进行度量的一个测度。在 1995 年，互信息分别被 Colligon 等和 Viola 等首次用于医学图像配准中，随后，研究者们对它进行了大量的研究。

1）熵

熵是用来度量一个信息源所含信息量的测度，由香农（Shannon）最早提出。假设一个信息源 A 输出 N 个消息，其中有 n 个不同的消息，第 i（$i = 1, \cdots, n$）个消息重复 h_i 次，则 h_i / N 为每个输出消息的重复频率，故可用概率替换，即 $P_i = h_i / N$，则该信息源的平均信息量即熵为

$$H(A) = -\sum_{i=1}^{n} P_i \lg P_i \tag{9.21}$$

其中，不同对数的底对应于不同的单位，如以 2 为底时，熵的单位是比特（bit），以 10 为

底时，熵的单位是哈特（Hart），如果以 e 为底，则熵的单位是奈特（nit）。熵表示的是一个系统的复杂性或不确定性。

对于灰度图像来说，可以将图像的灰度看作是一个随机变量，每个点的灰度取值为该随机变量的一个事件，那么根据图像的灰度信息可以计算出每级灰度发生的概率 $P_i = h_i / N$，其中 h_i 为图像中灰度值为 i 的像素点的总数，N 为图像中的像素总数。如果图像中的灰度级越多，像素灰度值分布越分散，则每级灰度的概率值越接近，或者说图像中任一点的灰度值具有很大的不确定性，所获得的信息量也就越大，则该图像的熵值也越大；反之，如果图像中的灰度值分布比较集中，则一些灰度的概率值较大，不确定性减少，熵值较小。

联合熵 $H(A,B)$ 是检测随机变量 A 和 B 相关性的统计量。对于两个随机变量 A 和 B，它们的概率分布分别为 $P_A(i)$ 和 $P_B(j)$，联合概率分布为 $P_{AB}(i,j)$，则它们的联合熵为

$$H(A,B) = -\sum_{i,j} P_{AB}(i,j) \lg P_{AB}(i,j) \tag{9.22}$$

联合熵是两个随机变量相关性的度量。当两个随机变量独立时，它们的联合熵为

$$H(A,B) = H(A) + H(B) \tag{9.23}$$

当两幅图像误配准时，两幅图像的联合直方图变得离散，这时可用联合熵作为离散度的一个测度，通过最小化联合熵可对准两幅图像。

2）互信息

互信息通常用于描述两个系统间的统计相关性，或者是一个系统中所包含的另一个系统中信息的多少，它可以用熵来描述。

如果 $H(A/B)$ 表示已知系统 B 时的条件熵，那么 $H(A)$ 与 $H(A/B)$ 的差值，就代表了在系统 B 中所包含的 A 的信息，即互信息。因此两个系统间的互信息可以用下式来描述：

$$I(A,B) = H(A) + H(B) - H(A,B) = H(A) - H(A/B) = H(B) - H(B/A) \tag{9.24}$$

在多模态医学图像的匹配问题中，虽然两幅图像的来源不同，但是它们是基于人体同一个部位的信息，所以当两幅图像的空间位置完全一致时，它们所共有的信息应该是最大的，即两幅图像对应的互信息最大。

2. 基于互信息的图像配准步骤

互信息配准的原理就是在互信息理论基础上，通过优化算法求出两幅图像之间互信息的最大值，并搜索互信息达到最大值时对应的空间变换参数。其配准过程如下。

（1）在两幅待配准图像中，以一幅图像为基准图像，另一幅图像为浮动图像，计算两幅图像的互信息。

（2）给定一个空间变换，将浮动图像中的点变换到基准图像坐标系中，对变换后处于非整数坐标上的点进行灰度插值，计算基准图像和新的浮动图像间的互信息并建立互信息和空间变换参数间的关系。

（3）通过优化算法，不断改变空间变换参数的值，寻求两幅图像之间互信息的最大值，并搜索互信息达到最大值时对应的空间变换参数。

目前，基于灰度的最大互信息法直接利用图像灰度数据进行配准，避免了因分割图像带来的误差，因而具有精度高、稳定性强、无须进行预处理并能实现自动配准的优点，是人们研究最多的方法之一。

但是，单独利用最大互信息的医学配准方法还存在一些不足。首先，互信息是由两幅图像的联合直方图计算得出的，在直方图评价过程中很容易出现局部极小值，有碍优化过程。为此，有人提出通过改进 PV（Partical Volume）插值算法来降低局部极小值，从而提高配准精度。其次，互信息法虽然考虑了两幅图像所有的灰度信息，但没有考虑到图像像素间的空间位置关系。这使得测度曲线不够光滑，对图像大小的鲁棒性差，易出现误配准。有人提出基于互信息与边缘互距离信息的医学图像配准新测度，这种测度既利用了待配准图像间的灰度互信息，又利用了图像边缘间的互距离均值和互距离方差空间信息，从而改进了互信息测度，结果得到的配准参数曲线光滑且峰值尖锐，收敛范围宽，对图像大小有更强的鲁棒性。

9.4.4　基于变换域的图像配准方法

1）基于傅里叶变换的图像配准方法

基于傅里叶变换的方法是最为典型的变换域配准方法之一。傅里叶变换用于图像配准的基本理论是：图像的平移不影响傅里叶变换的幅值；旋转图像在频域相当于对其傅里叶变换作相同角度的旋转。

相位相关法就是一种基于傅里叶功率谱的频域相关技术。该技术利用傅里叶变换的平移特性，解决了仅存在平移关系的图像间的配准问题。

假设两幅图像 f_1 和 f_2 之间只存在位移关系，平移量为 (x_0, y_0)，即

$$f_2(x, y) = f_1(x - x_0, y - y_0) \tag{9.25}$$

则 f_1、f_2 对应的傅里叶变换 F_1、F_2 之间的关系为

$$F_2(\xi, \eta) = e^{-j2\pi(\xi x_0 + \eta y_0)} * F_1(\xi, \eta) \tag{9.26}$$

对应的频域中两个图像的互能量谱为

$$\frac{F_1(\xi, \eta) F_2^*((\xi, \eta))}{\left| F_1(\xi, \eta) F_2^*((\xi, \eta)) \right|} = e^{j2\pi(\xi x_0 + \eta y_0)} \tag{9.27}$$

其中，F_2^* 是 F_2 的复共轭。平移理论表明，互功率谱的相位差等于图像间的平移量。互功率谱进行逆变换，就可得到一个脉冲函数 $\delta(x - x_0, y - y_0)$。此函数在偏移位置处有明显的尖锐峰值，其他位置的值接近于零，据此就可找到两幅图像间的偏移量。

当图像间存在平移时，正确的配准如图 9.4.1（a）所示，最大峰值位置对应于两图像间的相对平移量。反之，若图像间不满足平移变换关系，则傅里叶逆变换后没有明显的峰值存在，呈现出不规则分布，如图 9.4.1（b）所示。

最初的相位相关法适用于仅存在平移量的图像间的配准，然而在实际中，图像间不仅存在平移量，而且还有旋转角度、缩放尺度等。为此，研究者们对相位相关进行了不同的改进，比较典型的有对数-极坐标变换法（也称为 Fourier-Mellin 法）。除此之外，许多学者也有不同的改进方法。例如，求出平移量；Foroosh 等人提出用 sinc 函数代替 Delta 函数，将相位相关方法的精度扩展到亚像元精度；李中科等人提出利用 Hough 变换和相位相关结合的图像配准方法；Hanzhou Liu 等人提出用伪对数极坐标变换来配准图像；V. Ojansivu 等人提出一种中心对称的模糊不变相位相关法（blur-invariant phase correlation），

对模糊很严重的图像，该方法也能达到亚像元级的配准精度。

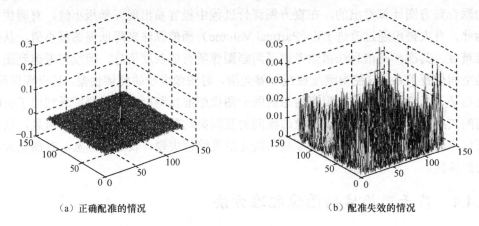

（a）正确配准的情况　　　　　　　　　　（b）配准失效的情况

图 9.4.1　　相位相关法检测平移量示意图

2）基于小波变换的图像配准方法

小波变换是一种信号的时间-频率分析方法，它具有多分辨率分析的特点，在低频部分具有较高的频率分辨率和较低的时间分辨率，在高频部分具有较高的时间分辨率和较低的频率分辨率。

对两幅图像的伸缩、旋转、平移等配准问题，可以转化为对其做小波分解后两幅图像近似分量的伸缩、旋转、平移配准问题。两幅原图像的平移量若为（$2x$, $2y$），则它们分别分解后的两幅图像近似分量的平移量为(x, y)，而旋转角度与小波分解以前相等。

基于上述原理，将待配准的两幅图像进行 3 层小波分解，先对最低分辨率图像进行配准，然后利用配准结果确定前一层的搜索范围，在确定的范围内进行较高分辨率图像的配准，有效地减少了运算量。由于采用多分辨率小波分解的过程本身也是一个图像平滑的过程，所以在用小波做配准时，为了避免陷入局部极值，常常在最低分辨率的图像中采用优化算法，如 Powell 法、共轭梯度法、Levenberg-Marquadrt 法、单纯形法等。

基于变换域的配准方法，除了傅里叶变换和小波变换还有很多方法。例如，2006 年，G. Lazlridis 等人提出一种新的变换形式 Walsh Transform。将 Walsh 变换的思想引入图像配准中，对仅存在旋转和平移的图像进行配准。还有如 Shirin Mahmoudi Barmas 等人提出用 Contourlet 变换提取图像边缘，再以边缘信息为基准进行图像配准。

9.4.5　基于深度学习的图像配准方法

近年来随着深度学习的发展，越来越多的深度学习技术被应用于图像配准领域。最初，大多研究集中于利用深度学习来学习相似性度量，并将其成功地插入到基于强度的迭代配准框架中。如 Cheng 等人使用堆叠式去噪自编码器来学习相似性度量，并将该度量用于评估 CT 和 MR 图像的对齐质量。也有研究将强化学习用在配准中，如 Kai 等人采用强化学习方法对 MR/CT 胸廓进行刚性配准。尽管这些方法在早期取得了成功，但由于方法中的变换估计是迭代的，这可能导致配准速度变慢，特别是在形变配准的情况下，因此监督形变配准应时而生。如 Rohe 等人提出使用 U-net 网络来估计心脏 3D MR 体的形变场。采用网格分段法计算给定图像对的参考形变，并以预测形变场与真实形变场之间的 SSD 作为损失函数。该方法不仅提升了配准的速度，而且效果优于之前的配准方法。由于获取和生成真实的实验数据存在一定的挑战，现在很多研究开始开发用于形变估计的无监督配准框架。如 Li 等人训练了 FCN 网络对大脑 3D MR 体进行形变配准，利用形变图像与目标图像间的 NCC 以及几种常用的正则化项构成该方法中的损失函数。

9.5　医学图像配准中插值技术

由于获得的图像是数字的、离散的，而不是连续的，当对浮动图像进行变换时，将导致变换后图像的网格与原图像网格不一致，这就需要我们对变换后图像中的像素进行赋值。灰度值插值技术主要解决像素灰度级的赋值问题，当确定了参考图像和浮动图像间的空间变换参数之后，需要对配准图像中的像素灰度赋值，实现赋值的方法有正向映射法和反向映射法两大类。所谓正向映射法是指从原始图像上的像素点坐标出发，求出配准后图像上对应的像素点坐标，然后将原始图像上像素点的灰度赋给配准后图像上对应的像素点；反向映射法是指从配准后图像上的输出像素出发，找到原始图像上对应的坐标位置，由于该位置的坐标值可能不是整数，因此需要利用原始图像上该对应位置周围像素点的灰度值通过插值的方法求出该位置的灰度值，然后将其赋给配准后图像上的像素点。常用的灰度级插值方法有最近邻插值法，双线性插值法和立方卷积插值法。

最近邻插值法的实现过程为，配准图像的像素通过反向映射得到原始图像上的一个浮点坐标，对其进行四舍五入取整，得到一个整数坐标，这个整数坐标对应的像素值就是配准图像对应像素的像素值。也就是说，取原始图像浮点坐标最近邻的点对应的像素值赋给配准图像，其过程如图 9.5.1 所示。

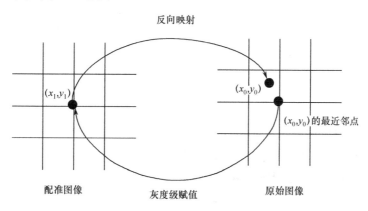

图 9.5.1　最近邻插值法示意图

在图像配准的灰度级插值过程中，经常需要处理出界点的问题。出界点是指反向映射点超出原图像区域，比如在集合变换时，反向映射点坐标值为负值。对于不在原图中的点，可以直接将它的像素值统一设置为某一固定值或者将它的灰度值等于和它相邻的且在原图中有映射点的像素灰度值。

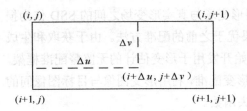

图 9.5.2　双线性插值方法计算示意图

双线性插值方法假定内插点 P 四周 4 个点围成的区域内的灰度变化是线性的，从而可以用线性内插法，根据 4 个临近像素的灰度值，计算出内插点 P 的灰度值。双线性插值法的计算示意图如图 9.5.2 所示。

假设浮动图像通过反向映射得到参考图像上的一个浮点坐标为 $(i+\Delta u, j+\Delta v)$，其中 i, j 为正整数，Δu，Δv 为[0,1]区间内的纯小数，则 $f(i+\Delta u, j+\Delta v)$ 的值可由原始图像中坐标为 (i,j)、$(i+1,j)$、$(i,j+1)$、$(i+1,j+1)$ 所对应的 4 个像素值共同决定

$$f(i+\Delta u, j+\Delta v)=(1-\Delta u)(1-\Delta v)f(i,j)+\Delta u(1-\Delta v)f(i,j+1)+$$
$$(1-\Delta u)\Delta v f(i+1,j)+\Delta u \Delta v f(i+1,j+1) \tag{9.28}$$

立方卷积插值法根据反向变换点 P 周围邻域 16 个像素点的灰度值按一定的加权系数计算加权平均值，从而内插出反向变换点的灰度值。立方卷积插值法的计算示意图如图 9.5.3 所示。

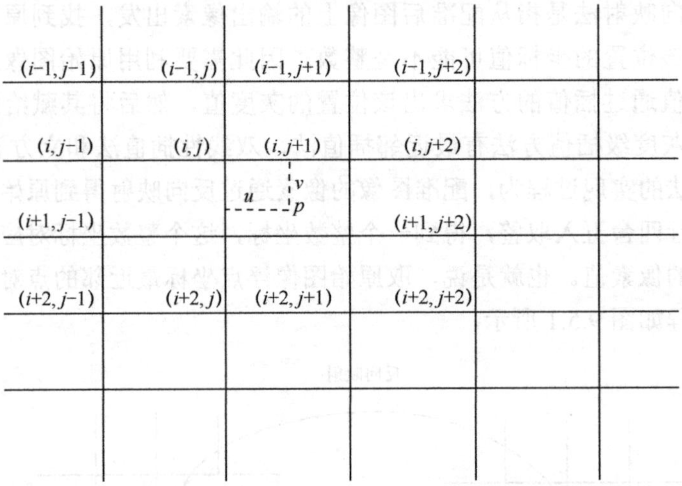

$(i-1,j-1)$	$(i-1,j)$	$(i-1,j+1)$	$(i-1,j+2)$	
$(i,j-1)$	(i,j)	$(i,j+1)$	$(i,j+2)$	
$(i+1,j-1)$			$(i+1,j+2)$	
$(i+2,j-1)$	$(i+2,j)$	$(i+2,j+1)$	$(i+2,j+2)$	

图 9.5.3　立方卷积插值法计算示意图

假设浮动图像通过反向映射得到参考图像上的一个浮点坐标为 $(i+u, j+v)$，其中 i, j 为正整数；u, v 为[0,1]区间内的纯小数，则 $f(i+u, j+v)$ 的值可由原始图像中以 P 为中心邻域的 16 个像素的灰度值共同决定，其计算公式为

$$f(i+u, j+v)=A*B*C* \tag{9.29}$$

$$A=[s(1+v)\quad s(v)\quad s(1-v)\quad s(2-v)] \tag{9.30}$$

$$B=\begin{bmatrix} f(i-1,j-1) & f(i-1,j) & f(i-1,j+1) & f(i-1,j+2) \\ f(i,j-1) & f(i,j) & f(i,j+1) & f(i,j+2) \\ f(i+1,j-1) & f(i+1,j) & f(i+1,j+1) & f(i+1,j+2) \\ f(i+2,j-1) & f(i+2,j) & f(i+2,j+1) & f(i+2,j+2) \end{bmatrix} \tag{9.31}$$

$$C = \begin{bmatrix} s(1+u) \\ s(u) \\ s(1-u) \\ s(2-u) \end{bmatrix} \tag{9.32}$$

$s(w)$ 为插值加权系数函数，其表达式为

$$s(w) = \begin{cases} 1-2|w|^2+|w|^3 & |w|<1 \\ 4-8|w|+5|w|^2-|w|^3 & 1 \leqslant |w|<2 \\ 0 & |w| \geqslant 2 \end{cases} \tag{9.33}$$

以上方法很容易推广到 3D 图像。参见图 9.5.4，设点(u', v', w')的 8 个最近邻像素为 O、P、Q、R、S、T、U、V。它们的坐标分别为(i,j,k)，$(i,j,k+1)$，$(i+1,j,k)$，$(i+1,j,k+1)$，$(i,j+1,k)$，$(i,j+1,k+1)$，$(i+1,j+1,k)$，$(i+1,j+1,k+1)$。它们的灰度值分别为 $g(O)$，$g(P)$，$g(Q)$，$g(R)$，$g(S)$，$g(T)$，$g(U)$，$g(V)$。先计算出 A、B、C、D 这 4 个点的灰度值

$$g(A) = (z-k)[g(P)-g(O)]+g(O) \tag{9.34}$$

$$g(B) = (z-k)[g(R)-g(Q)]+g(Q) \tag{9.35}$$

$$g(C) = (z-k)[g(T)-g(S)]+g(S) \tag{9.36}$$

$$g(D) = (z-k)[g(V)-g(U)]+g(U) \tag{9.37}$$

再利用式（9.28）就可得到在(u', v', w')点的灰度值。

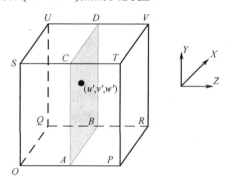

图 9.5.4　3D 图像的双线性插值

9.6　医学图像配准方法的评估

图像配准，特别是多模态图像配准结果的评估一直是一件很困难的事情。由于待配准的多幅图像基本上都是在不同时间或/和条件下获取的，所以没有绝对正确的配准，即不存在什么金标准（golden standard），只有相对的最优配准。在此意义上，最优配准算法与配准的目的有关。

为了全面评价一种配准算法的优劣，一般的评价标准包括算法的精度、速度、通用性、鲁棒性、自动性等。在不同的应用环境下，需要根据实际情况，选择合适的指标。下面对常用评价标准进行介绍。

1）算法精度

配准精度是衡量配准效果的指标。一种办法是请有关领域的医学专家对配准效果做出定性的评价。这种评价带有很强的主观性，而且不能得到定量的结论。如果能于成像前在实验对象上进行标注，可以将这些先验知识作为配准的"金标准"，将配准结果和"金标准"进行比较计算配准误差。"金标准"方法对于成像过程要求较高，一般只有某些有条件的研究机构才能实现。其中最著名的是 9.4.1 节提到的美国 Vanderbilt 大学 Michael Fitzpatrick 教授领导的回顾性配准评估项目，它提供了一套开源配准数据库和评价方案。数据库涵盖了多种常见模态下的三维人脑体数据，并在人脑表面用螺钉进行标注，但是提供给研究人员的数据中隐去了这些标注点。该评估项目是一种"双盲"性的研究过程，即评估人员不知道项目研究成员的配准算法，而研究人员也不知道"金标准"，直到提交所有的配准结果，这样就使得对算法的评估更加真实、可靠。

另一类方法是进行仿真实验，对于弹性配准使用较多。例如，某套已配准的刚性数据，对其中一幅施加某种形变，作为待配准图像，实际配准变换就是所施加形变的逆操作。对于单模态和多模态配准都能用这种方式设计仿真实验。

2）算法速度

速度体现算法的时间复杂度。算法研究的目的之一就是要尽量减少运行时间，实时性的算法将有更大的临床价值。除了本身的计算复杂度外，配准算法的实际运行时间还与具体运行平台、硬件条件和编程语言有关。因此，有时也考虑间接地比较算法速度，例如，统计搜索算法迭代次数以比较配准算法的搜索效率。

3）算法的通用性

通用性考察配准算法是否只针对特定器官组织有效，对于高维数据是否同样适用。基于特征的配准由于涉及特征提取或分割操作，一般来说，通用性较差。互信息法对待配准数据没有任何要求，具有很强的通用性。

4）算法的鲁棒性

鲁棒性是指准确性的稳定度，或者一个算法在一个或多个输入参数变化的时候的可靠性。鲁棒性可以根据图像间的噪声、灰度/几何变化，不相似区域的百分比测量得到。配准算法的鲁棒性可以通过找到它的一个或多个输入参数变化，算法的准确性和可靠性的能力来确定。准确性或者可靠性的稳定度可以被量化，当输入参数变化时，使用标准的准确性或者可靠性的偏差。这个标准偏差越小，算法的鲁棒性越高。如果有许多输入参数，没有一个会影响算法的准确性或者可靠性，则算法的鲁棒性对于每一个输入参数能够被确定。

一个算法也许对于噪声是高鲁棒性的，但是对于几何变化却不具有鲁棒性，则该算法并不能称为是鲁棒的。也就是说，算法的鲁棒性能够使得它在所有输入参数改变时，其准确度或可靠性不会发生很明显的改变。一个低准确率或者可靠性的算法不被认为是鲁棒的，鲁棒的算法应该具有连续高的准确度或者可靠性。它决定了算法的使用价值。好的配准算法应避免出现误配准，保证结果的正确性。配准模型特征空间、搜索空间、搜索算法和相似性测度的选择都会影响配准算法的可靠性。

5）算法的自动性

自动性是指配准过程中人的参与程度。配准算法可以分为全自动、半自动和交互式三种。全自动式只需要提供相应的图像或信息输入，交互性最小。半自动式除了待配准图像，还需要使用者为算法进行初始化，包括一些参数的设定、初始值的选择等。交互式要求使用者在软件的帮助下亲自进行配准，交互性最高。若交互程度太大，显然会导致配准算法的实用性降低。全自动式虽然实用性强，但是如果能进行适当的交互，可以大大简化和加速配准过程，提高可靠性。

第 10 章 医学图像可视化技术

医学图像可视化是可视化技术在医学领域的一个重要应用，是当前医学图像处理的研究热点。医学图像可视化是指利用二维医学切片序列图像重建三维图像模型并进行定性和定量分析的技术，该技术可从二维序列图像中获取组织的三维结构信息，还能够为用户提供更逼真的显示手段和定量分析工具。医学图像可视化技术作为有力的辅助手段，能够弥补医学成像设备在成像上的不足，能够为用户提供具有真实感的三维医学图像，便于用户从多角度、多层次进行观察和分析，并且能够使用户有效地参与数据的分析和处理过程，在辅助医生诊断、手术仿真、引导治疗等方面都可以发挥重要作用。因此，面向医学领域的可视化研究得到了广泛的关注，逐渐形成了具有特色的一门学科。本章节讲解了三维可视化技术的发展历程和相关医学领域的具体应用，三维绘制系统的框架流程，并对各个模块的功能进行了简要的描述，主要介绍了可视化技术的面绘制、体绘制的具体算法及相应的改进算法。最后，简要地介绍了相应的绘制软件。

10.1 医学图像可视化技术概述

10.1.1 医学图像可视化技术的产生

传统医学影像设备只是简单地对人体某些断层进行扫描获得相应的影像数据，然后由影像设备输出到胶片或显示屏供影像医师阅片。影像医师借助这些采集到的二维断层图像分析病人的病灶部位以及病灶和周围组织之间的关系等,但二维图像只表示某断层的信息，不能提供人体内部组织、器官的结构信息。因此，阅片人多需要凭借经验估计病灶的结构、形态，以及其跟周围组织的关系，使得诊断带有一定主观判断，从而诊断结果的准确与否与阅片人的临床经验有很大关系。医学图像的三维可视化在此基础上应运而生，它可以将医疗影像数据的真实感官效果显示给阅片人，使其准确地确定病灶的空间位置、大小、几何形状及其周围组织的空间关系，可以对病人的影像数据进行多方位、多层次的观察，减少主观判断和临床经验的不足对诊断结果造成的影响。通过重建三维数据达到重构人体器官组织及病变部位的目的，从而提高医疗诊断和治疗的精确性和科学性。医学图像三维可视化技术在提供医生诊断信息、模拟手术、临床诊断和治疗等方面都发挥着至关重要的作用。

三维可视化研究从 20 世纪 70 年代中期开始，伴随着影像技术的产生和不断进步而发展。目前已经成为信息领域中最引人注目、发展最快的方向之一。早在 1975 年，Keppel 即已提出用三角面片拟合物体表面的平面轮廓重建形体的切片级表面重建方法，1979 年 Herman 等提出立方体方法，即用边界体素的表面拼接代表物体表面的体素级表面重建方法，初步建立了体视化的基本思想。在 80 年代的体视化研究中，人们提出了大量算法，如移动立方体法、分解立方体法、灰度梯度明暗计算方法等。其中最引人注目的是基于体素的显示方法，这种方法不需要构造物体的表面，而直接对体数据进行显示。在 20 世纪 90 年代，三维可视化及测量系统的研究走向实用，国内外出现了一批优秀的可视化软件系统，这些系统主要运行在大型机和工作站上，或者作为 CT 机、MRI 机、激光共聚焦显微镜等某些专用设备的配套软件。

10.1.2　医学图像可视化的应用

医学图像可视化技术在临床诊断和治疗等方面发挥着越来越重要的作用，主要体现在以下几个方面。

1）辅助诊断

三维建模可以重构出人体组织和器官的解剖结构，便于影像医师从多角度、多层次进行观察和分析，能够对病灶及其他感兴趣的组织进行定性和定量分析，并使病患人员能够有效地参与和了解诊疗过程，从而提高临床诊断的准确性和正确性，提高治疗效果。

2）虚拟手术

虚拟手术过程为操作者提供了极具真实感和沉浸感的虚拟临场环境，医生在虚拟手术过程中能够观察专家的处理方法，并可重复学习。此外，计算机还能够给出每次手术练习的评估。

3）制定手术规划

依据手术前获得的图像数据和建立的三维模型，可帮助医生制定手术规划，选择最佳手术方案，提高定位精度，减少手术损伤和邻近组织损害，提高手术的成功率。

4）数字化解剖模型

根据一些数据重建人体的三维可视化模型，立体地显示人体、器官和组织的解剖结构，对于教学、技术培训有重要的意义。目前许多国家和研究机构建立了大量的人体切片数据库，供研究和教学使用。

5）数字化手术教学训练

经过图像处理和插值后的切片医学图像，根据科学计算可视化方面的知识进行计算机三维建模，能够获得人体部位的三维模型，医生可以对三维模型进行手术仿真，在虚拟环境下进行手术，既不会发生意外，又可以提高术前医生的协作能力。

6）放射治疗

放射治疗前，根据手术前获得的图像数据和建立的三维模型，可以提高病灶的单位精度，避免正常组织遭受不必要的放射性照射。

7）手术导航术中实时监测

手术过程中，通过超声、CT、MRI 的实时扫描反馈，在图像的引导下进行定位，将计算机重建的三维模型和实际手术定位匹配，可以很好地引导医生进行手术等。

10.1.3　医学图像可视化的分类

目前，医学图像的可视化方法，根据绘制过程中数据描述方法的不同可分为两大类：间接绘制方法和直接绘制方法。间接绘制方法是由三维空间数据场构造出如曲面、平面等中间几何图元，然后由传统的计算机图形学技术实现表面绘制，也称为面绘制；直接绘制方法并不构造中间几何图元，而是直接由三维数据场产生屏幕上的二维图像，所以也称为直接体绘制（direct volume rendering）或体绘制（volume rendering），如图 10.1.1 所示。

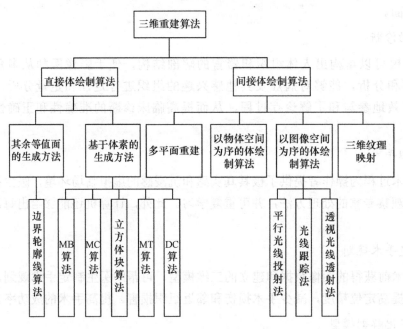

图 10.1.1　三维重建算法分类

10.2　医学图像可视化的过程

三维空间数据场的可视化是科学计算可视化技术的核心。尽管三维空间数据的类型各不相同，数据分布及连接关系相差较大，但可视化的基本流程却大致相同。实现人体组织切片图像三维重建主要包括以下几个步骤，如图 10.2.1 所示。首先要获取目标图像序列；然后对图像序列进行预处理，以获取用于重建图像的数据；最后由可视化映射所获得的图像数据重建出人体器官的三维图像并进行显示。

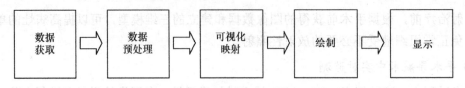

图 10.2.1　三维可视化流程图

1）数据获取

由测量仪器或计算机数值模拟产生数据。计算机数值模拟的结果形成数据文件，文件格式由用户定义，可以方便地输入到计算机中。但是，有些测量仪器产生的数据文件格式是专用的，只有掌握了专用文件格式，才能将数据正确地输入到计算机中。目前，从测量仪器获取的数据主要有 CT、MRI、US、SPECT 和 PET 等。各种影像检测技术和方法的成像原理各有不同，由此得到影像的层间距离、分辨率、图像尺寸等也各不相同。表 10.1.1 展示了几种典型医学成像方式的数据对比情况。

表 10.1.1　各种成像方式的数据对比

	CT	MRI	超声波	SPECT	PET
层间距离	1～15mm	2～10mm	1～3mm	9～15mm	5～9mm
获得图像矩阵尺寸	256×256 或 512×512	256×256 或 512×512	128×128	64×64 或 128×128	256×256 或 1024×1024
分辨率	0.5～2mm	0.5～2mm	1.27mm	3.5～10mm	2.7～7.8mm
成像质量	X 射线投射	高频 RF 传播和外部磁场	超声波	γ 射线发射	β^+ 衰变生成的一对 γ 射线
物理变量	X 射线线性衰变	受 RF 脉冲激励的质子发射的一个 RF 信号	声阻抗	对有放射性标志的生化化合物的吸收	对放射性同位素构成的生化化合物的吸收
数据意义	材料密度	T_1、T_2 加权的自由氢密度	材料的边界核均匀度	生物化学活性	生物化学活性

2）数据预处理

在实际应用中，可视化过程处理的数据主要包括数值数据、几何数据和图像数据。根据原始数据的具体情况和感兴趣的数据对象的不同，应用计算机处理技术以及图形图像学技术，对原始数据进行相应的操作处理。一般对于数据量较大的原始数据场，首先对其进行格式的转变，如果灰度图像的分辨率是 8bits，则图像像素点的取值范围为 0～255。同时也可以根据兴趣区域的不同，对分类提取出的兴趣区域赋予伪彩色值。对于这些数据的处理和研究包括以下四个方面：

（1）数据格式转化及其标准化，主要根据 DCIOM 标准，将仪器获得的图像转换成 RGB 图像或灰度图像；

（2）数据描述语言和操作语言；

（3）数据变换技术，对原始数据的变换处理主要有滤波处理、平滑处理、网格重新划分等；

（4）数据压缩与解压缩技术。

同时，对原始图像准备阶段的处理也是图像处理的重要部分，包括图像匹配和图像融合。图像匹配保证断层图像之间严格对齐，可以对同一成像方式下获得的两次结果或者不同成像方式下获得的结果进行匹配。通过不同成像坐标系统之间的变换矩，将所有的图像变换到同一个公共坐标系统下，简化图像结果。图像融合解决了图像不同数据之间合成表示的问题。对于不同模态的图像，采用逻辑运算的方式实现图像的合成，获得图像之间不互相覆盖的结构信息，从而获得完整的组织器官信息。这样，观察者就能够对病理区域有全面了解。

3）可视化映射

可视化映射是整个流程的核心，其目的是将经过处理的原始数据转换为可供绘制的几何图素和属性。这里"映射"的含义包括可视化方案的设计，即决定在最后的图像中应该看到什么，又如何表现出来，同时如何用形状、颜色及其他属性表示出原始数据中人们感兴趣物体的性质及特点。可视化映射实现的方案多种多样，设计者可根据需要进行选择。主要包括以下几种类型图素：

（1）点图素：零维信号，如粒子等；

（2）线图素：一维信号，如直线、流线等；

（3）面图素：二维信号，如等值面、流面等。

可视化技术处理的数据类型应随应用领域的不同而改变，从而对不同类型应采取不同的可视化技术。在映射过程中，通过设定的阈值或者相应的数值区间来选取图像颜色值和不透明度值，实现对数据的分类。

4）绘制

整体绘制部分是将上一步产生的具有不同属性的几何模型转换成各种显示的图像。此过程包括利用形状、颜色、阻光度等图像属性，应用一定光照模型，显示出原始数据中感兴趣的区域和内容。

通过透视投影或者平行投影的方法，将几何图像转变为重构图像。绘制过程中通常采用雾的深度衰减、光亮度的深度衰减以及明暗处理等技术，来增强绘制图像的深度信息，增强图像真实感。在明暗处理过程中，中心差分法和最小二乘法应用比较广泛。单元内每一点的梯度值，反映了测量数据值在对应点的变化程度。每个点的梯度值通常被看成是该点曲面的法矢量，进而结合环境光系数、漫反射系数或者镜面反射系数等参数，增强绘制图像的真实感效果。当前快速发展的计算机图像学技术还提供了丰富的图像处理方法，包括扫描转换、隐藏面的消隐、光照模型、明暗处理、透明与阴影处理、纹理映射以及反走样等。在图形工作站上，这些工作可借助已有图形软件包及图形硬件来完成。

5）显示

将绘制结果图像，按照用户指定的形式显示在显示设备上，包括显示窗的大小和位置，存储格式及输出设备类型等。同时，用户可根据交互参数，通过显示驱动程序送到其他软件层中的各个功能模块中，对绘制出的结果图像进行交互操作。

具体过程如图 10.2.2 所示。

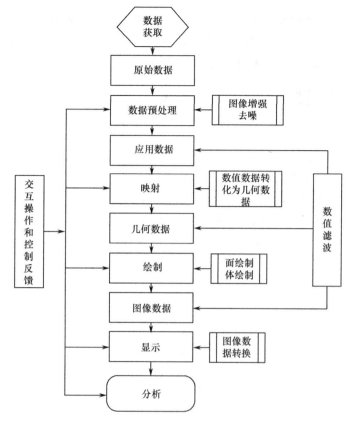

图 10.2.2　医学图像可视化过程

10.3　面绘制技术

10.3.1　表面表达与绘制方法

表面绘制是基于表面表达的三维物体显示方法，其输入数据是对分割后的结构进行小面片近似重建结果。因为只有三角形能够保证在三维空间中小面的平面性，有利于绘制中的小面填充和法线计算，因此一般小面片多为三角形。具有明暗效应的表面显示在三维表面可视化中十分有用。

表面绘制显示是通过一些视觉提示，如透视投影、光照模型、纹理、阴影以及立体影像等来获取表面显示的三维视觉感。表面绘制流程如图 10.3.1 所示。

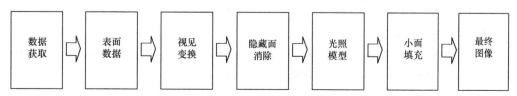

图 10.3.1　表面绘制流程图

移动立方体算法（marching cubes，MC）是典型的表面绘制算法，它将基于表面检测的表面绘制方法提高到一个新的水平。本章还将简要介绍 Discretized Marching Cubes 算法、Marching Tetrahedra 算法和剖分立方体算法等。

10.3.2　体素模型与等值面的定义

1）体素模型

在三维空间的某一区域内进行均匀采样，采样间距分别为 Δx、Δy、Δz，则体数据可以用三元函数 $f(x,y,z)$ 来表示。

把每 8 个相邻采样点所构成的立方体（cube）区域定义为一个体素（voxel），这 8 个采样点称为该体素的顶点（vertexs），它们的坐标分别为 (i,j,k)，$(i+1,j,k)$，$(i+1,j+1,k)$，$(i,j+1,k)$，$(i,j,k+1)$，$(i+1,j,k+1)$，$(i+1,j+1,k+1)$ 和 $(i,j+1,k+1)$，如图 10.3.2 所示。对于体素内的任意一点，其值可由所在体素的 8 个顶点的三线性插值来估计。

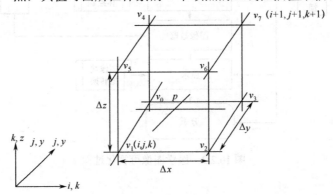

图 10.3.2　体素模型

因此，图中的 $p(x,y,z)$ 点对应的采样值应估计为 $v_0 \sim v_7$ 这 8 个点在体素区域内三线性插值的结果。若记 v_0 的坐标为 (x_0,y_0,z_0)，v_6 的坐标为 (x_1,y_1,z_1)，则有

$$
\begin{aligned}
p = {} & \frac{x_1-x}{\Delta x} \times \frac{y_1-y}{\Delta y} \times \frac{z_1-z}{\Delta z} \times v_0 + \frac{x_1-x}{\Delta x} \times \frac{y-y_0}{\Delta y} \times \frac{z_1-z}{\Delta z} \times v_1 + \\
& \frac{x-x_0}{\Delta x} \times \frac{y-y_0}{\Delta y} \times \frac{z_1-z}{\Delta z} \times v_2 + \frac{x-x_0}{\Delta x} \times \frac{y_1-y}{\Delta y} \times \frac{z_1-z}{\Delta z} \times v_3 + \\
& \frac{x_1-x}{\Delta x} \times \frac{y_1-y}{\Delta y} \times \frac{z-z_0}{\Delta z} \times v_4 + \frac{x_1-x}{\Delta x} \times \frac{y-y_0}{\Delta y} \times \frac{z-z_0}{\Delta z} \times v_5 + \\
& \frac{x-x_0}{\Delta x} \times \frac{y-y_0}{\Delta y} \times \frac{z-z_0}{\Delta z} \times v_6 + \frac{x-x_0}{\Delta x} \times \frac{y_1-y}{\Delta y} \times \frac{z-z_0}{\Delta z} \times v_7
\end{aligned}
\tag{10.1}
$$

经过整理得到
$$
f(x,y,z) = p(x,y,z) = a_0 + a_1 x + a_2 y + a_3 z + a_4 xy + a_5 yz + a_6 zx + a_7 xyz
\tag{10.2}
$$
其中，$a_{0,1,\cdots,7}$ 是由 $v_0 \sim v_7$ 这 8 个顶点的值决定的常数。

2）等值面定义

等值面是空间所有具有某个相同值的点的集合，表示为

$$\{(x,y,z)\,|\,f(x,y,z)=c\},c\text{是常数} \tag{10.3}$$

等值面并非存在于每个体素中，当体素的 8 个顶点值都大于或都小于 c 时，体素内部不存在等值面。只有在既包含大于 c 的顶点也包含小于 c 的顶点的体素内部才会存在等值面，这样的体素称为边界体素。

要求取等值面与边界体素的交线方程，设体素一个表面的方程为 $z=z_0$，代入式（10.3），可得

$$b_0+b_1x+b_2y+b_3xy=c \tag{10.4}$$

其中，$b_{0,1,2,3}$ 是 $a_{0,1,\cdots,7}$ 的线性组合。

因此，三次曲面的等值面与体素表面的交线是一条双曲线。被等值面穿过的相邻体素中都包含等值面的一部分，或称为等值面片。因此，也可以认为等值面是由许多等值面片组成的连续曲面。

由三次曲面描述的等值面，构造和显示都十分复杂。因此，在计算机图形学中，采用了通过三角片拟合来构造等值面的方法。本章中介绍的 MC 算法，就是在边界体素中生成三角面片，以三角面片拟合等值面的方法。

10.3.3 移动立方体算法（MC）

MC 算法本质上就是从三维的数据场或体素中抽取由多边形面片组成等值面的算法。在二维的时候，称移动正方形（marching square）方法。

该算法逐个遍历数据场，每 8 个顶点组成一个立方体为最小处理单元，然后确定该立方体上是否有等值面，如果有，则计算等值面与立方体棱边的顶点。这样按照一定顺序把所有立方体遍历，最终可以得到所想要的曲面，即等值面。

1. MC 算法的基本原理

MC 算法中，假定原始数据是离散的三维空间规则数据场，前述医学影像中 CT 及 MRI 等产生的图像均属于这一类型。MC 算法的基本思想是逐个处理数据场中的立方体或称为体素，分类出与等值面相交的立方体，采用插值计算出等值面与立方体边的交点。根据立方体每一顶点与等值面的相对位置，将等值面与立方体边的交点按一定方式连接生成等值面，作为等值面在该立方体内的一个逼近表示。因而，MC 算法中每一单元内等值面抽取的两个主要计算是：① 体素中由三角片逼近的等值面计算；② 三角片各顶点法向量计算。

1）体素中等值面剖分方式的确定

MC 算法的基本假设是沿着立方体的边界数据场呈连续线性变化，也就是说，如果一条边的两个顶点分别大于、小于等值面的值，则在该边上有且仅有一点是这条边与等值面的交点。确定立方体体素中等值面的分布是该算法的基础。

首先对立方体的 8 个顶点进行分类，以判定其顶点是位于等值面之外，还是位于等值面之内。再根据 8 个顶点的状态，确定等值面的剖分模式。顶点分类规则如下：

① 如立方体顶点的数据值不小于等值面的值，则定义该顶点位于等值面之外，记为"0"；

② 如立方体顶点的数据值小于等值面的值，则定义该顶点位于等值面之内，记为"1"；

　　由于每一体素共有 8 个顶点，每个顶点共有 2 个状态，因此各体素共有 256 种组合状态。根据互补对称性，即体素的顶点标记进行 0 变为 1 或 1 变为 0 的置反不影响该体素内三角面片的拓扑结构，这样 256 种构型可简化为 128 种。若再根据旋转对称性，可将这 128 种构型进一步简化为 15 种。图 10.3.3 给出这 15 种基本构型的三角剖分，其中黑点表示标记为 1 的角点。对于 8 个角点的标记都为 1 或者都为 0 的体素，它属于 "0" 号构型，即没有等值面穿过该体素。当只有一个角点标记为 1 时，即 "1" 号构型，用一个三角片代表体素内的等值面片，它将该角点与其他 7 个角点分成两部分。对于其余几种构型，将产生多个三角面片。在 Lorensen 的处理中，首先建立一个 "构型—三角剖分" 查找表，它包含 256 个索引项，每个索引项包含索引，旋转以及指向 15 种三角剖分中的一种的指针。其中，索引是体素 8 个角点标记的有序二进制编码，即

| V0 | V1 | V2 | V3 | V4 | V5 | V6 | V7 |

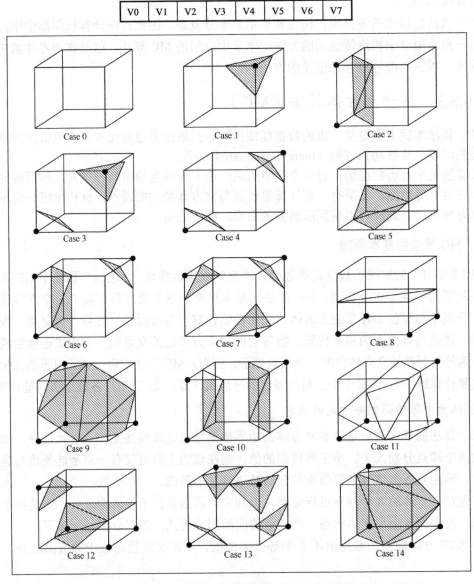

图 10.3.3　立方体中等值面 15 种构型

Lorensen 的方法是，对于每个体素，首先根据它的索引在"构型—三角剖分"查找表中确定其三角剖分形式，然后根据相应索引项中的旋转参数确定最终的三角剖分。

2）等值面与体素边界交点计算

在确定立方体内三角剖分模式后，就要计算三角面片顶点位置。当三维离散数据场的密度较高时，即体素较小时，可以假定函数值沿体素边界呈线性变化，这就是 MC 算法的基本假设。因此，根据这一基本假设，可以直接用线性插值计算等值面与体素边的交点。

对于某棱边，如果它的两个端点 v_1、v_2 标记不同，那么等值面一定与此棱边相交。

① 三角形顶点在与 x 轴平行的棱边上时，设该棱边两端点为 $v_1(i,j,k)$、$v_2(i+1,j,k)$，则交点为 $v(x,j,k)$，其中

$$x = i + \frac{c - f(v_1)}{f(v_2) - f(v_1)} \tag{10.5}$$

② 三角形顶点在与 y 轴平行的棱边上时，设该棱边两端点为 $v_1(i,j,k)$、$v_2(i,j+1,k)$，则交点为 $v(i,y,k)$，其中

$$y = j + \frac{c - f(v_1)}{f(v_2) - f(v_1)} \tag{10.6}$$

③ 三角形顶点在与 z 轴平行的棱边上时，设该棱边两端点为 $v_1(i,j,k)$、$v_2(i,j,k+1)$，则交点为 $v(i,j,z)$，其中

$$z = k + \frac{c - f(v_1)}{f(v_2) - f(v_1)} \tag{10.7}$$

其中，c 为等值面的阈值。

求出了等值面与体素棱边的交点以后，根据索引表确定的三角剖分，即可将这些交点连接成三角面片，得到该体素内的等值面片。

3）等值面与体素边界交点的法向计算

为利用可视化平台显示等值面图像，必须给出形成等值面的各三角面片的法向，选择适当的光照模型进行光照计算，生成真实感图形。对于等值面上的每一点，其沿面的切线方向的梯度分量应该是零，该点的梯度矢量方向也就代表了等值面在该点处的法向。但等值面往往是两种具有不同密度的物质的分界面，其梯度矢量不为零，即

$$g(x,y,z) = \nabla f(x,y,z) \tag{10.8}$$

直接计算三角面片的法向费时，而且为了消除各三角面片之间明暗度的不连续变化，只要给出三角面片各顶点处的法向，并采用哥罗德模型绘制各三角面片即可。

此处采用中心差分计算出体素各角点处的梯度，然后再次通过体素棱边两个端点处梯度的线性插值求出三角面片各顶点的梯度，也就是各顶点处的法向，从而实现等值面的绘制。体素角点的中心差分公式如下：

$$g_x = \frac{f(x_{i+1}, y_j, z_k) - f(x_{i-1}, y_j, z_k)}{2\Delta x}$$

$$g_y = \frac{f(x_i, y_{j+1}, z_k) - f(x_i, y_{j-1}, z_k)}{2\Delta y} \tag{10.9}$$

$$g_z = \frac{f(x_i, y_j, z_{k+1}) - f(x_i, y_j, z_{k-1})}{2\Delta z}$$

其中，Δx、Δy、Δz 分别是体素的边长。

4）MC 算法抽取等值面的算法流程

MC 算法求等值面的步骤如下：

（1）将三维离散规则数据场分层读入；

（2）扫描两层数据，逐个构造体素，每个体素中的 8 个角点取自相邻的两层；

（3）将体素每个角点的函数值与给定的等值面阈值 c 进行比较，根据比较结果，构造该体素的索引表；

（4）根据索引表得出与等值面有交点的棱边；

（5）通过线性插值方法计算出体素棱边与等值面的交点；

（6）利用中心差分方法，求出体素各角点处的法向量，再通过线性插值方法，求出三角面片各顶点处的法向量；

（7）根据各三角面片各顶点的坐标及法向量绘制等值面图像。

5）MC 算法描述

```
for(k=1; k<Nz; k++)
{   读入 k-1, k, k+1 和 k+2 四层数据点值
for(j=1; j<Ny; j++)
  {   for(i=1; i<Nx; i++)
    {
        a. 由(i,j,k), (i+1,j,k), (i+1,j+1,k), (i,j+1,k), (i,j,k+1),
           (i+1,j,k+1), (i+1,j+1,k+1). (i,j+1,k+1)组成当前立方体体素的 8 个角点 V0,V1,…,
           V7,判定 V0,V1,…,V7 与等值面的相对位置（内或外），并由此决定当前体素的索
           引下标值 Index。
        b. 由 Index 取出构造索引表中的等值面片的连接方式 P。
        c. 由线性插值计算出体素棱边上等值面交点的位置和相应法向量。
        d. 将根据 P 确定的次序构造等值面的三角面片放入输出的等值面几何表示中。
        end
    }
  end
    }
end
    }
```

2. MC 算法生成等值面的近似表达与连接的二义性

MC 算法构造的三角面片是待求等值面的近似表示。在 MC 算法中，等值面与体素边界的交点是基于函数值在体素边界上做线性变化这一假设而求出来的。当数据场密度高、体素较小时，这一假设接近于实际情况。例如，由 CT 或 MRI 得到的医学图像就属于这种情况。但是，在稀疏的数据场中，体素较大，如果仍然认为函数值在体素边界上具有线性变化，将会产生较大误差。这时，需要根据不同的应用背景对体素边界上的函数值做其他

适当的假设，才能较准确地求出等值面。

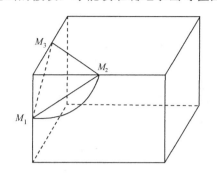

图 10.3.4　MC 算法生成等值面的近似表达

另外，即使函数值沿体素边界作线性变化这一假设符合实际情况，通过线性插值求出的交点位置准确。但是，将体素中同一个面上两条相邻边上的交点简单地用直线连接起来也是一种近似，如图 10.3.4 所示。

由前面的分析可知，与方向无关的三线性插值模型生成的等值面为三次曲面，可以方便地求出等值面与体素边界面的交线方程。为不失一般性，设某边界面所在平面的方程为 $z=z_0$，代入等值面定义公式

$$\{(x,y,z)\,|\,f(x,y,z)=c\} \tag{10.10}$$

得

$$b_0+b_1x+b_2y+b_3xy=c \tag{10.11}$$

其中

$$b_0=a_0+a_3z_0$$
$$b_1=a_1+a_6z_0$$
$$b_2=a_2+a_5z_0$$
$$b_3=a_4+a_7z_0$$

其中，$a_{0,1,\cdots,7}$ 是由 $v_0\sim v_7$ 这 8 个顶点的值决定的常数，$b_{0,1,2,3}$ 是 $a_{0,1,\cdots,7}$ 的线性组合。

显然，式（10.11）表示的是一对双曲线，如果用一条直线来表示这条双曲线，则会引起误差。

对于体素较小的情况，如 CT、MRI 等医学图像，当 z 方向间距较大时，可以用断层间插值方法来减小 z 间距，这种近似引起的误差是可以忽略的。

1）等值面连接方式上的二义性

在 MC 算法中，在体素的一个面上，如果值为 1 的角点和值为 0 的角点分别位于对角线的两端，则可能会有两种连接方式，因而存在连接上的二义性问题。如图 10.3.5 所示，这样的面称为二义性面，包含一个以上的二义性面的体素即为具有二义性的体素。在图 10.3.3 的 15 种构型中，第 3，6，7，10，12，13 等 6 种构型具有二义性。

MC 算法存在着连接方式上的二义性问题。在 Lorensen 提出此算法后不久，M. J. Durst 在一篇文章中就提出来了。

2）二义性的消除

从上述二义性问题的分析可知，由于体素间存在二义性，面上连接不当可能产生等值面的拓扑不一致，从而使等值面出现孔隙，如图 10.3.6 所示。

只有解决二义性面上的不确定性，才能保证所构造的等值面具有拓扑一致性。目前，人们在 Lorensen 算法的基础上做了不同改进，以消除等值面构造中的二义性。解决二义性的方法可归纳为以下几种。

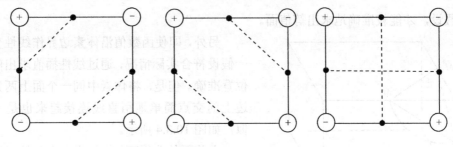

（a）连接方式二义性的二维表示

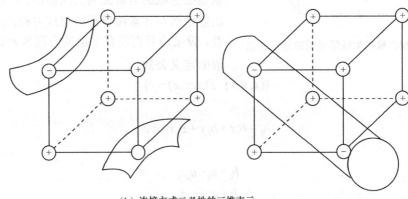

（b）连接方式二义性的三维表示

图 10.3.5　MC 方法的二义性面

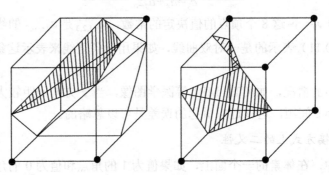

图 10.3.6　拓扑不一致造成孔隙

① 二义面平均值判定法（facial average values）：计算二义性面上 4 个顶点值的平均值，比较该平均值与阈值 c 的大小，并根据平均值大于或小于 c 分别选择可能出现的拓扑流型中的一种。

② 子构型查找表（subcase table）：对于 15 种基本构型中的具有二义性的构型，各自建立一个子查找表，每个子查找表包含两种三角剖分方式。此外，还需存储一个表来记录这些三角剖分方式的相容性。

③ 梯度一致性准则（gradient consistency heuristics）：由二义性面的 4 个角点梯度平均值估算二义性面中心点上的梯度，并根据该梯度方向决定二义性面的拓扑流型。

④ 渐近线判别法：由 G. M. Nielson 等人提出，该方法最为常用。下面详细论述渐近线判别和消除二义性的方法。

正如式（10.11）所示，在一般情况下，等值面与体素边界面所在平面的交线是双曲线，该双曲线的两支及其渐近线与体素的一个边界的相互位置关系可用图 10.3.7 表示。在该图所列的 4 种状态中，当双曲线的两支均与某边界面相交时，就产生了连接方式上的二义性。此时，双曲线的两支将边界面划分为 3 个区域，可见，双曲线中两条渐近线的交点必然与边界面中位于对角线上的一对交点落在同一个区域内。

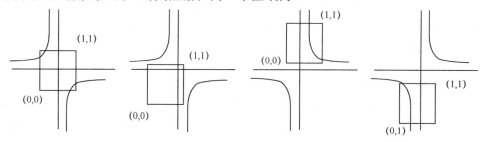

图 10.3.7 双曲线与体素边界面的相互位置关系

式（10.11）所表示的双曲线的两条渐近线的交点坐标为

$$\begin{cases} x = (a_2 + a_5 z_0)/(a_4 + a_7 z_0) \\ y = (a_1 + a_6 z_0)/(a_4 + a_7 z_0) \end{cases} \tag{10.12}$$

当出现二义性时，需要计算 $f(x, y, z_0)$ 的值。如果 $f(x, y, z_0) > c$，则渐近线的交点应与其函数值大于 c 的一对角点落在同一区域内。如果 $f(x, y, z_0) < c$，则渐近线的交点应与其函数值小于 c 的一对角点落在同一区域内。这就是当出现二义性时，交点之间的连接准则，如图 10.3.8 所示。图中，当 $f(x, y, z_0) > c$ 时，对渐近线的交点标以正值，其对应的二义性面称为正值二义性面。当 $f(x, y, z_0) < c$ 时，对渐近线的交点标以负值，其对应的二义性面称为负值二义性面，如图 10.3.8 所示。

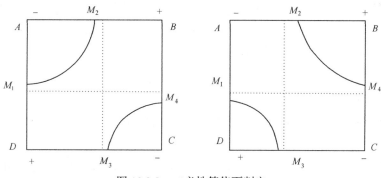

图 10.3.8 二义性等值面判定

在图 10.3.3 所列出的全部 15 种构型中，第 0、1、2、4、5、8、9、11、14 共 9 种不存在二义性面，因为它们只存在 1 种连接方式。第 3、6 两种构型，各存在 1 个二义性面，因此各有两种连接方式。第 10、12 两种构型，各存在 2 个二义性面，因而各有 4 种连接方式。第 7 种构型存在 3 个二义性面，因而各有 8 种连接方式。第 13 种构型存在 6 个二义性面，因而各有 64 种连接方式。将以上各种情况加在一起，共有 93 种不同的连接方式，除去对称的和相同的方式，共有 34 种不同的连接方式。对于存在二义性的体素，按上述方法解决二义性问题，虽然增加了计算量，但为得出完全正确的结果却是十分必要的。

3）MC 算法的重建结果及分析

图 10.3.9 基于第 8 章的分割方法进行组织分割后，给定等值面值用 MC 算法抽取等值面构建的三维表面几何模型，在 OpenGL 环境下用 Phong 光照模型进行真实感绘制的结果。其中，图 10.3.9（a）是 256×256×109 的人头核磁共振（MRI）的质子密度（pd）图像数据表皮的重建模型；图 10.3.9.（b）和图 10.3.9（c）分别是 128×128×93 的人头 CT 图像数据颅骨及表皮的重建模型。

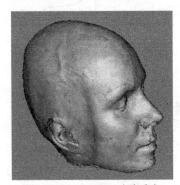 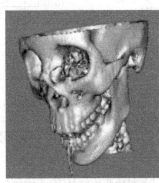 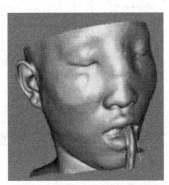

（a）256×256×109MRI 表皮重建 　（b）128×128×93CT 颅骨重建 　（c）128×128×93CT 表皮重建

图 10.3.9　MC 算法重建的表面模型

表 10.2 给出了图 10.3.9 重建模型的顶点数量及三角面片数量。

表 10.2　MC 算法数据

图像数据类型及规格	重建组织	模型三角面片数	模型顶点数
256×256×109MRI	人头表皮	696 889	347 322
128×128×93CT	颅骨	187 559	94 015
128×128×93CT	人头表皮	137 799	69 331

由上面的重建结果可以看出，由 MC 算法抽取等值面，并用渐近线判别法消除连接方式上的二义性，重建的表面几何模型能保证拓扑的一致性，并能逼真地表现重建组织。但是，由表 10.2 可看出，MC 算法重建的模型所包含的三角面片数量巨大，难以实现实时交互绘制。

面绘制技术的优点是轮廓数据量小，绘制速度快。此外还可以利用标准的计算机图形学技术，包括标准的明暗处理模型，这种模型加快了几何变换和绘制过程。这种技术的缺点主要集中在需要预抽取可视化结构的轮廓，这个抽取过程切断了结构轮廓与体数据的联系，而这种联系在切片生成或数据测量中是重要的，因而会丢失所有其他的体图像信息。此外，由于可视化表面的选定在轮廓抽取时就已经确定了，因此这种技术不能实现交互的、动态的表面绘制。最后，由于表面块的离散特性造成在绘制表面上存在着人为的虚假表面。

10.3.4　Discretized Marching Cubes（DiscMC）算法

DiscMC 算法是 C. Montani、R. Scateni 和 R.Scopigno 在 1994 年提出的一种新型 Marching Cubes 的改进算法，它将三维表面的重构和简化过程融为一体，在等值面生成过程中自适应地完成了面片的合并。与其他简化算法相比，DiscMC 具有算法效率高、简化比例高，损失精度小等优点。同时，DiscMC 还采用了非常简捷的办法解决了经典 MC 算法中的二义性问题。

经典 MC 算法直接根据体元顶点的内外状态构造出三角面片，这些三角面片的顶点是根据所在边的两个顶点的密度值通过插值计算得出。DiscMC 则把整个过程分成三步。

第 1 步，扫描（marching）：首先，所有与等值面相交的体元被逐一扫描，根据其 8 个顶点的内外状态按照规定好的方式生成三角面片。在这一步中，所有生成的三角面片只是用它所在体元的位置和其形态的编号进行记录，并不计算其实际的顶点坐标值。即先假设所有的三角形面片的顶点只可能落在立方体体元边界的中点和体元中心点这 13 个地方，因而生成的三角形面片的形状的个数有限的。

第 2 步，合并（merging）：三角面片生成后，将凡是位于同一平面并且相邻的三角面片合并，形成大的多边形。随后，大的多边形又被重新划分为三角形。

第 3 步，插值（interpolating）：DiscMC 的最后一个步骤是通过线性插值计算出最后所得的三角面片的顶点坐标，这一步和经典的 MC 算法是相同的。

DiscMC 算法中"离散"的思想就是延后插值计算，重建过程中生成的三角面片全部用离散值来表示，即三角面片所处平面的位置、方向，在所处体元中的位置、形态全部都是离散量，仅有有限数目的可能取值。

1. 扫描

根据以上的思想，在第一个步骤——扫描的过程中，所生成的三角面片的顶点在一个体元中仅有 13 个可能位置，即每条边的中点共 12 个，外加体元中心点。三角面片的可能平面方向也只有图 10.3.10 中列出的 13 种。当然，如果考虑平面的法向，则一共是 26 种。DiscMC 也同时规定了扫描在这一步中产生所有可能的三角面片都是图 10.3.10 中的某一个。

在扫描过程中，三角面片生成后就马上根据其所处的平面方向和位置存储在一个两层的链表结构中。第一个层次存储 26 个不同的平面方向，每个元素指向另一个链表，该链表存储了这个方向上的一系列平行的平面。第二个层次上每一个元素均是一个链表，存储该平面上已生成的三角面片，存储的三角面片只需用它在该平面上的位置信息记录即可，这样也便于后面合并过程的进行。

2. 合并

三角面片合并是 DiscMC 算法的核心，合并的目的是将所有邻接且位于同一平面的三角面片合并成大的多边形，再将得到的多边形划分为尽可能大的凸多边形，最后将得到的凸多边形划分成三角形。这样，合并过程又可以分为三个子步骤：（1）合并；（2）分割；（3）三角形划分。下面将以 $z = c$ 平面为例描述这一过程。

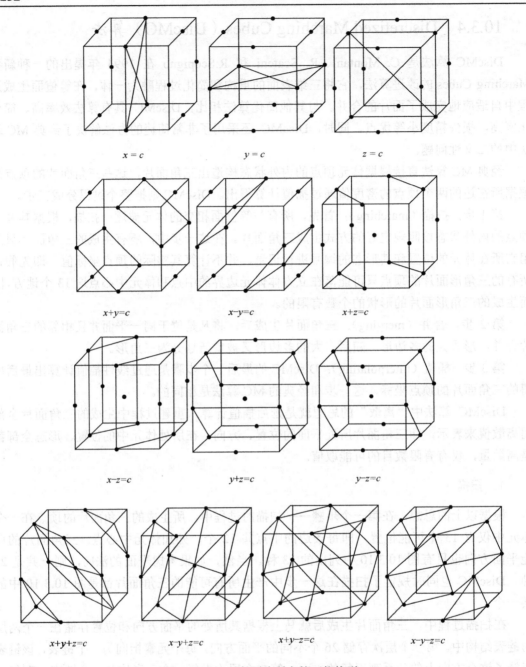

$x=c$　　　　　　$y=c$　　　　　　$z=c$

$x+y=c$　　　　　$x-y=c$　　　　　$x+z=c$

$x-z=c$　　　　　$y+z=c$　　　　　$y-z=c$

$x+y+z=c$　　　$x-y+z=c$　　　$x+y-z=c$　　　$x-y-z=c$

图 10.3.10　三角面片所有的可能构型

1）合并

合并是将扫描步骤中产生的在同一平面又相邻的小三角面片进行合并，形成大的多边形，如图 10.3.11 所示。在合并过程中，每一个在扫描过程中形成的统一平面上的三角面片被重新以"异或"模式写入一个二维数组。这样，这些三角面片就自然而然地"合并"了，数组中仅剩下合并后多边形的边界。另外，所有三角面片的水平边也不需要记录，只要记录垂直边和斜边就足以表示多边形的边界。

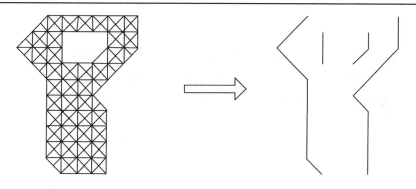

图 10.3.11　合并过程

2）分割

分割是将合并得到的多边形分割成一个个小的凸多边形，以便进行下一步的三角形划分，如图 10.3.12 所示。

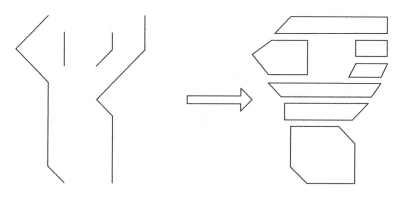

图 10.3.12　分割过程

为了方便起见，凸多边形的分割是按水平方向自上而下进行的。分割完成后，每个凸多边形的信息便从二维数组中提取出来，按照逆时针的顺序将其顶点存储在一个链表中。

3）三角形划分

三角形划分是将分割得到的各个凸多边形最后划分为三角形，形成三角面片网格模型，如图 10.3.13 所示。

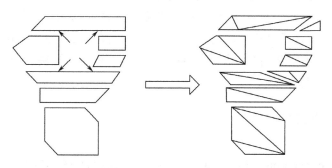

图 10.3.13　三角划分过程

3. 插值

节点的坐标值最终通过线性插值计算出来，这一步同经典的 MC 算法是一样的。

从上述的算法描述中可以看出，DiscMC 具有如下特点。

（1）由于 DiscMC 算法的主要部分是基于离散值的，耗时的插值计算量被降至了最低，故而算法效率很高。

（2）简化比例高，由于凡是位于同一平面且相邻的三角面片都进行合并，所以如果初始三维表面比较平坦，可以达到很高的简化比，并保持有限的精度损失。

（3）可以保持细微结构，只要某细微结构在第一次的扫描中能够体现出来，则它就不会被 DiscMC 的简化过程所破坏，这也是 DiscMC 优于其他简化算法的地方。

10.3.5　Marching Tetrahedra（MT）算法和剖分立方体算法

MT 算法是从 MC 算法的基础上发展起来的。该算法首先剖分立方体体元为四面体，然后在其中构造等值面。这种方法的优点有：首先，由于四面体是最简单的多面体，其他类型的多面体都能剖分成四面体，因而具有广泛的应用背景；其次，将立方体剖分成四面体后，在四面体中构造的等值面的精度显然比在立方体中构造的等值面要高。

剖分立方体算法（dividing cubes，DC）和面绘制算法 MC 一样，对数据场中的体元逐层、逐行、逐列进行处理。MC 算法用体元上的三角形面片来逼近等值面，这种方法得到不断的改进和广泛的应用。但是，这种算法提出后不久，他们就认识到当三维数据场的密度很高时，例如，由 CT 和 MR 得来的医学图像数据，由 MC 算法在体元上产生的小三角面片，在很多情况下，比屏幕上的像素（pixel）还要小。因此，通过插值来计算小三角面片是不必要的。随着新一代 CT 及 MR 设备的产生，二维断层图像的分辨率不断提高，断层不断变薄，已经接近并超过计算机显示的分辨率。这种情况下，常用于三维表面重建的 MC 方法已不适用。1988 年，Cline 和 Lorensen 二人提出了 Dividing Cubes 算法，该算法对数据场中每个体元进行扫描，并测试体元角点的函数值，当某一体元的 8 个角点的函数值位于等值面的一侧时，表明等值面不通过该体元，因而不予处理；当某一体元 8 个角点的函数值位于等值面的两侧，而此体元在屏幕上的投影大于像素时，则将此体元进行剖分直至其投影等于或小于像素时，再对所有剖分后得到的小体元的 8 个角点进行检测。当其角点的函数值位于等值面的一侧时，不予处理。当其角点的函数值位于等值面两侧时，投影此小体元到屏幕上，形成所需要的等值面图像。这里，称这种小体元为面点（surface-point）。可以看出，当体元尺寸远远大于屏幕像素时，其算法效率比 MC 算法差，但当体元的投影尺寸与像素大小相当时，算法效率大大提高，算法还解决了 MC 算法的二义性问题，并适合于并行实现。

10.4　体绘制

体绘制（volume rendering）是一种功能强大的图像显示和操作技术，它允许同时显示出具有明暗效应的部分体积数据，其最重要的优势在于它能够"直接"显示体积数据。该方法不需要先做表面或物体分割就可以直接观看体图像，并保存了原始图像体数据值的前后关系。它丢弃了传统图形学中体是由面构造的这一约束，而采用体绘制光照模型直接从三维数据场中绘制出各类物理量的分布情况。它能对蕴藏在体数据之中的物体或者自然现象进行处理、分析和显示，这无疑会帮助人们更好地认识所要研究对象的内部结构、属性和内在规律。由于体绘制比表面绘制包含了更丰富、更完整的信息，因此更适合表示无规则的具有复杂形体的目标。由于整个体图像被绘制，本身保持了绘制图像和体图像数据之间的关系，所以能够对绘制的图像进行基于体素值的测量。另外，可以通过改变光线投射和表面识别条件动态地决定绘制的表面。体绘制重建的图像效果较好，保留了大量的细节信息，大大地提高了图像的保真度，但该方法运算的数据量大，可视化计算成本高。

软件实现的体绘制算法由遍历方式的不同引申出三大类直接体绘制方法，分别为图像空间、物体空间和频域空间方法。第一类方法以图像空间为序，从视点出发投射光线累积最终光亮度，典型的代表是光线投射；第二类方法以物体空间为序，计算体素在图像空间的位置并累积其贡献，典型代表有足迹表方法和错切变形算法；第三类方法利用卷积公式将空间域的计算转移到频率域，再将计算结果变换为空间域。由于体绘制方法处理数据量大，流程长，采用前述三类方法绘制一般尺寸的体数据（128×128×128）都不能达到实时的效果。因此体绘制加速研究从 20 世纪 90 年代初到现在一直是一个热点课题。一般地，图像空间的体绘制加速方法主要在于减少处理体素和减少遍历时间，如层次结构、基于模板的体光线投射等。而物体空间的体绘制加速方法主要在于层次结构，平行处错切变形算法等。频域空间的方法由于本身的缺点——无法提高深度信息以及只能处理平行投影，所以研究价值不大。下面详细介绍光线投射算法和错切变形算法，同时简要介绍抛雪球算法。

10.4.1　光线投射算法

1）光线投射算法的原理

光线投射最初的思想是由 Tuy 等人在 1984 年提出，并完成了对三维物体的直接绘制。该方法从图像的每个像素点出发，对体数据场进行重采样以及图像的合成，因而属于图像空间的体绘制法。该方法可表述如下：假设三维数据场中每一个数据点都有一个颜色值和不透明度，采用平行投影的方式，假定视点在无穷远处，根据当前视点的位置，透过屏幕上的某一像素点向三维数据场发出一条射线并穿过三维数据场，再沿着这条射线进行一定或者不定步长的采样，由采样点附近 8 个数据点的颜色值和不透明度值进行三线性插值或者均值处理得到当前采样点的属性值。在采样过程中，对于每条光线上的采样点采取由前向后或者由后向前的顺序，进行图像颜色的合成以及阻光度的累加，就可以得到发出该射线的像素点的颜色值，当所有的像素点应用以上的方法处理结束，便得到屏幕上的最终图像。

2）算法绘制流程

算法的具体实现步骤如下：

（1）对原始体数据场进行预处理，如数据的滤波、去噪、增强以及重采样等操作；

（2）根据预先设定的分类原则重建对象属性，如 CT 图像灰度值、MR 图像灰度值，以及 T1 和 T2 值等对原始图像进行精确的分类；

（3）按照重建对象的不同，参照设定的颜色映射表和阻光度表，对各类图像数据分配

相应的颜色值以及阻光度值;

（4）沿着光线方向,对体数据场进行采样,同时对成像面上的每个像素的颜色值以及阻光度值进行累加。

图 10.4.1 中,黑色实心点代表数据场中网格点,空心点代表沿着光线采样点。当采样点恰好在网格点上时,即采用体数据场的原始值进行重构处理;当采样点不在网格点上时,应用三线性插值获得拟合值,图中黑色圆形点代表三线性插值过程中的中间位置点。

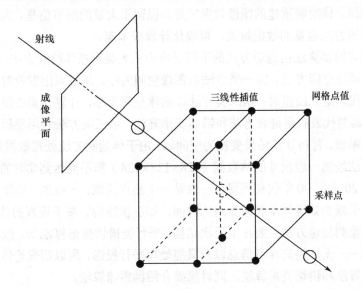

图 10.4.1　光线投射法原理图

3）光线投射法相关加速算法

近年来,研究者针对体数据场的空间结构特点,对光线投射法提出了各种加速算法。基本思想主要是通过降低光线与体数据场之间求交次数和降低重建过程的运算复杂度。体数据场八叉树组织方法的适应性均一化分级策略,使得在简化不必要处理过程的同时,为构建射线模板和后续的交叉计算提供了有利的应用基础。Siddon 等人用射线和平面求交来代替射线和体素的求交,简化了求交操作。有人把片面组应用到求交过程中,每一个新的交点都可以由上一个交点求得,使重建过程运算的复杂度降低到 $O(n)$,将光线投射法的运算速度提高到新的台阶,进一步推动了该项技术在临床应用中的推广。

光线投射的另一个加速方向是通过体数据场的相关性,采用一种相关性或者多种相关性相互结合的方法,能够起到令人满意的效果。下面对主要的几种方法进行讨论。

（1）像空间相关性,图像平面的像素之间存在着很高的相关性,即具有相似或者完全相同的颜色或深度。因而可以通过间隔发射光线的方式进行重建,对于不发射光线的像素点可以根据相邻的像素值,采取一定的插值方法来得到。

（2）物空间相关性,三维体数据场的像素之间存在很高的相关性,因而在相同或者相似的物质区域中,可以通过避免和减少采样点来降低运算的复杂度。

（3）光线间相关性,在平行投影成像的过程中,由成像平面发出的射线虽然出发点不同,但是这些光线在三维数据场中具有相同的斜率和截距。因而可以应用每一条射线上的采样点，通过代入相应的插值参数就可以实现插值，避免了重复运算，实现算法的加速。

（4）序列间相关性，在交互操作的过程中，包括旋转、平移以及缩放等对于当前图像，可以应用上一幅成像的部分信息对当前的操作进行加速。

（5）空间跳跃方法，由于体数据场中的空体素对于重建的图像没有贡献，因此跳过对空体素的处理不会对重建图像有任何的影响，而且还会加速图像的生成速度。在该项技术中，接近云算法（proximity cloudy）是比较成熟而且应用比较广泛的一种方法。

4）光线投射法的特点

光线投射技术考虑了相关体素对图像像素的贡献，利用了尽可能多的信息，因而生成的图像质量较高。但由于采用了光学方法，虽然能在一定程度上看到内部结构，但有时图像看起来比较模糊。另一方面，采样点的不精确性，会导致生成的图像产生走样。而且沿着光线方向采取等间距采样是盲目的，然而如果不等间距采样就不能随着数据场的内容变化而变化，也会丢失一些细节信息。有时为了得到较高质量的图像需要对数据场进行大量的采样，这样就产生大量内存被占用的问题。因为样本不能按照内存顺序进行存储，这样就产生了超高速缓存障碍。

10.4.2　错切变形算法

错切变形算法（Shear-warp）的平行投射法最初由 F. Klein 和 G. G. Cameron 等提出，P. Lacroute 等人在 1994 年将该算法应用于体绘制，取得了很好的效果。它的基本思想是将三维体数据场的投影变换转换为三维数据场的错切变换（shear）和二维数据场的变形变换（warp）两步来实现。这样，应用二维平面的采样过程代替三维数据场空间的采样过程，计算数据量得到明显降低。体数据场由三维空间转换到错切空间后，其中所有的视线与基本的视线相平行。这样，得到视线方向和切片方向相垂直的空间结构，然后将数据场投影到二维图像平面上。变形过程是指，将体数据在错切空间投影得到的结果，应用二维变换相关技术变换到图像空间，进而得到真实的成像结果。

1）错切变形算法的实现

医学图像三维重建的错切变形算法实现过程如图 10.4.2 和图 10.4.3 所示。一般采用平行投影法，计算简单，只需要平移就可实现错切变换，而且重建得到的生物器官图像大小和显示屏幕的大小相差不大，能够保持物体相关的比例不变。

在透视投影过程中，错切变形包含平移和缩放两个部分。透视投影会增加计算量，却不会增加更多的可见信息和立体感，但生成的视图不会保持相关比例不变。

由于 Shear-warp 涉及空间变换问题，因此在重建过程中需要建立 4 个坐标系：物体坐标系、标准物体坐标系、中间坐标系和图像坐标系。将物体空间的点变化到图像空间，需要经历以上坐标系之间的变换，便形成了对应的视见矩阵。对于视见矩阵的形成过程包括一个简单的坐标变换和一个三维错切变化和一个变形变换，它们之间的关系可以表示如下：

$$M_{\text{new}} = M_{\text{warp}} M_{\text{shear}} P \tag{10.13}$$

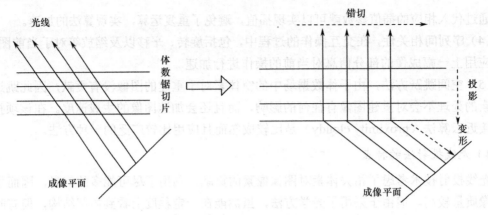

图 10.4.2　平行投射过程

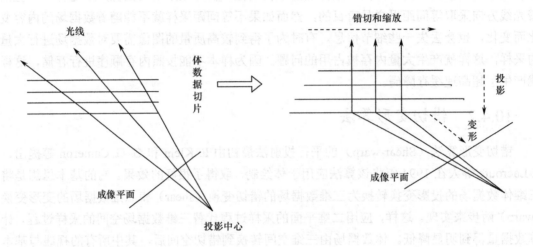

图 10.4.3　透视投影过程

　　同时，需要选择一个基本视向，对应 3 个坐标轴，基本视向应该选择与视线方向最接近垂直的坐标轴方向。与观察方向之间的夹角最小的坐标轴，被定义为物体空间的基本视向。做如下设定，在成像空间中，观察者的基本视线方向为

$$\boldsymbol{v}_1 = \begin{bmatrix} 0 \\ 0 \\ 1 \end{bmatrix} \tag{10.14}$$

$\boldsymbol{v}_1$ 是观察方向 $\boldsymbol{v}_0$ 变换到物体空间的矢量，则它们之间的关系可以用公式表示为

$$\begin{bmatrix} 0 \\ 0 \\ 1 \end{bmatrix} = \begin{bmatrix} m_{11} & m_{12} & m_{13} \\ m_{21} & m_{22} & m_{23} \\ m_{31} & m_{32} & m_{33} \end{bmatrix} \begin{bmatrix} v_{ax} \\ v_{ay} \\ v_{az} \end{bmatrix} \tag{10.15}$$

其中，$m_{11} \sim m_{13}$ 是视见矩阵 $\boldsymbol{M}_{\text{new}}$ 中的元素。根据 Cramer 法则，上式可以写为

$$\boldsymbol{v}_0 = \begin{bmatrix} m_{12}m_{23} - m_{22}m_{13} \\ m_{21}m_{13} - m_{11}m_{23} \\ m_{11}m_{22} - m_{21}m_{12} \end{bmatrix} \tag{10.16}$$

根据以上定义及公式表示，基本视向可以根据以下方法确定

$$C = \max\left(|v_{ax}|, \ |v_{ay}|, \ |v_{az}|\right) \tag{10.17}$$

如果 $C = |v_{ax}|$，那么基本视向为 x_0 轴；如果 $C = |v_{ay}|$，那么基本视向为 y_0 轴。否则，基本视向为 z_0 轴。根据基本视向，可以得到变换矩阵 $P\left(p_{x0}, p_{y0}, p_{z0}\right)$（分别表示当基本视向轴为 x_0、y_0、z_0 时对应的变换矩阵）为

$$p_{x_0} = \begin{bmatrix} 0100 \\ 0010 \\ 1000 \\ 0001 \end{bmatrix}, \quad p_{y_0} = \begin{bmatrix} 0010 \\ 1000 \\ 0100 \\ 0001 \end{bmatrix}, \quad p_{z_0} = \begin{bmatrix} 1000 \\ 0100 \\ 0010 \\ 0001 \end{bmatrix} \tag{10.18}$$

2）错切变形算法的相关加速算法

在将三维物体空间的数据转换到错切空间的过程中，要保证变换后视线与切片相垂直，即错切变形使得中间图像像素的扫描行与体数据场中体素的扫描行相平行，这就可以利用体数据场的相关性通过行程编码跳过许多空体素，显著减少计算量。另外，利用中间图像体素的相关性，可用每个不透明中间图像像素存储在同一扫描线中下一个非不透明像素的偏移量，与图像像素相关的偏移量被用来跳过大量的不透明像素，这样不用检查每一个像素，可大大减少计算量。

由于并行算法具有较高灵活性，算法的性能加速比较大，具有较高的效率，成为当前一个新的研究方向。基于流水线结构的并体绘制算法，将计算机用 100MB 以太网构成一个流水线结构，以切片为数据分配单位，给流水线上每个节点机分配一定连续的切片数据。利用了通信和计算在时间上的重叠，减少了节点机等待消息的开销，避免了单总线结构中大数据量通信和总线争用造成的通信阻塞。

3）错切变形算法的特点

错切变形算法的优点是中间图像的像素扫描线与数据体切片上的体素扫描线平行。透视投影时，同一数据切片的全部体素具有相同的缩放因子。平行投影时，所有切片具有相同的比例因子，因此可以选择单位比例因子，使扫描线内的体素与中间图像的像素形成一一对应。这些优点使得并行算法能够得到充分的应用。需要注意的是，这个中间坐标系中的图像平面并非是所定义的最终图像平面，仅是中间图像，还需要进行一次二维图像变换，得到最终图像。

同时需要注意的是，假设错切的最大角度是 45°，那么一个体素最多会对结果图像平面上的 2×2 个像素有贡献，体素的初始位置可能与像素的位置有偏差，最多影响到 3×3 个像素。

10.4.3　抛雪球算法

除了光线投影法和错切变形法，抛雪球算法（Splatting）也经常被采用。1990 年，L. Wectover 等提出了抛雪球算法。该方法把数据场中的每一个体素看作一个能量源。在成像过程中，沿着射线方向的每个体素不仅影响到当前的像素，而且对其临近范围内的像素也产生不同程度的影响。当每个体素投向图像平面时，应用重建核函数将体素的能量扩散到图像相关像素上。这种将能量由中心向周围逐渐扩散的方式，就像把一个雪球抛向一

个平面。雪球散开后，在撞击中心的位置雪量最大，随着距离中心位置的增加，雪量逐渐减少，因此得名。

抛雪球算法除了具有一般直接体绘制技术的特点，还具有以下特点：

（1）抛雪球算法的成像速度相对于光线投射法具有一定的优势。重建过程中，重建核的卷积被预计算，形成了已知的足迹表，因此能量扩散过程通过查表计算便可以完成。

（2）该方法使用的是物理空间序法，在图像逐步生成过程中就可以看到体数据场内部信息。特别是当按照由后到前的次序进行成像，便可以看到体数据场后面被隐藏起来的物体结构。

（3）成像质量与重构核函数有密切的关系。核函数越大，成像质量越高，同时成像时间越长，反之相反。因而，该算法需要在成像质量和成像时间上找到平衡点。

10.5　可视化平台

医学图像可视化能够为医生临床诊断提供更多有用信息，因此可视化技术受到越来越多的关注并快速发展。随着医学图像可视化技术的不断发展，新的绘制算法和计算机技术的支持使过去的三维医学可视化软件存在的很多问题有了新的解决方案。

下面简单介绍几种常用的医学图像可视化软件。

1. Amira

Amira 软件是 TGS 公司推出的一款交互式三维可视化及建模软件系统，能将各种应用领域的科学数据实现可视化。同时它是一套面向对象的模块化的系统，模块和数据对象是其基本系统组件，在生物医学、材料科学、地球物理及工程等方面得到了广泛应用。

Amira 用户界面分为四部分：

（1）三维图形显示器，用来显示可视化结果，如输入图像切片以及显示等值面等；

（2）对象池，显示数据对象和模块；

（3）工作区，显示当前模块的参数以及与对象相关联的基本端口（ports）；

（4）控制台（Tcl 命令壳），显示系统信息，可以输入 Tcl 命令，Amira 的组件都可通过 Tcl 命令接口来实现。

Amira 软件使用简单灵活，但由于它是为通用可视化目的而开发的，因此它对医学图像可视化的支持较少。

2. IDL

IDL+VIP 是 RSI 公司的产品。IDL（interactive data language）是一个具有可视化功能的脚本语言，可在 IDL 开发环境下编译成可执行文件，从而可以利用它开发商业可视化软件。尤其是它对医学图像的处理功能，在医学可视化领域扮演着重要的角色。

IDL 特点主要有：

（1）IDL 语言本身是一个解释性语言，拥有一个命令行环境，它还有 GUI 工具集，用于开发图形用户界面，使用户能快速开发应用软件；

（2）IDL 是跨平台的开发环境，不仅能在大型主机上运行且在个人计算机上也可使用；

（3）IDL 在库的透明上比 MATLAB 要好，许多算法可以在库中找到源代码，以便修改提供的算法，改进开发的应用；

（4）IDL 还提供一个可视化的图标式的开发环境，使开发人员可在不写一行代码的条件下开发可视化应用。

3. OpenGL

美国 SGI 公司的 OpenGL 是一个多用途且与平台无关的图形应用程序接口，逐渐成为工业上应用的最广泛支持 2D 和 3D 图形的应用程序编程接口，并出现了成千上万的基于各种计算机平台的应用程序。OpenGL 通过集成大量的渲染、纹理映射、特殊效果和其他强大的可视化函数，使得其应用程序更加新颖，并大幅度加速了图形应用程序的开发。OpenGL 具有如下特点。

1）高质量、高性能的可视化功能

OpenGL 是目前图形引擎的工业标准，尤其是目前几乎所有的专业图形卡都在硬件上支持 OpenGL 加速，从而为保证 OpenGL 的性能提供了硬件基础。

2）跨平台的可用性

OpenGL 支持几乎所有的 Unix 工作站，Windows、MacOS、OS2、Linux 等操作系统。OpenGL 可在 C / C++、Java 等各种编程语言中调用，并且与网络协议无关。

3）易用性和稳定性

OpenGL 本身所提供的 API 结构简单、实用性强，有利于用户开发各种应用程序，并且可以很容易地得到 OpenGL 的最新规范和源码，以及用户手册。

4. ITK 和 VTK

ITK 的全称是 Insight Segmentation and Registration Toolkit，其主要目的是提供医学影像的分割与配准功能，是专门针对医学影像领域开发的。1999 年，美国国立卫生院下属的国立医学图书馆发起了一个投标活动，要出资资助开发一个分割与配准的开发平台，作为可视人体（Visible Human）项目的一个工具，对 Visible Human 项目得到的数据进行处理与分析，最终选中 6 家单位合作开发，包括 3 所大学和 3 家商业公司。从 1999 年 10 月开始，到 2002 年 10 月发行了 ITK1.0。目前 ITK 的开发也采用开发源码的形式，由美国 Kitware 公司负责维护。ITK 几乎包括目前所有主流的分割和配准算法，正得到越来越多的应用。

VTK（The Visualization Toolkit）是美国 Kitware 公司开发的一个开放源码的自由软件，它可以应用于图像处理、计算机图形学和科学计算可视化。其在科学计算可视化尤其是三维重建功能如面绘制和体绘制方面具有强大的功能，使其在可视化，尤其是在医学图像领域得到广泛应用。

VTK 完全采用面向对象的设计思想来设计与开发，提供了超过 300 个 C++类，支持 Windows、Unix 与 Linux 等多种平台，支持 C、C++、Java、Tcl/Tk 及 Python 等编程语言。

由于 ITK 在医学图像分割与配准方面具有非常强大的功能，在进行分割与配准算法研究及开发医学图像处理与分析系统时，常常需要应用这一重要的工具。但 ITK 并不具备可视化方面的功能，因此，往往在应用 ITK 进行图像处理后，再利用 VTK 进行三维可视化，观察结果及进行交互显示。ITK 与 VTK 在设计风格上具有较大的差异，VTK 使用传统的面向对象的设计与开发方法，而 ITK 使用了 1998 年后颁布的 ANSI C++标准中的新特性，如模板（template）、基于范型编程（generic programming）等。二者设计与编程风格上的不一致，给编程带来了一定难度。

5. VolView

VolView 是备受关注的一个用途广泛的体可视化应用程序，由 Kitware 公司生产，既支持 Windows 平台，又支持 Unix 平台。VolView 也提供了多分辨率、多处理器支持的光线投射方法，实现精确的绘制。利用二维硬件纹理映射或 VolumePro 体绘制硬件在生物医学体数据场可视化、模拟和仿真、体图形学等多个应用领域达到较好的可交互的绘制速度。此外，还包括了丰富的体可视化特色，比如，最大最小强度和合成模式、传递函数的预设和编辑、多光源设置等。

6. MITK

MITK（Medical Imaging Toolkit）是中国科学院自动化研究所开发的一套应用于医学影像领域，具有一致接口的、可复用的、集成化（包括可视化、分割、配准功能）的医学影像开发包。MITK 的代码全部使用 ANSI C++编写，没有使用任何编译器提供的特殊关键字或者特殊函数，具有良好的可移植性，目前支持 Windows、Unix、Linux 等系列操作系统。MITK 是专门面向医学影像领域的，包括了该领域内主流的可视化、分割和配准算法的实现。MITK 的出现成为医学体数据场可视化中除 VTK+ITK 外的又一个选择。

7. 3DMED

3DMED 是中国科学院自动化研究所自主开发的三维医学影像诊断工作站。系统运行于 Windows 环境，主要包括数据接口、图像预处理、切片重组、三维重建、三维显示、虚拟内窥镜等功能，可广泛应用 CT、MR 等医学图像的处理与分析，辅助医生进行临床诊断，具有很好的应用前景。

参 考 文 献

[1] 何东建. 数字图像处理. 西安：西安电子科技大学出版社，2003.

[2] 黄志聪，庄天戈. DICOM 标准的发展及最新的变化. 中国医疗器械杂志，2004，03：203-207.

[3] Rafael C, Gonzalez, Richard E. Woods. 数字图像处理，2 版. 北京：电子工业出版社，2007.

[4] Rafael C. Gonzalez, Richard E. Woods, Steven L. Eddins. 数字图像处理（MATLAB 版）. 北京：电子工业出版社，2005.

[5] 聂生东，邱建锋. 医学图像处理. 上海：复旦大学出版社，2010.

[6] 罗述谦，周果宏. 医学图像处理与分析. 北京：科学出版社，2010.

[7] 章毓晋. 图形处理和分析. 北京：清华大学出版社，1999.

[8] 章毓晋. 图像工程[M]. 北京：清华大学出版社，2005.

[9] Ziou D, Tabbone S. Edge detection techniques-an overview[J]. PATTERN RECOGNITION AND IMAGE ANALYSIS C/C OF RASPOZNAVANIYE OBRAZOV I ANALIZ IZOBRAZHENII. 1998, 8: 537-559.

[10] 林瑶，田捷. 医学图像分割方法综述[J]. 模式识别与人工智能. 2002, 15（2）：192-204.

[11] 田捷，包尚联，周明全. 医学影像处理与分析[M]. 北京：电子工业出版社，2003.

[12] 阮秋琦. 数字图像处理学[M]. 北京：电子工业出版社，2007.

[13] Otsu N. A threshold selection method from gray-level histograms[J]. Automatica. 1975, 11（285-296）：23-27.

[14] Kittler J, Illingworth J. Minimum error thresholding[J]. Pattern recognition. 1986, 19（1）：41-47.

[15] 张爱华. 基于模糊聚类分析的图像分割技术研究[D]. 武汉：华中科技大学，2004，1872-1880.

[16] Xu C, Pham D L, Prince J L. Image segmentation using deformable models[J]. Handbook of medical imaging. 2000, 2: 129-174.

[17] Gao Liu X, Chen W. Phase-and gvf-based level set segmentation of ultrasonic breast tumors[J]. Journal of Applied Mathematics. 2012.

[18] 陈志彬. 非参数变形模型结合模糊技术的 MRI 图像分割[D]. 大连：大连理工大学，2010.

[19] 张石，董建威，佘黎煌. 医学图像分割算法的评价方法[J]. 中国图象图形学报. 2009（09）.

[20] J. kaye, D. N. Metaxas, F. P. Promiano, Jr. A three-dimensional virtual environment for modeling mechanical cardiopulmonary interactions[J]. Medical Image Analysis, 1998, 2（2）：169-195.

[21] L.G. Brown. A survey of image registration techniques[J]. ACM Computing Surveys24, 1992: 326-376 .

[22] Mark P. Wachowiak, Renata Smol, Yufeng Zheng. An Approach to Multimodal Biomedical Image Registration Utilizing Particle Swarm Optimization[J]. IEEE Transactions on Evolutionary Computation, 2004:8（3）：289-301.

[23] 冯林，严亮，黄德根等. PSO 和 Powell 混合算法在医学图像配准中的应用研究，北京生物医学工程[J]，2005，24（1）：8-12.

[24] R. He, P.A. Narayana. Global optimization of mutual information: application to three-dimensional retrospective registration of. magnetic resonance images[J]. Computerized Medical Imaging and Graphics, 2002, 26: 277-292.

[25] 阳方林. 高配准率快速图像配准技术研究. 太原：中北大学. 2005.

[26] 张锐娟. 图像配准理论及算法研究. 西安：西安电子科技大学. 2009.

[27] Maintz J, Vanden Elsen A, Viergever M. Compatison of feature-based matching of CT and MR brain images In: Ayache Ned. CVR Med Vol 905 of Lecture Notes in Computer Science, Berlin: Springerverlag, 1995: 219~228.

[28] Maurer CR, Fitzpatrick J. A review of medical image registration. In: Mociunased. Interactive Image Guided Neurosurgery. Parkridge, IL, AANS, 1993: 17~44.

[29] Vanden Elsen A, Po 1 E, Viergever. Medical image matching-a review with classification[J]. IEEE Trans BME, 1993, 12:26~39.

[30] Antoine Maintz J B, Viergever MaxA. A survey of medical image registration[J]. Medical Image Analysis.1998,2（1）：1-37.

[31] W. Li H. Leung. A maximum likelihood approach for image registration using control point and intensity[J]. [41] IEEE transactions on Image Processing, 2004, 13（8）：1115-1127.

[32] R. Romero, R. Rodriguez-Asomoza, J. Alarcon-Aquino, et al. Multi-modal medical image registration based on non-rigid transformations and feature point extraction by using wavelets [C]. IEEE Instrumentation and Measurement Technology Conference Proceedings, 2004: 763 -766.

[33] 陈昱，张远林. 医学图像配准的研究方法纵览. 北京生物医学工程[J]. 2000，19（2）：119-122.

[34] Jay West, J. Michael Fitzpatrick, Matthew Y. Wang, et al. Comparison and e valuation of retrospective intermodality brain image registration techniques [J]. Computer Assisted Tomography, 1997（21）:554-566.

[35] Brown LG A survey of image registration techniques[J]. ACM Computing Survey,1992, 24: 325-376.

[36] 卢振泰. 医学图像配准算法研究[J]. 广州：南方医科大学，2008.

[37] C. A. Pelizzari, G. T. Y. Chen, D. R. Spelbring, et al. Accurate three- dimensional registration of CT, PET, and/or MR images of the brain [J]. Computer Assisted Tomography, 1989, 13: 20-26.

[38] 隋美蓉. 医学图像配准方法及其应用. 临床医学工程[J]. 2009，16（5）：96-97.

[39] 罗述谦，吕维雪. 医学图像配准技术. 国外医学生物医学工程分册[J]. 1999，22（1）：1-7.

[40] Zhang Jie. Medical Image Registration and Fusion[D]. Chengdu: University of Electronic Science & Technology, 2004.

[41] Collignon A, Maes F, Delaere D, et al. Automated multi-modality image registration based on information theory[J]. In: Bizais Y, Barillot C, Di Paola Reds. Information Processing in Medical Imaging. 1995. Dordrecht: Kluwer Academic Publishers, 1995:263-274.

[42] Viola P, Wells WM. Alignment by Maximization of mutual information. In: Grimson E, Shafer S, Blake A, Sugihara Keds. International Conference on computer Vision. 1995. Los Alamitos, CA: IEEE Computer Science Press, 1995:16-23.

[43] Xuesong Lu Su Zhang He Su et al. Mutual information-based multi-modal image registration using a novel joint histogram estimation [J].Computerized Medical Imaging and Graphics, 2008（32）：202-209.

[44] Hu Shun bo, Liu Chang chun. Medical image registration based on mutual information and mutual edge distance [J]. Computer Engineering and Application, 2008, 44（6）：36-38.

[45] 陈显毅，周开利. 医学图像配准常用方法与分类[J]. 信息技术. 2008（7）：17-19.

[46] 强赞霞，彭嘉雄，王洪群. 基于傅里叶变换的遥感图像配准方法[J]. 红外与激光工程. 2004，33（4）：385-387.

[47] B. Reddy and B. Chatter ji. An FFT-Based Technique for Translation, Rotation and Scale-Invariant Image Registration[J]. IEEE Transactions on Image Processing. 1996（5）:1266-1271.

[48] 刘斌，彭嘉雄. 图像配准的小波分解方法[J]. 计算机辅助设计与图形学学报. 2003, 15（9）：1070-1073.

[49] 张倩，杨静，贾丁丁. 基于小波变换和混合优化算法的图像配准[J]. 计算机工程，2008，34（7）：189-190.

[50] 罗述谦，李响. 基于最大互信息的多模医学图像配准[J]. 中国图象图形学报. 2000, 5（7）：551-558.

[51] 陈宝林. 最优化理论与算法[M]. 2 版. 北京：清华大学出版社，2005.

[52] STEVE B，LOIS C M，JORGE JM，et a1. Users mannal. Mathematics and computer science division, AN/MCS-TM-242 revision 1.5[R]. [S.I]: [s.n.], 2003.

[53] Arlene A Cole Rhodes, Kisha L Johnson, Jacqueline LeMoigne, et al. Multi- resolution registration of remotesensing imagery by optimization of mutual information using a stochastic gradient[J], IEEE Transactions on Image Processing, 2003, 12（12）：1495-1511.

[54] 谢晓锋，杨之廉等. 微粒群算法综述[J]. 控制与决策，2003，18（2）：129～130.

[55] Eberhart R, Kennedy J, A new optimizer using particle swarm theory, Proc 6th Int Symposium on Micro Machine and Human Science, Nagoya, 995:39～43.

[56] 王进，季薇，郑宝玉. 粒子种群优化（PSO）算法的性能研究. 南京邮电学院学报，2005，25（4）：25～31.

[57] 聂生东，邱建峰，郑建立. 医学图像处理[M]. 上海：复旦大学出版社. 2010,7,1.

[58] 钱宗才，吴锋，石明国，杭冶时. 医学图像配准方法分类[J]. 医学影像图像处理，2000，13（11）：598-599.

[59] 周永新，罗述谦. 基于形状特征点最大互信息的医学图像配准[J]. 计算机辅助设计与图形学学报，2002，14（7）：654-658.

[60] 陈显毅. 图像配准技术及其 MATLAB 编程实现[M]. 北京：电子工业出版社. 2009. 5.

[61] 张美多. 医学图像可视化技术研究[J]. 西安：西安电子科技大学，2007.

[62] 李爱玲. 三维医学图像可视化的研究与实现[J]. 大连：大连理工大学，2006.

[63] 陈家新. 医学图像处理及三维重建技术研究[M]. 北京：科学出版社，2010.

[64] 黄绍辉，王博亮，黄晓阳. 基于表面与基于体素的医学图像三维重建方法研究[J]. 厦门大学学报（自然科学版）. 2002, 41（6）：744-746.

[65] 王跃华. 基于超声图像序列的三维重建于可视化技术研究[J]. 太原：中北大学，2006.

[66] 罗立民，舒华忠，於文雪，鲍旭东. 仿真影像学技术[M]. 北京：科学出版社，2008.

[67] Lorensen W.E., Cline H.E., Marching Cubes:A High Resolution 3D Surface Construction Algorithm. Computer Grsphics, 21(4), 1987: 163-169.

[68] Durst M. J., Letters: Additional Reference to "Marching Cubes". Computer Graphics, 22(2), 1988.

[69] 管伟光. 体视化技术及其应用[M]. 北京：电子工业出版社. 1998.

[70] Nielson G., Hamann B. The Asymptotic Decider: Resolving the Ambiguity in Marching Cube. Visualization, 91,1991: 83-91.

[71] 王弢. 医学图像可视化及三维重建研究[J]. 北京：北京交通大学，2004.

[72] 徐淼华. 三维重建算法研究和软件系统实现[J]. 合肥：中国科学技术大学，2004.

[73] Cline H E, Lorensen W E, Ludke S. Two algorithms for three-dimensional reconstruction of tomograms. Medical Physics.1988,15（3）.

[74] 张敬敏，蒋力培，邓双成. 医学图像三维可视化技术研究[J]. 中国医学影像技术，2004，7：1129-1132.

[75] Doi A.Koide A.An Efficicnt Method of Triangulating Equi Valued Surfaces by Using Tetrahedral Cells.IEICE Transactions, E74(1),1991: 214-224.

[76] 秦绪佳. 医学图像三维重建及可视化技术研究[J]. 大连：大连理工大学，2001.

[77] 陈为. 短径癌症放射治疗中的医学可视化技术研究[J]. 杭州：浙江大学，2002.

[78] M. Levoy. Volume Rendering by Adaptive Refinement.The Visual Computer. 1990 : 6(1).

[79] LEVOY M. Display of surfaces from volume data [J].IEEE Computer Graphics and Applications, 1988,8(3): 29-37.

[80] 胡英，徐心和. 基于光线相关性的快速投射算法[J]. 中国图象图形学报. 2004，9（2）：234-240.

[81] ZHANG Mei-duo,GUO Bao-long.The study of medical visualization technology based on the least redundancy strategy [J].Computer Engineering and Applications, 2006,42(3): 43-45.

[82] F.Klein, O.Kubler. A Prebuffer. Algorithm for Instant Display of Volume Data.In Proceedings of SPIE (Architectures and Algorithms for Digital Image Processing volume 596, P.54-58,1985.

[83] G.G.Cameron, P.E.Undrill. Rendering volumetric medical image data on a SIMDarchitecture computer. Proceedings of the third Eurographics Workshop on Rendering, p 135-145,Bristol.U K.1992.

[84] P. Lacroute and M. Levoy. Fast volume rendering using a shear-warp factorization of the viewing transformation, Proceedings of ACM SIGGRAPH：451-457, 1994.

[85] 马喜妹. .Shear-Warp 体绘制算法研究[J]. 天津：天津大学电气与自动化工程学院. 2006.

[86] 樊鹏. 医学图像可视化关键技术研究[J]. 西安：西安电子科技大学，2008.

[87] Lee CY. An algorithm for path connections and its applications[J]. IRE Trans on Electronic and Computers, 1961; 10(3): 346-365.

[88] Elliot Fishman K M D. Three-Dimensional Imaging: Current Applications in Clinical Practice. SIGGR APH 1994. Course Notes 24, 1994.

[89] Geert Litjens, Thijs Kooi, Babak Ehteshami Bejnordi, et al. A survey on deep learning in medical image analysis[J]. Medical Image Analysis, 2017.

[90] Goceri E , Goceri N . DEEP LEARNING IN MEDICAL IMAGE ANALYSIS: RECENT ADVANCES AND FUTURE TRENDS[C]// International Conferences Computer Graphics, Visualization, Computer Vision and Image Processing 2017 (CGVCVIP 2017). 2017.

[91] Shen D , Wu G , Suk H I . Deep Learning in Medical Image Analysis[J]. Annual Review of Biomedical Engineering, 2017, 19(1): 221-248.

[92] Guo Y , Gao Y , Shen D . Deformable MR Prostate Segmentation via Deep Feature Learning and Sparse Patch Matching [J]. IEEE Transactions on Medical Imaging, 2016, 35(4): 1077-1089.

[93] Zhang J, Liu M, Wang L, et al. Context-guided fully convolutional networks for joint craniomaxillofacial bone segmentation and landmark digitization. Med Image Anal. 2020;60:101621. doi:10.1016/j.media. 2019.101621

[94] Brosch T , Tam R . Manifold Learning of Brain MRIs by Deep Learning[C]// Medical Image Computing and Computer-Assisted Intervention (MICCAI). Springer Berlin Heidelberg, 2013.

[95] Wang J , Zhang Y , Zhou T , et al. Interpretable Feature Learning Using Multi-output Takagi-Sugeno-Kang Fuzzy System for Multi-center ASD Diagnosis[M]// Medical Image Computing and Computer Assisted Intervention – MICCAI 2019. 2019.

[96] Fan J , Cao X , Wang Q , et al. Adversarial Learning for Mono- or Multi-Modal Registration[J]. Medical Image Analysis, 2019, 58:101545.

[97] Yongqin, Zhang, Pew-Thian, et al. Super-resolution reconstruction of neonatal brain magnetic resonance images via residual structured sparse representation.[J]. Medical Image Analysis, 2019.

[98] Longwei, Fang, Lichi, et al. Automatic brain labeling via multi-atlas guided fully convolutional networks.[J]. Medical image analysis, 2018.

[99] Duan W , Zheng Y , Ding Y , et al. A Generative Model for OCT Retinal Layer Segmentation by Groupwise Curve Alignment[J]. IEEE Access, 2018:25130-25141.

[100] Cao X , Yang J , Gao Y , et al. Dual-core steered non-rigid registration for multi-modal images via bi-directional image synthesis[J]. Medical Image Analysis, 2017, 41:18.

[101] Suk H I , Lee S W , Shen D . Deep ensemble learning of sparse regression models for brain disease diagnosis[J]. Medical Image Analysis, 2017, 37:101-113.

[102] Tang Y, Tang Y, Zhu Y, et al. A disentangled generative model for disease decomposition in chest X-rays via normal image synthesis.[J]. Medical image analysis. 2020, 67: 101839.

[103] Lin T, Goyal P, Girshick R, et al. Focal Loss for Dense Object Detection[M]. IEEE International Conference on Computer Vision, 2017, 2999-3007.

[104] Xia Y, Zhang L, Ravikumar N, et al. Recovering from missing data in population imaging - Cardiac MR image imputation via conditional generative adversarial nets.[J]. Medical image analysis. 2020, 67: 101812.

[105] Zhang X, Wei Y, Yang Y, et al. SG-One: Similarity Guidance Network for One-Shot Semantic Segmentation[J]. IEEE TRANSACTIONS ON CYBERNETICS. 2020, 50(9): 3855-3865.

[106] Zhou Z, Siddiquee M M R, Tajbakhsh N, et al. UNet plus plus : Redesigning Skip Connections to Exploit Multiscale Features in Image Segmentation[J]. IEEE TRANSACTIONS ON MEDICAL IMAGING. 2020, 39(6): 1856-1867.

[107] Pasdar Y, Moradi S, Moludi J, et al. Waist-to-height ratio is a better discriminator of cardiovascular disease than other anthropometric indicators in Kurdish adults[J]. SCIENTIFIC REPORTS. 2020, 10(162281).